ALISSA HAMILTON
Risiko Milch

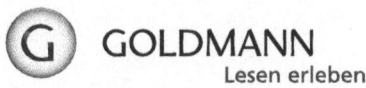

Buch

Die Werbung hat im Auftrag der Milchindustrie stets alles Mögliche getan, um unseren Glauben an die Milch aufrechtzuerhalten: mit Slogans wie »Milch macht müde Männer munter« oder aufwendigen Kampagnen, in denen Promis mit Milchbart posieren. Wir glauben, dass Milch Bestandteil einer gesunden Ernährung sein muss und eine gute Quelle für knochenstärkendes Calcium, hochwertiges Protein und eine Vielzahl an Vitaminen ist. Alissa Hamilton widerlegt diesen Irrglauben und zeigt, wie unsere Abhängigkeit uns krank machen kann. Einfache und leckere Rezepte machen deutlich, wie leicht man die für die Milch versprochenen Nährstoffe durch andere Lebensmittel zu sich nehmen kann – ganz ohne gesättigte Fettsäuren und die sonstigen negativen Nebeneffekte der Milch.
»Risiko Milch« gibt uns einen einmaligen und wichtigen Einblick, wie die Machenschaften der Milchindustrie unsere Ernährung und unser Leben beeinflussen – und was wir dagegen tun können.

Die Autorin

Alissa Hamilton ist Ernährungswissenschaftlerin und Wissenschaftsjournalistin und forscht am *Institute of Agriculture and Food Policy* in Toronto.

Alissa Hamilton
Risiko Milch
Wie ein Grundnahrungsmittel unsere Gesundheit ruiniert

Aus dem Amerikanischen
von Ursula Rahn-Huber

GOLDMANN

Die Originalausgabe erschien 2015 im Riemann Verlag.
unter dem Titel »Die Milch macht's«

Der Verlag weist ausdrücklich darauf hin, dass im Text
enthaltene externe Links vom Verlag nur bis zum Zeitpunkt
der Buchveröffentlichung eingesehen werden konnten.
Auf spätere Veränderungen hat der Verlag keinerlei Einfluss.
Eine Haftung des Verlags ist daher ausgeschlossen.

Dieses Buch ist auch als E-Book erhältlich.

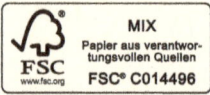

Verlagsgruppe Random House FSC® N001967

1. Auflage
Taschenbuchausgabe Februar 2017
Wilhelm Goldmann Verlag, München,
in der Verlagsgruppe Random House GmbH,
Neumarkter Str. 28, 81673 München
Copyright © der Originalausgabe 2015
by Riemann Verlag, München
in der Verlagsgruppe Random House GmbH
© 2015 by Alissa Hamilton
All rights reserved. Published by arrangement
with HarperCollins Publishers Ltd. in Kanada
Lektorat: Sarah Schocke
Umschlaggestaltung: UNO Werbeagentur, München,
in Anlehnung an die Gestaltung der HC-Ausgabe (herzblut02 GmbH)
und unter Verwendung eines Motivs von Fotolia/Zerbor
DF · Herstellung: Str.
Druck und Einband: GGP Media GmbH, Pößneck
Printed in Germany
ISBN: 978-3-442-15911-6
www.goldmann-verlag.de

Besuchen Sie den Goldmann Verlag im Netz

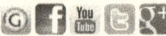

*Für Oscar
Lade dir weiter jede Menge Brokkoli auf den Teller,
dann wirst du eines Tages vielleicht auch ein Sportler
von Weltrang, genau wie dein Großvater.*

Dieses Buch liefert Informationen zum Thema Milch, den Lebensmittelempfehlungen der Regierung und der Milchindustrie. Es basiert auf den Recherchen und Beobachtungen der Autorin. Sie ist keine Ärztin. Die in diesem Buch enthaltenen Angaben sind keinesfalls dazu gedacht, die Beratung durch einen qualifizierten Mediziner zu ersetzen, der vor jeder Ernährungsumstellung oder Gesundheitskur unbedingt konsultiert werden sollte.

Die in diesem Buch enthaltenen Informationen wurden sorgfältig recherchiert, und es wurde alles unternommen, um ihre Korrektheit zum Zeitpunkt der Veröffentlichung zu gewährleisten. Die Autorin und der Verlag weisen ausdrücklich jede Verantwortung für etwaige negative Wirkungen zurück, die durch die Nutzung oder Anwendung der in diesem Buch enthaltenen Angaben entstehen.

INHALT

Vorwort
Vorwort für die deutsche Ausgabe 11

Die große Milchfrage
Ich, Maxine und das amerikanische Fast Food »Milch« ... 12

1 Die Milchlandschaft
   *Die Protagonisten der nordamerikanischen
   Milch-Lobby* 24

2 Plattgemacht
   Milch macht unsere Kinder krank und müde 32

3 Ein Date mit »MyPlate«
   *Die USDA-Empfehlung »dreimal täglich Milch«
   im Selbstversuch* 47

4 Fakt oder Fiktion?
   *Auf Sinnsuche im Dschungel der
   widersprüchlichen wissenschaftlichen
   Behauptungen zum Thema Milch* 58

5 Von Mengen und Gewichten
   *Das Geheimnis der Referenzwerte für die
   Nährstoffzufuhr wird gelüftet* 75

6 Überbewertet
   *Viel heiße Luft in den Angaben zu den essenziellen
   Nährstoffen der Milch* 81

7 Was Knochen wirklich stark macht
   Milchfrei zu leben ist leichter, als man denkt 101

8 Melkkuh Kalzium
   *Die Kehrseite der überzogenen Zufuhrempfehlungen
   für Kalzium* 111

9 Ganz ohne Milch: Vitamin D satt
   *Wie wertvoll Tageslicht und getrocknete Kräuter
   sind* 126

10 Geht gar nicht!
   *Vom Irrsinn der Hochleistungszucht,
   um Milch für alle und alles für die Milch
   zu machen* 143

11 Eine Geschichte der Intoleranz
   *Die Entwicklung der Milch vom fermentierten
   Lebensmittel zum unappetitlichen Machtsymbol* 159

12 Der große Fehler
   Das Gesunde an der sinkenden Laktaseaktivität 181

13 Die volle Wahrheit
   Die Fakten über den reduzierten Milchfettanteil 190

14 Leben ohne Milch
   Bunte Rezepte, die ganz ohne Milch auskommen 212

Fazit
*Unheilige Holsteiner Kühe: Achtung,
maximale Milchausbeute!* 290

Epilog
Essen mit Liebe 301

Danksagungen 303

Kommentar der Redaktion
Die Situation in Deutschland 308

Quellen 316

Sachregister 347

Vorwort

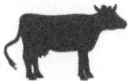

Vorwort für die deutsche Ausgabe

Liebe deutsche Leser,

wie ich erfahren habe, sehen Ihre Verzehrempfehlungen für Milch und Milchprodukte anders aus als in Kanada und den USA. Aber auch Ihnen legt man den täglichen Verzehr zur Knochenstärkung und als Lieferant von Nährstoffen wie Eiweiß und Vitamin A und D ans Herz.

In »Die Milch macht's« begebe ich mich auf die Suche nach einer Antwort auf die Frage, ob Oscar, der Sohn meiner Freundin – oder der Mensch generell –, Milch braucht, um gesund und stark zu werden. Nach meinen Recherchen ist diese Frage zu verneinen: Milch ist kein unverzichtbarer Teil einer gesunden Ernährung. Ja, für manche Menschen kann sie sogar schädlich sein.

Herzlich,
Alissa Hamilton

Die große Milchfrage: Ich, Maxine und das Fast Food »Milch«

»Ich habe Oscar nie Milch gegeben. Er ist jetzt zwei. Was soll ich bloß tun???«

Diese Frage brannte Maxine auf der Seele, als sie mich im August 2012 mit ihrer Mutter Tina, ihrem erstgeborenen Sohn Oscar und dem noch nicht ganz zweitgeborenen Sohn Tobias besuchte.

In Kindertagen war Maxine meine beste Freundin und blieb es auch, bis sie nach dem Abschluss der Highschool mit ihrer Mutter nach Amsterdam zurückging. Tina stammte von dort. Der Besuch im August war eine Art »Wiedervereinigung«. Mit diesen dreidreiviertel Menschen und meiner älteren Schwester Kara, die ebenfalls gekommen war, saß ich beim Abendessen, als Maxines besorgte Frage die ganzen alten Erinnerungen zurückbrachte.

Als ich klein war, bekamen die meisten meiner Freunde zu Hause laufend diesen einen Satz zu hören: »Trink deine Milch aus!« Wenn ich zu den Kindern in unserer Nachbarschaft zum Spielen ging, lehnte ich das Glas, das man mir anbot, immer dankend ab. Aber bei Maxine war alles anders. Ihre Mutter Tina, die sich während des Zweiten Weltkriegs in Amsterdam von Tulpenzwiebeln ernährt hatte, war ohne Milch ziemlich groß und stark geworden. Vielleicht hatte sie darum eine andere Einstellung zu ihr als die Eltern meiner anderen Freunde. Diese betrachteten Milch als unverzichtbaren Bestandteil nicht nur von Frühstück, Mittag- und Abendessen, sondern auch all der kleinen »kindgerechten Snacks« für zwischendurch. Und doch saß Maxine an jenem Abend plötzlich da und fragte sich besorgt »Milch?«. Tina suchte in ihrer offenen Art nach Alternativen: »Was soll man denn statt Kuhmilch geben?«

Würde man das Wort Milch in Maxines Frage durch den Namen eines anderen nahrhaften, kalziumreichen Lebensmittels ersetzen, klänge sie ziemlich albern:

»Ich habe Oscar nie Grünkohl gegeben. Er ist jetzt zwei. Was soll ich bloß tun???«

Sie und ich, wir beide wissen, dass Oscar ohne Grünkohl oder Lachs und genau genommen sogar ohne Brokkoli überleben wird. Vielleicht kommt er später irgendwann einmal auf den Geschmack von Grünkohl. Aber selbst wenn nicht, ist das nicht aller Tage Abend. Es gibt jede Menge andere nährstoffreiche Gemüsesorten, die er stattdessen essen kann.

Wie sich zeigte, war Oscar schon Brokkoli-Fan, als ich ihn kennenlernte. Brokkoli war so ziemlich das Einzige, was er an jenem Abend aß. Vielleicht wusste sein Körper instinktiv, was viele Eltern nicht wissen: Brokkoli ist reich an Kalzium. Vielleicht sagten seine Knochen ihm: »Wir wollen Kalzium, gib mir Brokkoli.« Oder vielleicht mochte er einfach den vertrauten, leicht süßlichen Geschmack und die superschöne grüne Farbe. Warum auch immer, er wollte einen Nachschlag, einen zweiten, einen dritten. Ich bin mir ziemlich sicher: Hätte Maxine ihn darauf konditioniert, zum Abendessen Milch zu trinken, hätte er im Magen gar nicht so viel Platz gehabt, um all das Grünzeug unterzubringen, das er erst spielerisch mit den Händen erforschte, bevor er es genüsslich verschlang.

Uns allen ist klar, dass Oscar keinen Schaden davonträgt, wenn er mit zwei Jahren noch keinen Tofu gegessen hat. Aber hat er kein einziges Gramm von Kuhmilch oder den daraus erzeugten Produkten zu sich genommen, sieht die Sache völlig anders aus. Kuhmilch wird als alternativloses Lebensmittel propagiert. Man hat uns eingeredet, Milch und Milchprodukte seien unverzichtbar und ließen sich nicht durch andere Nahrungsmittel ersetzen. Viele von uns haben das Gefühl, alles sei in Ordnung, wenn sie morgens zum Frühstück Milch über ihre Cerealien gießen. Einmal habe ich mich mit Michelle, einer College-Freundin aus Minnesota, darüber unterhalten. Ihr fiel gleich ihre Oma ein, nach deren Ansicht ein Essen ohne Milch keine vollwertige Mahlzeit sei. Genau derselben Meinung ist auch Michelle. Die jahrelangen Ermahnungen von Eltern, Großeltern und Verwandten in Kombination mit den einschlägigen Empfehlungen der Gesundheitsbehörden und der Werbung der Milchwirtschaft haben ihre Wirkung nicht verfehlt. Sie haben in uns eine Einstellung zur Milch verankert, an der sich nur schwer rütteln lässt. Die Milch hat einen festen Platz in unseren Köpfen und auf unserem Speiseplan.

Bei näherem Hinsehen zeigt sich: Wir glauben, Milch sei lebenswichtig. Das heißt zum einen, dass wir auf die Milchwerbung hereingefallen sind. Und zum anderen zeugt dies von einer Kapitulation vor einer verqueren Logik. Die falsche Argumentationskette, von der wir uns seit Jahrzehnten (in die Irre) leiten lassen, lautet:
– Kalzium ist unverzichtbar für den Aufbau starker Knochen.
– Milch enthält viel Kalzium.
– Keine Milch zu trinken hieße also, unseren Knochen das Kalzium vorzuenthalten, das sie brauchen, um stark zu sein.

Am Ende haben wir mit schweren gesundheitlichen Folgen zu rechnen. So auf den Punkt gebracht, offenbart sich hier ein Trugschluss, den jeder angehende Jurastudent tunlichst zu vermeiden sucht: Es mag zwar sein, dass Milch kalziumreich ist, doch die einzige Kalziumquelle ist sie nicht. Dass Milch viel Kalzium enthält und dieser Mineralstoff für den Knochenaufbau und die Gesundheit im Allgemeinen unverzichtbar ist, heißt *nicht*, dass

Milch unverzichtbar für den Knochenaufbau und die Gesundheit im Allgemeinen ist.

Der amerikanische Nationale Milchrat (*National Dairy Council*) und andere Milchlobbyisten propagieren Milch als Lebensmittel mit einer »einzigartigen Nährstoffkombination«, die »neun essenzielle Nährstoffe« enthält.[1] Das hat ihre allgemeine Fehlbewertung als unverzichtbaren Bestandteil einer gesunden Ernährung noch verstärkt.

Gestresste Eltern hören nur mit halbem Ohr hin, während sie mit vielen Alltagspflichten jonglierend ihren kleinen Kindern hinterherlaufen. Für sie bedeutet Multitasking, Unnötiges wegzulassen. Manchmal geht dabei versehentlich das Wichtigste verloren: »Die Milch hat neun unverzichtbare Nährstoffe« wird da schnell zu »Die Milch ist unverzichtbar«. Das US-Landwirtschaftsministerium (*United States Department of Agriculture*, USDA) definiert einen »essenziellen Nährstoff« als eine »zur Ernährung bestimmte Substanz, die für die gesunde Körperfunktion notwendig ist«.[2] Milch, ohne die viele gesunde, bestens funktionierende Körper gut auskommen, entspricht dieser grundsätzlichen Definition eines »essenziellen Nährstoffs« nicht.

Der Status der Milch als ultimative Gesundheitsnahrung ist zu tief in unserer Psyche verankert, als dass sich mit Logik allein und sorgfältigem Nachlesen an der konventionellen Auffassung rütteln ließe. Nicht einmal die Forschungen von renommierten Professoren und die daraus resultierenden Empfehlungen konnten das Denken der Konsumenten über die Begrenztheit des Milchkartons hinauswachsen lassen. Seit Jahren stellen Dr. David S. Ludwig, Professor für Pädiatrie an der Medizinischen Fakultät in Harvard (HMS) und Professor für Ernährungswissenschaften an der Fakultät für öffentliche Gesundheit in Harvard (HSPH), sowie sein Kollege Dr. Walter C. Willett, Präsident der ernährungswissenschaftlichen Fakultät der HSPH und Medizinprofessor an der HMS, die vom USDA herausgegebenen Verzehrempfehlungen für Milch infrage,[3] an denen sich seit dem Zweiten Weltkrieg kaum etwas geändert hat. In jener Zeit fing das USDA ernsthaft an, den Amerikanern zu sagen, wie sie sich ernähren sollen.

Im Internet sind diese Empfehlungen unter ChooseMyPlate.gov (Entscheide dich für meinen Teller) nachzulesen. Die interaktive Website ChooseMyPlate der Regierung erläutert das vom USDA 2011 eingeführte MyPlate-Schema, das entwickelt wurde, um die weniger intuitive Ernährungspyramide abzulösen. Dieses Schema sieht fünf verschiedene Nahrungsgruppen vor: Obst, Gemüse, Getreide, Eiweiß und Milchprodukte. Letztere sind in Form eines blauen Kreises just an der Stelle platziert, an der auf dem gedeckten Tisch ein Glas stehen würde, so dass die optische, wenn auch nicht wörtliche Botschaft lautet:»Milch«.

Ob man Milch und Milchprodukte nun in einen Topf wirft oder nicht, auf jeden Fall hebt sich die Gruppe »Milchprodukte« insofern von den anderen Nahrungsgruppen ab, als sie als einzige nur ein einziges Lebensmittel beinhaltet: Milch. Nach dem Willen des USDA sollten wir einen beachtlichen Teil unserer täglichen Kalorien aus diesem einen Nahrungsmittel und den daraus hergestellten Erzeugnissen beziehen. Klickt man erst auf »Milchprodukte« und dann auf »Wie viel ist nötig?«, stößt man auf die Antwort: Richtig viel! Nach den zum Zeitpunkt der Veröffentlichung dieses Buches gültigen Empfehlungen sollten Kinder zwischen zwei und drei Jahren etwa 490 Milliliter und Kinder zwischen vier und acht Jahren etwa 610 Milliliter Milch täglich zu sich nehmen. Bei allen, die älter sind als acht, liegt die empfohlene Tagesmenge bei etwa 730 Milliliter täglich.[4]

Wenn wir uns einmal die Zahlen für die Milchempfehlungen anschauen, ist das nicht nur sehr viel Milch. Es ist auch jede Menge Zucker und, je nachdem welche Milch man nimmt, jede

> Die amerikanischen Zahlen klingen für deutsche Ohren etwas »krumm«. Das liegt daran, dass in Nordamerika Lebensmittelmengen oft in »cups«, also Tassen, angegeben werden. Deren Inhalt variiert je nach Konsistenz des Lebensmittels. Bei Flüssigkeiten wie Milch entspricht eine »cup« laut Angabe der Autorin etwa 244 Gramm beziehungsweise Milliliter. Sämtliche im Buch enthaltenen Angaben wurden auf das metrische System umgerechnet und gerundet.

Menge Fett. Nehmen Sie doch einmal Stift und Papier oder einen Taschenrechner zur Hand. Ich gehe davon aus, dass Sie älter als acht Jahre sind und zur Mehrheit der Menschen gehören, die nach Auffassung des USDA 730 Milliliter Milch pro Tag zu sich nehmen sollten. Nehmen wir an, Sie würden Ihren Tagesbedarf mit einem kalorienarmen Produkt wie entrahmter Milch decken. Das würde immer noch heißen, dass Sie tagtäglich allein mit dem Verzehr eines einzigen Lebensmittels auf satte 240 Kalorien kommen. Das sind über 10 Prozent des durchschnittlichen Gesamtkalorienbedarfs. Und das ist noch vorsichtig gerechnet. In Wirklichkeit haben nicht sehr viele Leute eine spezielle Vorliebe für entrahmte Milch. Wenn es Ihnen und Ihren Lieben so geht wie den allermeisten, können Sie das wässerige Zeug nicht ausstehen, sofern es nicht mit Zucker oder Geschmackszusätzen aufgepeppt ist. Wenden wir uns also dem wahrscheinlicheren Fall zu und betrachten wir dabei zunächst einmal Sie selbst.

Lassen wir an dieser Stelle die unablässigen Versuche außer Acht, mit denen die Milchwirtschaft uns zu überzeugen sucht, dass Milch nicht nur ein Getränk für Kinder ist. Wobei es sich durchaus lohnt, sich in diesem Zusammenhang zum Beispiel die kanadische Kampagne »GetEnough« (»Sei ausreichend versorgt«) anzusehen. In dieser Werbung hält ein kalbsäugiges Mädchen im pinkfarbenen Outfit seiner Mutti lächelnd ein großes Glas Milch hin, während auf der anderen Seite der doppelseitigen Annonce die Kernbotschaft vermittelt wird, dass Milch »16 essenzielle Nährstoffe« enthält und »zwei von drei Erwachsenen nicht genügend Milchprodukte verzehren, um ihren Tagesbedarf zu decken«.[5] Ich kenne nicht viele Erwachsene, die die verordnete tägliche Dosis zu sich nehmen, indem sie die Milch pur aus der Packung trinken. So steht zwar die Milch im Mittelpunkt dieses Buches, doch man kann nicht über dieses Thema reden, ohne die aus ihr hergestellten Produkte mit einzubeziehen.

Vielleicht machen Sie es wie viele andere und kompensieren Ihre Abneigung gegen das Milchtrinken, indem Sie stattdessen mittags einen fettarmen Fruchtjoghurt essen. Das klingt nur so lange gesund, bis man die auf der Verpackung angegebenen Zutaten liest. In einem in Nordamerika handelsüblichen Becher fettarmen Fruchtjoghurt (à etwa 170 Gramm) stecken 170 Kalorien und 26 Gramm Zucker.[6] Das entspricht 6,5 Teelöffeln Zucker, was ziemlich viel erscheint, wenn man bedenkt, dass die Amerikanische Gesellschaft für Kardiologie eine tägliche maximale Verzehrmenge von 24 Gramm für Frauen und 36 Gramm für Männer empfiehlt.[7]

Ob Ihnen der kleine Joghurtbecher nun als Hauptmahlzeit dient oder Sie ihn zusätzlich zu Ihrer Brotzeit verzehren, weil Sie Angst haben, durch den Verzicht auf das Glas Milch in eine Mangelernährung hineinzugeraten: Selbst bei Joghurt, der seit Oktober 2014 offizieller Snack des Staates New York ist,[8] sollte man die Liste der Inhaltsstoffe mit offenen Augen studieren.

Kommen wir nun zu den Kindern ab neun Jahren. Nehmen wir an, sie würden ihren vom USDA definierten Tagesbedarf mit einem fettarmen Schokomilchgetränk decken.[9] Drei Gläser (730 Milliliter) dieses überall erhältlichen Milchprodukts enthalten 480 Kalorien, was beinahe einem Viertel ihres täglichen Gesamtkalorienbedarfs entspricht. Da bei fettarmer Milch beinahe die gesamten Kalorien auf den darin enthaltenen Zucker entfallen, heißt das: Sie geben Ihrem Kind ein Viertel der Kalorien, die es täglich braucht, in Form von Zucker. Fettarme Milchprodukte »mit Geschmack« enthalten ähnlich viel Zucker wie Coca-Cola.[10] Doch während sich das USDA einerseits bemüht, zuckerhaltige Nahrungsmittel und insbesondere Softdrinks aus Schulkantinen zu verbannen, betrachtet es Milch »mit Geschmack« weiterhin als gesunden Bestandteil einer kindgerechten Ernährung einschließlich des Schulmittagessens. Man muss nicht Ernährungswissenschaften studiert haben, um zu erkennen, dass hier etwas nicht stimmt.

Ich habe bereits an anderer Stelle erwähnt, dass Logik allein nicht reichen wird, um unsere tief verwurzelte Einstellung zur Milch zu verändern. Kalzium ist unverzichtbar. Milch ist reich an Kalzium. Hieraus folgt *nicht* zwangsläufig, dass Milch unverzichtbar ist. Ich mag dies noch so oft wiederholen, wahrscheinlich haben Sie trotzdem das super Gefühl, sich und Ihrem Körper »etwas Gutes zu tun«, wenn Sie sich morgens die Milch über Ihre Cerealien gießen. Nicht einmal die Forschungen, Berichte und Empfehlungen der renommiertesten Institutionen und Experten konnten bislang gegen das Gebot »drei Gläser Milch am Tag« ankommen. Man bekommt doch schon ein schlechtes Gewissen, wenn man ein Stück Apfelkuchen isst, ohne dazu ein Glas Milch zu trinken.

Die von Dr. Ludwig und anderen vertretene Auffassung, die Milch sei für unsere Gesundheit und unser Wohlbefinden durchaus verzichtbar, lässt sich nicht widerlegen. Die beste Antwort, die ein Sprecher der Milchlobbyisten auf den Bericht von Dr. Ludwig und Dr. Willett finden konnte, war, dass es »schwierig ist, die empfohlenen Kalziummengen aus anderen Quellen als der Milch zu decken«. Zu ihrer Verteidigung führt die Milchwirtschaft das einzige Merkmal an, das für die Milch spricht: Sie sei eine leicht verfügbare Kalziumquelle und enthalte »acht weitere essenzielle Nährstoffe einschließlich der Vitamine A, D, B_{12} und Eiweiß«.

Ja, zugegeben, Milch ist praktisch. Sie ist überall erhältlich. Frischen Grünkohl und Brokkoli bekommt man nicht in jedem kleinen Laden um die Ecke. Milch dagegen steht auf jeden Fall im Regal, ob fettfrei oder vollfett, in verschiedenen Geschmacksrichtungen, von der Einzelportion bis zur Liter-Packung. Ja, zugegeben, Milch ist reich an Kalzium. Aber sie enthält auch jede Menge Zucker, Cholesterin, Kalorien und gesättigte Fette. Nur weil sie leicht erhältlich ist und man sie praktisch überall kaufen kann, heißt das nicht, dass man dies auch tun sollte. Was wir über Milch weniger oft zu hören bekommen, ist,
– dass sie zu den Lebensmitteln gehört, die am häufigsten Allergien auslösen,[11]
– dass sie für viele Menschen unverdaulich ist,[12]
– dass sich in Tierversuchen gezeigt hat, dass das in der Milch enthaltene Eiweiß Kasein krebsfördernd wirkt,[13]
– und dass sich die Laktose (Milchzucker) im Verdauungsprozess in den stark entzündungsauslösenden Zucker D-Galaktose verwandelt, der bei Mäusen erwiesenermaßen den Alterungsprozess und Krankheiten fördert.[14]

Selbst der hohe Kalziumgehalt, der scheinbar unumstößliche Pluspunkt, tut unserem Körper womöglich nicht wirklich gut. Es heißt, wir müssen Milch trinken, damit unsere Knochen gesund bleiben.[15] Vergleichsstudien mit Ländern, in denen Milch nicht zur Alltagskost zählt, zeigen jedoch tendenziell niedrigere Knochenbruchraten als solche, in denen viel Milch getrunken wird.[16] Dies sind nur einige wenige Gefahren von Milch, von denen Sie in den folgenden Kapiteln lesen werden.

Wir waren nicht immer so milchbesessen. Wie Ron Schmid in der Einleitung zu seinem Buch »Die nicht erzählte Geschichte der Milch« ausführt, nahmen Amerikaner bis Mitte des neunzehnten Jahrhunderts Milch, wenn überhaupt, dann in fermentierter Form zu sich, etwa als Joghurt, Buttermilch, als Käse oder Butter. Und dies muss angesichts der damaligen Verhältnisse zudem ein relativer Luxus gewesen sein. Erst Mitte des neunzehnten Jahrhunderts, als es die Amerikaner massenhaft in die Städte zog, gewann Kuhmilch in ihrer flüssigen Form an Beliebtheit. Anfangs wurde sie lediglich als Ersatz für Muttermilch verwendet, denn Frauen brachten nun täglich viele Stunden getrennt von ihren Säuglingen in Fabriken zu. Damit fing alles an. Dann kam die Pasteurisierung, also die Wärmebehandlung, bei der krank machende Keime wie Tuberkulosebakterien abgetötet werden. Vor der Erfindung und flächendeckenden Anwendung dieses Verfahrens konnten diese sich in der Frischmilch vermehren. Bei unsachgemäßem Umgang war Milch bis dahin eine ideale Brutstätte für tödliche Mikroorganismen gewesen.

Erst die Pasteurisierung ermöglichte die Produktion in industriellem Maßstab und den Transport der Frischmilch vom Land in die Städte.[17] Wie Sie in diesem Buch lesen werden, war es weniger die Sorge um die Volksgesundheit als die besonderen Gegebenheiten der Kriegswirtschaft im zwanzigsten Jahrhundert, die sie so begehrenswert machten. Doch die Geschichte nimmt noch eine andere interessante Wendung. In ihrer kulturgeschichtlichen Betrachtung »Das perfekte Lebensmittel der Natur: Wie Milch zu Amerikas Getränk wurde« fügt die Autorin Melanie Dupuis, Ph. D., auf der Suche nach einer Erklärung, warum Frischmilch in den 1940er-Jahren so schnell zu einem Grundnahrungsmittel der Amerikaner avancieren konnte, ein weiteres Puzzleteil in das Gesamtbild ein: die Werbung. Sie deckt auf, wie Arzneimittelhersteller im neunzehnten Jahrhundert begannen, aus Kuhmilch Babynahrung in Pulverform zu entwickeln und sich patentieren zu lassen. Um 1880 wurden diese Milchprodukte neben den von denselben Firmen angebotenen Arzneimitteln in Frauenzeitschriften beworben. Auf diese Weise wurde ohne großen Aufwand eine Verbindung zwischen Medizin und Milch geschmiedet, die dazu beitrug, dass sich die Kuhmilch vom ersten Fast Food Amerikas zum Stützpfeiler der Ernährung verwandeln konnte.

Als eines der ersten Lebensmittel, das mit den Mitteln der Massenwerbung propagiert wurde, fügte sich die Milch bestens in die von Dupuis beschriebene Verbraucherideologie ein, die im Amerika der 1950er-Jahre um sich griff. Ihr fällt auf, wie sich in diesem goldenen Zeitalter der Lebensmittelwerbung der Fokus von den Bildern landwirtschaftlicher Produktion hin zu urbanen Konsumszenen verschiebt. Bei der Milch, die bisher mit melkenden Bauernmädchen beworben wurde, zeigt man jetzt glückliche, gesunde Babys.[18] Die Sorge, die Mütter wie Maxine umtreibt, wenn sie ihren Kindern Milch vorenthalten, beweist, dass Milch in unserem Denken nach wie vor das Lebensmittel ist, das uns gesund und stark macht. Selbst Skeptikerinnen wie Maxine müssen sich eingestehen, dass Milch sie geködert hat.

Genau um dieses Thema geht es mir in *Die Milch macht's*. Maxines bange Frage im Hinblick auf ihren Sohn Oscar, die sich viele andere Eltern genauso stellen, aber auch das glänzende Bild, das die Milchindustrie von ihrem Produkt zeichnet, bewogen mich, dieses Buch zu schreiben und so meinen Teil zur Verbreitung einer neuen Einstellung zu leisten. Warum? Weil unsere Beziehung zur Milch alles andere als gesund ist. Sie basiert auf Fehlinformationen. Milch ist keineswegs perfekt, und so müssen wir uns fragen: Warum nimmt sie immer noch eine derart privilegierte Stellung in unserer Ernährung ein?

Mit diesem Buch will ich Ihnen nicht nur die eine oder andere Frage beantworten. Sondern ich möchte Ihnen auch das Wissen und die Möglichkeit an die Hand geben, auf simple, genussvolle und bekömmliche Weise ohne Milch und Milchprodukte auszukommen. Beim Lesen werden Sie feststellen, dass Ihre Mahlzeiten farbiger werden und besonders das Grün nicht zu kurz kommt. Vielleicht merken Sie, dass Sie an Gewicht verlieren und Ihre Kinder groß und stark werden, *ohne* dass Sie sie bei jedem Essen nötigen müssen, doch endlich ihre Milch zu trinken. Lesen Sie dieses Buch. Das Einzige, was Sie zu verlieren haben, sind ein paar überflüssige Pfunde. Was Sie gewinnen können, ist hingegen viel, nicht zuletzt Ihre Gesundheit und Ihre körperliche sowie geistige Fitness.

1 Die Milchlandschaft

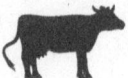

Die Protagonisten der amerikanischen Milch-Lobby

Die Kuhmilch, die heutzutage in den Kühlregalen und -abteilungen der großen Supermärkte steht, ist nicht mehr die, die unsere Großmütter tranken.

Neulich hat mein Freund Don Orangensaft aus dem Supermarkt mit Milch verglichen. Er weiß, dass fast alles, was man heutzutage fertig abgepackt zu kaufen bekommt, so weit weg vom Baum ist, dass der vertraute Saftgeschmack eher von Geschmacksingenieuren als von frisch gepressten Orangen stammt. Aber um Himmels willen, »Milch ist Milch!«, sagte er, bevor er mit einem naiven »oder?« einen kleinen Rückzieher machte. Don glaubte allen Ernstes, dass man, wo man auch ist und in welchen Supermarkt man auch geht, darauf vertrauen kann, dass Milch gleich Milch ist. Ich bat ihn um Verzeihung, aber ich konnte einfach nicht anders. Ich musste in diese Seifenblase hineinstechen. Milch ist keine klare, unverfälschte Sache mehr.

MODERNE MILCH AUS DER MASSENPRODUKTION

Die unermüdliche Vermarktung von Milch als Grundnahrungsmittel hat aus dem einstigen Produkt mit eindeutiger Identität eines mit vielen rätselhaften Erscheinungsformen werden lassen. Milch gibt es in vielen Variationen:

- mager bzw. fettfrei: Fettgehalt zwischen 0 und 0,5 und im Durchschnitt 0,1 Prozent
- fettarm: Fettgehalt von 1 Prozent
- teilentrahmt oder halbfett: Fettgehalt von etwa 1,7 Prozent
- fettreduziert: Fettgehalt von 2 Prozent
- Standard-Vollmilch: Fettgehalt von 3,5 Prozent
- natürliche Vollmilch: Fettgehalt von 4 Prozent

Außerdem gibt es Sorten mit Geschmack. Doch diese sind uns weniger vertraut, als sie es auf den ersten Blick erscheinen mögen.[1]

Einer Sorte mit 3,5 Prozent Fett den Namen »Vollmilch« zu geben ist zum Beispiel falsch. Auch wenn das Produkt anfangs »Vollmilch« war, wurde im Verarbeitungsprozess Fett entfernt und wieder hinzugefügt, um sie auf den »vollen« Fettgehalt zu bringen.

Es gibt beinahe ebenso viele Verfahren zur Milchverarbeitung, wie es Sorten mit unterschiedlichem Fettgehalt und Geschmacksrichtungen gibt.

Um die Bezeichnung »Milch« tragen zu dürfen, muss sie nach den Vorgaben der amerikanischen Bundesbehörde zur Überwachung von Nahrungs- und Arzneimitteln *(Federal Food and Drug Administration*, FDA) pasteurisiert sein.[2]

Pasteurisierung ist in der Regel der erste Verarbeitungsschritt, dem die Milch nach Verlassen des landwirtschaftlichen Betriebs unterzogen wird. Doch sie erfolgt nicht mithilfe einer einzigen Methode. Die drei wichtigsten Verfahren sind: die Kurzzeiterhitzung (High Temperature/Short Time, HTST); die Dauererhitzung und die Ultrahocherhitzung (Ultra-high Temperature, UHT). Beim HTST-Verfahren wird die Milch mindestens 16 Sekunden lang auf 72 Grad Celsius erhitzt. Bei der Dauererhitzung wird mit einer niedrigeren Temperatur von 62 Grad Celsius gearbeitet, dafür dauert die Pasteurisierung mit dreißig Minuten deutlich länger. Und bei der Ultrahocherhitzung passiert, was der Name schon sagt: Die Milch wird ein paar Sekunden lang einer extrem hohen Temperatur von 138 bis 158 Grad Celsius ausgesetzt.

Wenn der Pasteurisierungsvorgang abgeschlossen ist, ist die Milch meistens zugleich auch homogenisiert, obwohl dies aus den Angaben auf der Packung nicht immer eindeutig hervorgeht. Das heißt, sie wird aufgerührt und dann unter hohem Druck durch winzige Düsen gespritzt, so dass es zu einer Zerkleinerung der Fetttröpfchen kommt. Den Milchverarbeitern gefällt diese Technologie aus verschiedenen Gründen: Es erleichtert ihnen, große Mengen Milch von verschiedenen Farmen zu mischen und doch ein im Hinblick auf die Beschaffenheit und den Fettgehalt einheitliches Produkt zu erhalten. Zudem wird die Haltbarkeit dadurch erhöht. Manche Forscher haben jedoch auf negative Begleiterscheinungen des Verfahrens hingewiesen. Die beiden Hauptkritikpunkte sind, dass die Homogenisierung die Milch anfälliger für Oxidation macht und die Neigung der Fetttröpfchen, nach der Zerkleinerung Milcheiweißfragmente anzulagern, zu allergischen Reaktionen führen kann. Auch wenn andere Forscher diese Theorie als nicht fundiert ablehnen, ist die Frage, ob homogenisierte Milch ungesund ist, weiterhin ungeklärt und Gegenstand laufender Forschungen.[3]

Natürlich kann man natürliche, unhomogenisierte, unpasteurisierte, rohe Vollmilch kaufen, aber es gibt sie nicht überall. In manchen Staaten der USA und ganz Kanada ist der kommerzielle Vertrieb von unpasteurisierter Milch verboten. In diesem Buch geht es nicht um solche Randerscheinungen, die wiederum eine ganz andere Geschichte sind. Mir geht es um die Milch, die wir nach dem Willen des US-Landwirtschaftsministeriums (USDA) und der Milchwirtschaft als Getränk zum Essen reichen sollen.

Moderne Verarbeitungstechnologien haben die gedankliche Verbindung zwischen Milch und natürlicher Arznei zusätzlich gestärkt. Das spielt den Milch-Lobbyisten in die Hände. Denn sie wollen uns mit dem Gesundheitsköder davon überzeugen, dass es sich bei Milch um ein Grundnahrungsmittel handelt.

DIE WURZELN UND AUSWÜCHSE DES MILCHMARKETINGS

Ernährungsrichtlinien stellen nur eines der vielen Hindernisse dar, die es so schwer machen, den Menschen die Milch abzugewöhnen. Das weltumspannende Geflecht der Institutionen zur Förderung des Milchkonsums ist alles andere als lückenhaft. Allein in den Vereinigten Staaten gibt es ein riesiges, mächtiges Netzwerk, in dessen Mittelpunkt der Amerikanische Nationale Milchrat *(National Dairy Council*, NDC) steht. Dieser wurde im Jahre 1915 gegründet, um – wie es in einer Abhandlung zur Geschichte der Milchwirtschaft heißt – »der milcherzeugenden Industrie vor dem Hintergrund eines Ausbruchs der Maul- und Klauenseuche ihren guten Ruf in der Öffentlichkeit zu bewahren«. In jenen frühen Tagen übernahm der NDC eine führende Rolle, indem er die Milchwerbung sowie Informationskampagnen und Forschungsarbeiten zur Bestätigung der Vorzüge von Milch und Milchprodukten unterstützte. Gleichzeitig pflegte die Organisation enge Verbindungen zum USDA, jener Bundesagentur, die Präsident Lincoln 1862 gründete, um die Produktion und den Verbrauch von in den USA erzeugten Landwirtschaftsgütern zu fördern.[4] Diese Strategie ging wunderbar auf, konnte man doch immer und zu jeder Zeit gewiss sein, dass die Regierung für die Milch Stellung beziehen würde. Das *MyPlate*-Schema illustriert als weiteres Beispiel die einzigartige Partnerschaft zwischen der Milchindustrie und dem USDA. Nur ihr wurde auf dem US-Musterteller für eine gute Ernährung eine eigene Farbe zugestanden, und nur sie muss sich nicht eine Nahrungsgruppe mit anderen Lebensmitteln teilen.

Es gibt noch andere US-weit operierende Organisationen, die ebenfalls am Mythos der Milch als unverzichtbares Lebensmittel stricken: Der Nationale Promotionsausschuss der Flüssigmilchverarbeiter leitet ein Promotionsprogramm der Flüssigmilchverarbeiter. Der Nationale Milch-Förderungs- und Forschungsausschuss verantwortet das Promotionsprogramm für Milch und Milchprodukte. Die 1995 gegründete Firma Milch Management (*Dairy Management Inc.,* DMI), ein Tochterunternehmen der Nationalen Vereinigung der US-Milchproduzenten, leitet den Amerikanischen Nationalen Milchrat (*National Dairy Council*) und die Amerikanische Milch- und Milchproduktegesellschaft ist Gründerin des Innovationszentrums für US-Milch und Milchprodukte. Die DMI beschreibt ihre Aufgabe so: »Mit dem Ziel gegründet, den Absatz und den Bedarf an Milchprodukten zu steigern, arbeiten die DMI und die mit ihr verbundenen Organisationen darauf hin, den Bedarf an Milchprodukten durch Forschung, Information und Innovation zu steigern und das Vertrauen in Lebensmittel aus Milch sowie in Milchfarmen und -betriebe zu bewahren.«[5]

Neben diesen auf nationaler Ebene operierenden Organisationen leisten verschiedene Beiräte und Verbände in den einzelnen US-Bundesstaaten ihren arbeitsmäßigen und finanziellen Beitrag, um laufend weiter an dem Profil der Milch als perfektes, unverzichtbares Lebensmittel zu feilen. Kalifornien, das mehr Milch als jeder andere US-Bundesstaat produziert, kämpft an vorderster Front, um Milch auf Dauer ihren kompletten Kreis im *MyPlate*-Schema und ihren Platz in den Kühlschränken zu sichern. Jeder kennt die Plakate, die prominente Sänger, Schauspieler oder

Sportler mit Milchbart zeigen. Die 1993 vom kalifornischen Ernährungs- und Landwirtschaftsministerium gegründete Kammer der kalifornischen Milchverarbeiter (CMPB) ist der Magier, der hier im Hintergrund die Fäden zieht. Die von den Milchverarbeitungsbetrieben des US-Bundesstaates finanzierte Organisation versuchte 1993, mit der Kampagne »Got Milk?« (wörtlich: »Hast du Milch?«, vergleichbar mit der deutschen Kampagne »Die Milch macht's«) dem rückläufigen Verkaufstrend zu begegnen.

1994 wurden zum ersten Mal nach über zehn Jahren wieder steigende Verkaufszahlen gemeldet.[6] Mit einer 90-prozentigen Wiedererkennungsrate gilt die sehr spezielle, plakative Kampagne als eine der erfolgreichsten in der gesamten Geschichte. »Got Milk?« wurde 1995 als US-Trademark registriert und seither von Lobbyorganisationen in den gesamten Vereinigten Staaten in Lizenz lanciert.[7] Die Kampagne kennt keine Grenzen. Selbst die Kanadier haben »Got Milk?«.

Neben der nach außen orientierten Kammer der kalifornischen Milchverarbeiter gibt es den Kalifornischen Milchrat, der sein Augenmerk eher nach innen richtet. Das ursprüngliche Ziel der 1919 gegründeten Organisation war sicherzustellen, dass die Kinder in dem US-Bundesstaat genügend Milch zu trinken bekamen. Das erste »Mobile Milchprodukte-Klassenzimmer« rollte in den 1930er-Jahren über Kaliforniens Straßen, um Schülern landauf, landab das Wer, Was, Wo und Wie der Milchwirtschaft beizubringen.[8] Die Informationsprogramme des Milchrats, die von den Milchproduzenten und der verarbeitenden Industrie finanziert werden, sichern der Milch einen festen Platz in Kaliforniens Schulen und Kalifornien die Position als wichtigster Milchlieferanten der Vereinigten Staaten.

Die Liste der landwirtschaftlichen Erzeugnisse, die von für sie werbenden Organisationen profitieren, ist lang: Mandeln, Rindfleisch, Eier, Honig, Lamm, Pilze, Erdnüsse, Kartoffeln, Schweinefleisch und Sojabohnen, um nur einige zu nennen. Es gibt sogar einen Popcorn-Ausschuss und einen Rat zur Förderung der hochwachsenden Heidelbeere. Sprüche wie »Rindfleisch: Das gibt's zum Abendessen« oder »Schweinefleisch. Das andere weiße Fleisch« sind vielen Amerikanern vertraut.[9] So nämlich lauten die Werbe-Jingles, mit denen die Check-off-Organisationen für Rind- beziehungsweise Schweinefleisch die Vermarktung ihrer Produkte voranzutreiben versuchen. Keine Werbung hat sich jedoch als so ansprechend oder augenfällig erwiesen wie »Got Milk?« mit seinem Pantheon milchbärtiger Prominenter. Wenn Schweinefleisch nichts Besseres anzubieten hat, als in einem Atemzug mit Hühnchen genannt zu werden, sagt das nicht viel aus. Dass Rindfleisch abends auf den Teller kommen soll? Vergiss es! Der Slogan ist prosaisch und belehrend, so dass sich jeder frei denkende Mensch abwendet und sich auf die Suche nach etwas anderem begibt. »Got Milk?« dagegen spricht die Menschen direkt an. Die Frage, die so unschuldig klingt, als würde sie von Pfadfindermädchen beim Verkauf von Plätzchen gestellt, kommt witzig und spielerisch daher. Wobei man wohl sagen muss *kam* lange Zeit so daher. Die Ära von Spaß und Spiel ist jetzt vorbei. Wo jeder, ob das Militär, Michelle Obama oder die US-amerikanischen Nationalen Gesundheitsinstitute (NIH), die Amerikaner zum Abnehmen drängt, lassen sich Milch und Kekse nicht mehr so leicht verkaufen. Die Kammer der kalifornischen Milchverarbeiter hat die Zeichen der Zeit erkannt und weiß, dass Milch mehr sein muss als weiße Farbe im Gesicht und ein Getränk zum Nachtisch, wenn sie sich behaupten will. Neue Videos zeigen vor Milch-Kraft strotzende Jugendliche beim Breakdance, Basketball und Wettkampfschwimmen. Ein Glas Milch enthält 8 Gramm Eiweiß. Das ist die Botschaft, die die Kammer der kalifornischen Milchverarbeiter unters Volk bringen will: »Wie du mit 8 Gramm Eiweiß rüberkommst, wenn du deinen inneren

Rockstar rauslässt«, wird als Botschaft zu dem Bild einer Frau an der E-Gitarre eingeblendet. »Milk Life« lautet der neue Slogan.[10]

Die Kammer der kalifornischen Milchverarbeiter und mit ihr die gesamte Milchlobby sind dabei, ihre ganze Schlagkraft zu bündeln, um Milch ihren Platz auf dem Tisch zu sichern. Wenn Sie sich daran setzen, brauchen Sie sich davon aber nicht umhauen zu lassen.

2 Plattgemacht

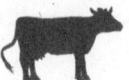

Milch macht unsere Kinder krank und müde

Meine Freundin wurde von dem Gedanken verfolgt, dass sie ihrem zweijährigen Sohn Oscar noch nie Kuhmilch gegeben hatte. Ihre besorgte Frage »Was soll ich tun?« überraschte mich zuerst. Ich dachte, als sie nach der Highschool von Toronto nach Amsterdam ging, hätte sie damit ihre nordamerikanische Erziehung und alles, was dazugehört, hinter sich gelassen. Dies war auch weitgehend der Fall, abgesehen von ein paar Ausnahmen:
- ihrer ausgeprägten Vorliebe für die Hamburger von Harvey's (Harvey's ist eine kanadische Fast-Food-Kette, der die Konkurrenz in Sachen Hamburger, so Maxine, nicht das Wasser reichen kann),
- den Pommes von McDonald's und
- dem Glauben an die zentrale Milch-sei-unverzichtbar-Doktrin der nordamerikanischen Ernährungskultur.

Bei näherer Betrachtung ist dies womöglich gar nicht so ungewöhnlich. Vielleicht ist diese Überzeugung mittlerweile auf der ganzen Welt so fest verankert wie das internationale Netz der Burger- und Pommes-Ketten. Fremd ist sie in Ländern auf der anderen Seite des Globus gewiss nicht. Im November 2014 schossen in Neuseeland die Milchpreise in die Höhe, so dass diese für viele Familien unerschwinglich wurde. Ein Vertreter der Aktionsgruppe gegen Kinderarmut warnte sogleich vor den Konsequenzen, die es hätte, wenn Kinder ohne Milch aufwachsen müssten: »Ihre Knochen werden sich nicht so gut entwickeln, und ihr Körper wird sich nicht so gut entwickeln, und am Ende sind sie womöglich unterernährt und bekommen Infektionskrankheiten.« Dort wie hier gilt Milch als »elementare Notwendigkeit«.[1] Ob Maxines Frage nun ein Überbleibsel ihrer kanadischen Herkunft war oder nicht, sie war für mich der Anlass, mich auf die Suche nach der richtigen Antwort darauf zu begeben.

WER WEISS?

Die Dringlichkeit in Maxines Frage veranlasste mich unmittelbar, mich näher mit dem Thema Kuhmilch zu befassen. Doch kaum dass ich mit meinen Recherchen begonnen hatte, lief ich gegen eine massive Wand. Bei unserem alle zwei Jahre stattfindenden Ehemaligentreffen traf ich Michelle, eine ehemalige College-Freundin. Inzwischen ist sie niedergelassene Ärztin, und ich sprach sie auf Maxines Frage an. Ich war neugierig, was sie ihren Patienten dazu sagte. Mit ihrer Antwort hatte ich nicht gerechnet: »Nichts.« Sie habe schließlich keine Ernährungswissenschaften studiert und würde Eltern folglich auch nicht raten, wie die Mahlzeiten ihrer Kinder auszusehen hätten.

Mein erster Gedanke war: *Das ist verrückt!* Niedergelassene Ärzte sind schließlich für die medizinische Erstversorgung zuständig und sitzen damit an der idealen Stelle, um Mütter und Väter zu informieren, wie eine gesunde Ernährung auszusehen hat.

Mein zweiter Gedanke war: *Das spricht für Michelle.* Sie gibt nur Rat zu den Themen, mit denen sie sich auskennt. Da an den meisten medizinischen Fakultäten allenfalls ein Kurs in Ernährungslehre angeboten wird, ist Essen als Medizin, zur Krankheitsvorbeugung und Gesundheitsvorsorge schlichtweg nicht ihr Gebiet. Im Übrigen gilt dies für die meisten niedergelassenen

Ärzte, es sei denn, sie würden sich damit aus eigenem Interesse befassen. In manchen Arztpraxen hängen Poster an der Wand, auf denen verschiedene Ernährungsmodelle anhand von Diagrammen erläutert werden. Zum Glück sind die Dinger in laminierter Ausführung zu haben, so dass sie ein Leben lang halten, denn sie ändern sich nie: Mehr Vollkorn, magere Milchprodukte, Obst und Gemüse essen, den Verzehr von gesättigten Fetten, Salz und Zuckerzusätzen begrenzen. Meine ehemalige Frauenärztin ging noch einen Schritt weiter. Sie fragte mich bei jedem Besuch, ob ich Tee, Kaffee oder Alkohol tränke. Wenn ich das verneinte, war sie jedes Mal zufrieden. Hätte ich es nicht besser gewusst, ich hätte meinen können, der Schlüssel zur gesunden Ernährung läge einfach darin, Koffein und Alkohol zu meiden.

Mein dritter Gedanke war: Wenn nicht ihr Arzt, wer wird Maxine dann helfen herauszufinden, ob sie ihren Kindern Kuhmilch geben muss? Das Internet jedenfalls bestimmt nicht. Fragen Sie doch einmal Google, ob Eltern ihren Kindern Kuhmilch geben sollen. Die Suchanfrage wird Ihnen jede beliebige Antwort liefern. Das bringt Ihnen gar nichts. Wenn weder der Arzt noch das Internet Auskunft gibt, *an wen*, so fragte ich mich, *soll Maxine sich dann wenden?* Jedenfalls nicht an einen Ernährungsberater. Die meisten Eltern zerreißen sich zwischen Job und Familie und können sich das Aufsuchen eines solchen Experten nicht leisten – weder finanziell noch was den Zeitaufwand anbelangt. Außerdem sind die meisten Ernährungsberater so ausgebildet, dass sie das gleiche Zeug erzählen, das man auch zum Nulltarif in den So-ernährst-du-dich-richtig-Faltblättern nachlesen kann, wie sie die Gesundheitsbehörden oder auch die Milchindustrie in Arztpraxen auslegen lassen. Ein Student der Ernährungswissenschaften, Andy Bellatti, schrieb während der Vorbereitung auf seine Prüfung in seinem Blog darüber, wie frustriert er mit dem Fachgebiet sei, in dem er nun bald seinen Abschluss machen würde.

Dazu listete er noch einmal einige der Bedrohungen auf, die ihm zufolge die Integrität seines gewählten Berufsstands bedrohen:
- die Werbebudgets der Großindustrie,
- irreführende Verpackungsaufschriften,
- eine Landwirtschaftspolitik, die auf effiziente Weise die Produktion ungesunder Nahrungsmittel subventioniert, und
- die Politik des behördlichen Genehmigungsprozesses für neue Nahrungssubstanzen.

Daraufhin erklärte er, dass es nun an der Zeit sei, nach innen zu schauen. Statt sich mit den externen Kräften zu befassen, die die Branche auf die Zerreißprobe stellen, beschloss er, sich mit den Regeln auseinanderzusetzen, die er benötigt, um sich als wissenschaftlich anerkannter Ernährungsexperte niederlassen zu können. Dazu nennt er fünf »unhinterfragte Lehrsätze«, die er für problematisch hält. Besonders vielsagend ist die Sache mit den gesundheitsbewussten Essern. Sie erklärt das Schuldgefühl, das in Maxines Stimme schwang, als sie mir gestand, sie hätte ihrem zweijährigen Oscar noch nie Kuhmilch zu trinken gegeben. Es klang, als würde sie mir ein Verbrechen beichten, das sie als Mutter an ihrem Kind begangen habe. Ihr Geständnis besteht aus denselben Zutaten wie die ernährungswissenschaftliche Predigt, die Bellatti auf folgende Formel bringt: »›Fleisch = Eiweiß und Eisen‹ und ›Milch = Kalzium und Vitamin D‹, und wenn man selbst weder das eine noch das andere zu sich nimmt, hat man echt ein Problem.« Ein Gedanke beherrscht die Institutionen der höheren Gesundheits- und Ernährungslehre: »Veganer müssen ihre Mahlzeiten richtig planen, sonst …« Dies ist der Schlachtruf, auf den man Bellatti und seine Kommilitonen konditioniert, damit sie ihn uns, die wir ihnen im *World Wide Web* so eifrig folgen, nach ihrem Abschluss stets aufs Neue in Erinnerung rufen.

Als Kunstkuratorin ist Maxine Expertin darin, dem ständig sich wandelnden Dialog zwischen Wahrheit und Schönheit nachzuspüren, ihn einzufangen und in Szene zu setzen. Würde sie ihre glasklare Sicht und allgemeine Urteilskraft auf die Slogans anwenden, die sie gefügig machen wollen, würde sie erkennen, dass viele davon von irgendwelchen nebulösen Orten stammen, in die das Licht der Neuzeit noch nicht vorgedrungen ist. Bellattis Blog trägt dazu bei, den Nebel zu vertreiben, indem er uns den Inhalt der Ernährungsbücher zugänglich macht, die er sich in aller Ausführlichkeit zu Gemüte führen muss. Wenn man keine Milch trinkt, »hat man echt ein Problem«, ist eine der vielen in die Jahre gekommenen Lektionen, die ein angehender Ernährungsspezialist noch immer lernen muss. Nachdem er sich die Prüfungsaufgaben früherer Examen angesehen hat, beklagt sich Bellatti über das von ihm verlangte Wissen. Er muss nämlich beantworten können, wie man einen Kuchen backt, der nicht schwammig ist. Er soll wissen, wie viel Hackfleisch er unter Berücksichtigung einer 20-prozentigen Schrumpfungsrate braucht, um 300 Hamburgerpattys à 85 Gramm zu produzieren. Und die Frage, wie man die Salzzufuhr am besten mindert, soll er mit »Verwenden Sie salzreduzierte statt normale Margarine« beantworten. Was er nicht zu wissen braucht, bereitet ihm genauso Sorgen. In der ganzen Prüfung wird weder nach den Folgen einer Ernährung gefragt, der es an Omega-3-Fettsäuren mangelt, noch geht sie auf die gesundheitlichen Vorzüge von Superfoods wie Chia, Hanf und Leinsamen ein.[2]

Es sieht düster aus. Kein Arzt, der Maxine beraten würde, keine Möglichkeit, dem Internet als Informationsquelle zu vertrauen, kein nonkonformistischer Ernährungsberater, auf den sie zählen könnte. Je mehr ich mich umschaue und je mehr ich lese, desto stärker wächst in mir der Wunsch, die Antwort auf die Frage zu finden, die nicht nur Maxine und viele junge Eltern plagt: Wie gehe ich mit Kuhmilch um?

Auch wenn Ärzte das Thema Ernährung im Allgemeinen den Experten anderer Disziplinen überlassen, so gibt es doch einen Überschneidungspunkt ihrer Kompetenzen mit denen der Ernährungsspezialisten: wenn das, was wir essen, uns so krank macht, dass es zu einem diagnostizierbaren Leiden kommt. Einerseits könnten uns die meisten Herzchirurgen kaum etwas Nennenswertes über den Nährstoffgehalt von Rübstiel, auch Stielmus genannt, sagen. Wozu, fragt sich das auf Spezialisierung ausgerichtete Hirn, müsste ein Herzchirurg so etwas auch wissen, wo doch niemand herzkrank wird, weil er zu viel Grünzeug ist? Andererseits kann jeder Herzchirurg uns sagen, dass Käse reich an Cholesterin und cholesterinproduzierenden gesättigten Fetten ist. Cholesterin und gesättigte Fette nämlich werden mit Herzkrankheiten in Verbindung gebracht, so dass Nahrungsmittel, die davon viel enthalten, in der Wahrnehmung von Herzchirurgen an ziemlich prominenter Stelle stehen. Auf ähnliche Weise sind sich Notfallmediziner darüber im Klaren, dass Milchprodukte stark allergieauslösende Eiweiße enthalten, die für viele der anaphylaktischen Reaktionen verantwortlich sind, mit denen Patienten bei ihnen eingeliefert werden. Das Wissen um diese potenziell tödlichen Nährstoffe in Milcherzeugnissen ist in ihrem Beruf notwendig, um Patienten das Weiteratmen zu ermöglichen. Ähnlich geht es den Endokrinologen: Sie wissen, dass selbst die gewöhnliche Milch zu viel Zucker enthält, als dass Diabetiker sie zu sich nehmen dürften.

Neu ist, dass sich unter Kinderärzten langsam die Erkenntnis breitmacht, dass Milch viele Kinder krank macht, selbst wenn weder eine Allergie oder Unverträglichkeit noch Diabetes vorliegt. Auf die von einer Leserin eingesandte Frage: »Ist zu viel Milch schlecht für mein Kind?«, antwortet Dr. Michael Dickinson, Gesundheitsexperte einer kanadischen Zeitung, in seiner Kolumne: »In der Tat ist der übermäßige Milchkonsum eines der weitverbreitetsten Ernährungsprobleme, das mir in meiner Klinik begegnet.«[3] Als ich dies las, empfand ich eine große Genugtuung. Wissen Sie, im Laufe der Jahre haben wir in meiner Familie bei unzähligen Klassenkameraden, Leuten auf der Straße und sogar Filmstars das diagnostiziert, was ich hier einmal »Die-Milch-macht's-Syndrom« nennen will, obwohl wir damals kein eigenes Wort dafür hatten.

MILCHGESICHT

Eine Kindergartenfreundin, June, sah aus, als würde sie zu viel Milch trinken. Das Gleiche galt für einen Jungen, Dean. Wenn wir bei uns zuhause von einem »Milchgesicht« redeten, hatten wir weder robuste Bauernmädel mit rosigen Wangen im Sinn noch Star-Athleten, wie sie in der »Die Milch macht's«-Kampagne auftreten. June war eine schwächliche Fünfjährige von zerbrechlichem Wuchs mit eingefallenen Wangen. Dean hatte eine grünliche Gesichtsfarbe und erinnerte mit seinen schwarzen Augenschatten an einen Waschbären. Die Brüder Sam und Noa, auch sie reale Personen mit erfundenem Namen, sahen ebenfalls so aus, als würden sie zu viel Milch trinken. Ihnen lief immer ein gelblicher Schleim aus der Nase, der sich, wenn der Fluss einmal versiegte, an der Oberlippe zu Krusten verfestigte.

Einmal waren wir mit der ganzen Familie bei den Nachbarn zum Essen eingeladen, und Gabby, die Tochter des Hauses, die fast zehn Jahre älter ist als ich, erzählte begeistert von dem Film »Titanic«, den sie kurz zuvor gesehen hatte. Es war normalerweise nicht ihr Ding, in jeden Hollywoodstreifen zu rennen, der neu in die Kinos kam, aber in diesem Fall war sie völlig hin und weg von dem Hauptdarsteller. Man stelle sich vor: Gabby, eine seriöse Anwältin, Partnerin einer großen Kanzlei, die beim Gedanken an Leonardo DiCaprio völlig weiche Knie bekommt. Mir war das Ganze ein Rätsel, und auf dem Heimweg sagte ich zu meiner Schwester Kara: »Er sieht doch aus, als würde er zu viel Milch trinken.«

Ich weiß nicht, wer als Erster in der Familie damit anfing, auf diese Weise Leute zu beschreiben, deren Gesichtshaut uns – meiner Mutter, Kara und mir, wenn auch nicht immer meinem Vater – irgendwie kränklich vorkam. Man wusste damals, wie ein Raucher oder Alkoholiker aussah, aber von einem exzessiven Milchtrinker machte man sich kein Bild. Erst neuerdings erfahren Eltern und erkennen Kinderärzte, dass Kinder zu viel Milch trinken können und viele es auch tun.

An dieser Stelle betritt die kleine Miss Martin die Bühne, deren Geschichte im Dezember 2012 den Weg als Anekdote in die Zeitung fand. Nach Aussage ihrer Mutter Nancy mochte das Mädchen Milch so gern, dass sie täglich davon bis zu sechs Gläser zu sich nahm. Nancy ließ sie gewähren, wie es die meisten Mütter getan hätten. Sie hatte schließlich die Botschaft verinnerlicht, dass dies in Ordnung sei. Eines Tages ging sie mit ihrer Tochter zur Untersuchung zum Kinderarzt, und der stellte fest, dass mit dem Mädchen etwas nicht stimmte: Miss Martin war blass. Aufgrund ihres Aussehens vermutete er, dass sie zu viel Milch trank. Nach der visuellen Untersuchung stellte er der Mutter eine Frage: »Ihre Tochter ist relativ blass, und Sie sagen, dass sie viel Milch trinkt und mit dem Essen wählerisch ist. Schläft sie viel?« Nancy nickte: »Ja.« Selbst ohne Blutuntersuchung kam der Mann zu einer Diagnose: »Oh, das klingt nach Anämie.«[4] Es bedarf keiner Pikser oder aufwändiger Untersuchungen. Wenn jemand an milchinduzierter Anämie leidet, kann man das sehen. Schauen Sie sich um. Ich konnte schon als Fünfjährige sehen, wer die schweren Milch-Trinker waren.

Hätte Nancy früher gewusst, dass der Konsum von Milch in großen Mengen ein Risiko birgt, hätte sie die Gretchenfrage der

Kinderernährung – wie halte ich es mit der Kuhmilch? – anders beantwortet. Wäre sie richtig informiert gewesen, hätte sie ihrem Kind nicht erlaubt, regelmäßig sechs Gläser Milch am Tag zu trinken. Sie hätte leicht verhindern können, dass ihre Tochter lethargisch wird, am Essen rummäkelt und darüber Wutausbrüche bekommt. Hätten sie von Anfang an den Zusammenhang zwischen Milch und Anämie erklärt bekommen, hätte sie ihrem Kind helfen können, die rosigen Wangen und klaren Augen zu bewahren, damit es voller Energie die Trotzphase und alles, was danach kommt, meistern kann.

Zu der Zeit, als Nancy ihre kleine Tochter auf die Welt brachte, gab es jedoch nur eine Meinung zum Thema Kuhmilch: Sämtliche fettarmen Produkte sind gesund für Kinder ab zwei Jahren. Wahrscheinlich haben auch Sie die folgende Aussage in ähnlicher Formulierung schon einmal gehört oder gelesen: »Eine einzige Portion von 240 Gramm eines Milcherzeugnisses ist eine gute bis ausgezeichnete Quelle für Kalzium, Vitamin D, Eiweiß und andere Nährstoffe.«[5] Ob Milchwirtschaft, Ernährungsberater oder Behörden, was die Milch anbelangt, sind sich alle weitgehend einig: Milch enthält viele essenzielle Nährstoffe. Die Warnung des Kinderarztes im Fall der kleinen Miss Martin ist nur ein Beispiel unter Millionen anderen, das zeigt, dass Kuhmilch nur den Menschen Vorteile bringt, die aus dem Säuglingsalter raus sind und nicht allergisch auf sie reagieren.

ZU VIEL

Auch wenn es bedauerlich sein mag, es überrascht nicht, dass Nancy bei der Geburt ihrer Tochter nicht besser informiert wurde. Das US-Landwirtschaftsministerium USDA ist seit mindestens einem Jahrhundert auf dem Milch-Trip. Wenn es stimmt, dass alte Gewohnheiten schwer zu durchbrechen sind, dann stelle man sich vor, welche Schwierigkeiten es bereitet, eine im Laufe von hundert Jahren eingeschliffene Vorstellung zu entkräften. Doch es scheint, als würden sich die Meinungen zum Thema Milch seit ein paar Jahren langsam ändern. Wenigstens einige Eltern fragen sich endlich: »Ist zu viel Milch schlecht für mein Kind?« Der *Globe and Mail* hielt die Frage für relevant genug für seine kanadische Leserschaft, um Leute wie Dr. Dickinson mit der Beantwortung zu beauftragen. Die Mutter eines Vierjährigen wandte sich an die Kolumne »Frag einen Experten«. Sie habe gelesen, dass mehr als zwei Portionen Milch (490 Milliliter) Kindern schaden und »sogar den Eisengehalt ihres Blutes senken« könnten. Nun frage sie sich, ob es unbedenklich sei, sie ihrem Kind weiter zu geben. Dr. Dickinsons unmissverständliche Antwort lautete, »natürlich« sei Milch für ihren kleinen Liebling unbedenklich. Doch er gibt zu: »Sie haben jedoch insofern recht, als Milch tatsächlich ein schlechter Eisenlieferant ist und das Trinken von zu viel Milch zu einem Eisenmangel führen kann.« Darauf folgt der bereits an anderer Stelle zitierte Augenöffner: »In der Tat ist der übermäßige Milchkonsum eines der weitverbreitetsten Ernährungsprobleme, das mir in meiner Klinik bei Kleinkindern zwischen zwölf Monaten und drei Jahren begegnet.«[6] Für Dr. Dickinson liegt die Grenze, bei der »zu viel« anfängt, bei etwa 700 Millilitern oder drei Gläsern täglich. Obwohl sein Rat damit im Rahmen der Zwei-Gläser-täglich-Empfehlung für Kleinkinder bleibt, die von Health Canada und dem USDA propagiert wird, steht er im Widerspruch zu der gängigen Praxis von Eltern, den Richtwert als Untergrenze zu interpretieren. Vielen fällt es immer noch schwer zu glauben, dass Milch im Überfluss in irgendeiner Weise nicht gut für ihr Kind sein könnte.

Angesichts der Art und Weise, wie die Behörden weiterhin über Milch und Milchprodukte im Allgemeinen reden, ist es kein

Wunder, dass Kinderärzte wie Dr. Dickinson so viele Kleinkinder zu sehen bekommen, die unter dem leiden, was ich in Ermangelung eines medizinischen Fachbegriffs als »Die Milch macht's-Syndrom« bezeichne. Die vom USDA betriebene Internetplattform ChooseMyPlate.com liefert eine Fülle von Informationen zum Thema Milch und Milchprodukte. Wegen des hohen Kaloriengehalts und der enthaltenen gesättigten Fettsäuren wird davon abgeraten, allzu viele fettreiche Milchprodukte zu sich zu nehmen. Zu fettarmen Milchprodukten fällt den Machern der Webseite nichts Negatives ein. Insbesondere warnt man dort nicht, dass eine Überschreitung der empfohlenen Tagesmenge zu einer Auszehrung der körpereigenen Eisendepots führen könnte. Man kann es den Besuchern der Seite also nicht zum Vorwurf machen, wenn sie sie mit dem Gefühl verlassen: Je mehr, desto besser![7] Doch das entspricht nicht dem Rat selbst jener Ärzte, die zu den entschiedenen Befürwortern von Milch in der kindlichen Ernährung gehören. Dr. Dickinson hält Milch bis zu einem gewissen Punkt für gut. Wird diese Grenze aber überschritten, besteht die Gefahr, dass Ihr Kind einen Eisenmangel bekommt.

WIE VIEL IST ZU VIEL?

Dr. Dickinson ist nicht der einzige Kinderarzt, der im Hinblick auf den kindlichen Milchkonsum zur Mäßigung rät. In einer amerikanischen Fachzeitschrift zur Kinderheilkunde erschien ein viel beachteter Artikel mit dem Titel »Der Zusammenhang zwischen Kuhmilch und Vitamin-D- und Eisen-Depots bei Kleinkindern«, in dem die Ergebnisse einer von den Kanadischen Gesundheitsforschungsinstituten und der St.-Michaels-Krankenhaus-Stiftung finanzierten Studie vom Dezember 2012 vorgestellt wurden. Dr. Jonathon Maguire, Kinderarzt in zwei Krankenhäusern in Toronto, hatte bei der Lancierung der Studie ein Ziel vor Augen. Es ging ihm und seinem Team um die Klärung einer Frage, die viele Eltern umtreibt: »Wie viel Milch soll ich meinen Kindern geben?«

In einem Interview der Universität Toronto, deren pädiatrische Abteilung er leitet, erläutert Dr. Maguire die Hintergründe: »Wir forschten zu der Frage, weil fachliche Empfehlungen im Hinblick auf die Milch unklar waren und Ärzte und Eltern nach Antworten suchten.« Die Ergebnisse, die darauf hinauslaufen, dass Kinder weniger Milch trinken sollten, als Gesundheitsexperten in den Vereinigten Staaten und Kanada empfehlen,[8] erregten Aufsehen. Während Vier- bis Achtjährige nach Meinung des USDA zweieinhalb und laut Dr. Dickinsons Empfehlung drei Portionen Milch oder Milchprodukte täglich zu sich nehmen sollten, stellten sich nach den Forschungen von Dr. Maguire bei Kindern, die mehr als zwei Gläser pro Tag trinken, neben Vorteilen auch Risiken ein.

Dr. Maguire und sein Team erkannten in ihrer Studie mit 1.311 Zwei- bis Fünfjährigen, deren Blutwerte und Milchkonsum zwei Jahre lang aufgezeichnet wurden, zwei abweichende Trends. Einerseits führte jede Portion Milch im Durchschnitt zu einer Erhöhung des Blutgehalts an Vitamin D um 6,5 Prozent. Vitamin D, das für die Kalziumresorption und einen gesunden Knochenaufbau von essenzieller Bedeutung ist, wird der Milch in den USA und in Kanada zugesetzt, in Deutschland ist das verboten. Die Tatsache, dass Kinder, die mehr Milch tranken, mehr von dem Vitamin im Blut hatten, macht darum Sinn. Ein Punkt für die Milch.

Andererseits reduzierte sich bei den Kindern mit jeder Portion Milch der Eisengehalt um durchschnittlich 3,6 Prozent. Dieser Schlag gegen die Milch macht die Studie beachtenswert. Ein Minus von 3,6 Prozent mag zwar gering erscheinen, doch Dr. Maguire unterstreicht, dass besonders bei Kindern, die zu Eisenmangel neigen, »diese kleine Menge in Wirklichkeit sehr bedeutsam ist«. Eisenmangel und seine große Schwester Anämie wird von Kinderärzten nicht auf die leichte Schulter genommen. Anämie bezeichnet jenen Zustand der Dauermüdigkeit, der entsteht, wenn es im Körper nicht genügend rote Blutzellen gibt, um den Körper mit Sauerstoff zu versorgen. Eisen ist für die Entwicklung des Gehirns von entscheidender Bedeutung. Ein Mangel wird mit einer verzögerten Entwicklung der motorischen Fähigkeiten von Säuglingen in Verbindung gebracht.

Auch wenn der genaue Grund für das von den Wissenschaftlern beobachtete Absinken des Eisenwerts noch herausgefunden werden muss, steht eines fest: Milch enthält wenig Eisen. Die Forscher vermuten, dass die Kinder sie womöglich anstelle von eisenhaltigeren Lebensmitteln zu sich genommen haben. Ausgehend von Erkenntnissen, dass Milch die Eisenresorption hemmt, kommt jedoch auch eine weitere Theorie in Betracht: dass die Milch bei den Kindern die Aufnahme des Eisens aus den verzehrten eisenreichen Nahrungsmitteln aktiv blockiert haben könnte. Inzwischen kann Dr. Maguire die Frage beantworten, die den Ausgangspunkt für seine Untersuchung bildete: »Wie viel Milch soll ich meinen Kindern geben?« *Nicht mehr als* zwei Portionen täglich, lautet seine Empfehlung für Kleinkinder, um die Vitamin-D- und Eisenwerte im grünen Bereich zu halten. Dies dahingehend auszulegen, dass zwei Portionen Milch *zusätzlich* getrunken werden sollten – also neben dem Joghurt zum Frühstück, dem Käsebrot zum Mittagessen und dem Eis zum Nachtisch –, wäre nach meinem Dafürhalten alles andere als klug. Wenn man bedenkt, dass nicht nur die Milch selbst, sondern auch die daraus hergestellten Produkte nur wenig Eisen enthalten, ist es vernünftig, den oberen Grenzwert bei zwei Portionen festzulegen, und zwar für Milch und Milchprodukte insgesamt. Das können nun 40 Gramm Hartkäse und 240 Gramm Joghurt sein oder 80 Gramm geriebener Käse auf einer Lasagne, in deren Füllung 120 Gramm Ricotta-Käse steckt, oder einfach zwei Gläser Milch à 240 Milliliter.[9]

Was Vitamin D anbelangt, sieht Dr. Maguire die Lösung zur Deckung des Bedarfs nicht in einem Mehr an Milch. Vielmehr legt er Eltern ans Herz, die Gabe eines Vitamin-D-Präparats in Erwägung zu ziehen.[10] Nachdem Dr. Maguire nun eine wissenschaftlich fundierte Antwort auf seine Frage gefunden hat, heißt es nun, Wege zu finden, wie man Eltern seine Botschaft übermitteln kann. Besonders dringlich erscheint die Notwendigkeit, Eltern zu informieren, im Licht einer neuseeländischen Studie aus dem September 2014. Diese belegt, dass schwangere Frauen, die sehr viel Milch trinken, ein erhöhtes Risiko haben, ein Baby mit Eisenmangel zur Welt zu bringen. Von den 131 untersuchten Säuglingen hatten diejenigen, deren Mütter während der Schwangerschaft 610 Milliliter oder mehr Milch täglich zu sich nahmen, niedrigere Eisenwerte als solche von Müttern mit geringerem Konsum.[11]

Angesichts von Studien wie dieser, die einen hohen Milchkonsum von Säuglingen und Müttern mit dem bei Kindern weit verbreiteten Eisenmangel in Verbindung bringen, wird die Herausgabe von Mengenempfehlungen zu einer heiklen Sache. Die von Dr. Maguire genannten zwei Gläser täglich sind genau das, was er sagt: eine Obergrenze. Das USDA preist die Vorzüge fettreduzierter Milchprodukte mit Enthusiasmus. Und auf seiner ChooseMyPlate-Webseite fehlen jegliche Hinweise, die Eltern von der Einstellung »je mehr, desto besser« abbringen. Das verhindert die Erkenntnis, dass Milch, in hohen Dosen genossen, ihre Kinder auszehrt, und schürt hingegen die Annahme, die vom USDA empfohlenen zweieinhalb Portionen Milch täglich seien als Mindestmenge zu verstehen.

LASSEN SIE SICH NICHT MELKEN!

Nach der Entwöhnung von der Muttermilch bekam die kleine Miss Martin Kuhmilch zu trinken und wurde damit selbst »gemolken«. Glücklicherweise wies der Kinderarzt ihre Mutter Nancy rechtzeitig darauf hin, wie ungesund das Milchtrinken in großen Mengen ist, so dass sie ihrer kleinen Tochter fortan eine eisenreiche Kost mit viel Gemüse geben und auf diese Weise gegensteuern konnte. Die Jubelgesänge der Behörden auf Milch sind mit verantwortlich dafür, dass Nancy nicht ahnte, wie sehr Milch ihrem Kind die Vitalität raubte und es krank und übellaunig machte. Dr. Dickinson kann bestätigen, dass Nancy nicht allein ist. Wie viele andere Mütter sah auch sie sich aufgrund von verwirrenden Informationen mit der mühsamen Aufgabe konfrontiert, ihr Kind wieder ins Gleichgewicht zurückbringen zu müssen. Sowohl Dr. Maguire als auch Dr. Dickinson betrachten Milch als Säule der Ernährung in der westlichen Welt und haben nicht den Wunsch, dies zu verändern. Sie wollen nur verhindern, dass Kinder dadurch krank werden.

Die zuständigen Behörden sagen uns alles über die Vorteile der Milch und nichts über ihre Nachteile. Bis sie sich dazu durchringen, sich die wissenschaftlich geprüften Forschungsergebnisse zu Eigen zu machen, denen zufolge es bei Kleinkindern erwiesenermaßen einen unseligen Zusammenhang zwischen Milchkonsum und Eisenwerten gibt, werden Geschichten wie die der Familie Martin kein Einzelfall bleiben.

3 Ein Date mit »MyPlate«

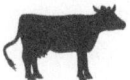

Die USDA-Empfehlung »dreimal täglich Milch« im Selbstversuch

Haben Sie sich schon einmal gefragt, wie die Mustermahlzeit, die uns das USDA auf seiner MyPlate-Plattform auftischt, in Wirklichkeit aussieht? Sie ist weniger bunt, als es in der Grafik den Anschein hat.[1] Als Joe Satran, Food-Autor und selbsterklärter Twenty-Something New Yorker, die Empfehlungen eine Woche lang im Selbstversuch getestet hat, stellte er fest, dass My-Plate in Wirklichkeit überwiegend braun und weiß ist. In einer frostigen Februarwoche heftete ich mich ihm an die Fersen, als er in der *Huffington Post* von seinem Experiment berichtete. Er hätte sich keine passendere Jahreszeit aussuchen können. Im Februar liegt ein Großteil des Landes unter einer Schneedecke. Jenes Jahr machte da keine Ausnahme. Wohin man auch schaute, alles war weiß.

Da passte es also, dass es auch auf Satrans Teller so aussah. Obwohl das wiederum bedauerlich war. Ich weiß nicht, wie es Ihnen geht, aber in den grauen Stunden des Monats Februar sehne ich mich mehr denn je nach Farben. Das Rot, Grün, Orange, Lila und Blau, mit dem in der MyPlate-Grafik die vom USDA vorgesehenen fünf Nahrungsgruppen dargestellt werden, sind eine willkommene Erinnerung daran, welche Vorzüge eine abwechslungsreiche Ernährung in allen Farben des Regenbogens hat. Dieses Bild eines perfekten Essens symbolisiert die Wärme, die von einer ausgewogenen Mahlzeit ausgehen kann. Nur leider täuscht der Anblick.

FRÜHSTÜCK NACH ART DES USDA

Ich glaube nicht, dass Satran wusste, worauf er sich einließ, als er beschloss, eine Woche lang die Ernährungsrichtlinien des USDA Portion für Portion und Gramm für Gramm zu befolgen. Mir ist sehr daran gelegen zu verstehen, was sich hinter dem Hochglanzbild der Mustermahlzeiten wirklich verbirgt. Aber wenn es draußen kalt und eisig ist, sehne ich mich viel zu sehr nach Farben, um auch nur einen Tag lang zu tun, was er sieben schneeweiße Tage lang durchhielt. Während ich mich also durch die Fotos seiner faden USDA-genehmen Mahlzeiten blätterte, bereitete ich mir selbst weiterhin die üppigsten Gerichte aus Zutaten in Rosa (Linsen), Lila (getrocknete Wacholderbeeren), Grün, Gelb, Orange, Rot und Schwarz (Pfeffer) zu. Ich bekenne mich der Sünde der Schlemmerei schuldig. Zu meiner Verteidigung führe ich an, dass diese Art des Essens im Winter meine wichtigste Lichtquelle darstellt. Müsste ich sie gegen die trübe Pampe eintauschen, die MyPlate Satran vorsetzte, würde mir das schwer aufs Gemüt schlagen.

Er aber gestand gleich zu Beginn, dass er vor allem fürchte, nicht all das von MyPlate vorgeschriebene Obst und Gemüse hinunterzubekommen. Es ging ihm wie vielen anderen männlichen Singles. Seine Arbeitstage waren lang, und wenn er abends nach einem Zwischenstopp im Fitness-Studio nach Hause kam, ließ er sich sein Essen an die Haustür liefern. Wie es bei einer Außer-Haus-Ernährung meistens ist – Obst und Gemüse spielten da eher eine Nebenrolle. Frühstück und Mittagessen fielen bei Satran kaum grüner aus als die spät verzehrte Abendmahlzeit. Er fängt seinen einwöchigen Blog über den MyPlate-Selbstversuch mit der Beschreibung eines für ihn typischen Speiseplans an: Griechischer Joghurt und Marmelade zum Frühstück, mittags ein Sandwich mit Räucherfleisch, ein Bier zur Happy Hour und zu guter Letzt ein Fleisch-Sandwich. Das Überraschende ist, dass er keine großen Abweichungen feststellen konnte, als er seine Kost mit den Empfehlungen von MyPlate verglich.

Während Satran uns an Tag eins seine Küche und den Laden an der Ecke vorstellt, die er beide bis dahin eher flüchtig kannte, stellte ihn Tag zwei vor eine größere Herausforderung. Um es mit seinen Worten zu sagen: das »Milchprodukte-Problem«. Wie sich zeigte, war die bei MyPlate rot und grün dargestellte Hälfte des Tellers, die für die Nahrungsgruppe »Obst und Gemüse« steht und ihm anfangs so imposant erschien, in Wahrheit keine große Sache: »Die in den USDA-Richtlinien vorgesehenen Portionsgrößen für Gemüse sind ziemlich klein. Wie sich herausstellt, entsprechen zwei Portionen gedämpfter Brokkoli nicht einmal der Hälfte eines Kopfs. Und Obst kann man so leicht nebenher essen, dass die zwei Portionen (sprich: zwei Stück) täglich ohne Weiteres machbar sind.« Er musste sich nicht sonderlich umstellen, um seine trüben Februartage mit etwas Rot, Grün und Gelb aufzupeppen. Was hingegen ein Problem darstellte, war die Farbe von seinem Teller zu verbannen, denn so unglaublich das auch klingen mag, genau dies musste er tun, um die Empfehlungen des USDA hinsichtlich des Verzehrs von Milchprodukten einzuhalten.

Vor dem Selbstversuch gehörten Milchprodukte zu Satrans wöchentlichem Speiseplan: »Ich esse vielleicht dreimal pro Woche einen Joghurt zum Frühstück, etwa einmal pro Woche genehmige ich mir Eis oder Frozen Yoghurt zum Nachtisch, manchmal nehme ich etwas Milch im Kaffee, und ab und zu reibe ich Parmesan in mein Rührei oder auf gedämpften Spinat.« Für mich hört sich das durchaus nach einer ausreichenden Menge Milch an. Das USDA ist da offenbar anderer Ansicht. Nachdem Satran die Angaben zu Alter, Körpergröße und Aktivitätslevel in den auf der Plattform integrierten Rechner eingegeben hatte, stellte er fest, dass er täglich drei Portionen Milch und Milchprodukte zu sich nehmen sollte. Das schaffte er nicht. Um das Minus auszugleichen, musste er, wie er sagt, »wann immer es möglich war, extra Milch und Joghurt« in seinem Speiseplan unterbringen. So nahm der eindimensionale blaue Milchkreis der MyPlate-Grafik mit der Zeit die reale Form eines dreidimensionalen Milchglases an. Er kommentiert dies so: »Ich kann mich wirklich nicht erinnern, wann ich so zum letzten Mal gegessen habe.« MyPlate brachte ihn dazu, in die alten Ernährungsmuster seiner Jugend zu verfallen, als ein Glas Milch zum Frühstück und Abendessen nichts Ungewöhnliches gewesen war. Er fotografierte sein erstes Frühstück, und es sah erschreckend weiß aus: Griechischer Joghurt mit Heidelbeeren, ein Teller Toast ohne alles und dazu das oben erwähnte Glas Milch. Am Rand sein Kommentar: »Ein wenig arg milchlastig, aber insgesamt lecker.«[2] »Ein wenig arg milchlastig« entspricht nicht meiner Vorstellung von »lecker«, aber manche Leute haben einen eisernen Magen.

Sehen wir einmal von der subjektiven Frage ab, wie Satrans mit Milch aufgeblähtes Frühstück geschmacklich abschneidet, objektiv betrachtet lässt es einiges zu wünschen übrig. Beginnen wir damit, was er anstelle des Glases Milch alles hätte zu sich nehmen können. Nehmen wir an, er hätte Wasser getrunken. Dann wären ihm zirka hundert Kalorien für etwas anderes übriggeblieben. Betrachtet man das Bild, zeigt sich, dass mit dem griechischen Joghurt, den Heidelbeeren und den zwei Scheiben Toast selbst ohne das Glas Milch vier Nahrungsgruppen vertreten sind. Getreide: zwei Scheiben Toast, Haken dran. Eiweiß: Ich setze hier schon mal den Haken. Satrans Portion griechischer Joghurt enthält etwa fünfundzwanzig Gramm Eiweiß und schlägt damit den führenden Eiweißlieferanten Nordamerikas, den Quarterpound-Hamburger (113 Gramm Fleisch), um gut 7 Gramm. Genug also, um griechischen Joghurt als Eiweißquelle durchgehen zu lassen.

SATRANS MAHLZEIT OHNE DAS GLAS MILCH

Bevor wir uns damit befassen, wie Satran die hundert Kalorien nutzen könnte, die er bei einem Verzicht auf das Glas Milch am Montagmorgen eingespart hätte, verschaffen wir uns erst einen kurzen Überblick. Um genau zu verstehen, wie sein Frühstück ohne das laut MyPlate notwendige Glas Milch konkret abschneidet, werfen wir einen Blick in die ebenfalls vom USDA herausgegebenen »Ernährungsrichtlinien für Amerikaner« aus dem Jahr 2010. Nach deren Schätzung sollte ein körperlich mäßig aktiver Mann von Mitte zwanzig am Tag 2.600 Kalorien zu sich nehmen, und zwar in folgender Zusammensetzung: 440 Gramm Obst, 800 Gramm Gemüse, Getreide in Form von 830 Gramm gekochtem Reis oder Nudeln oder 9 Scheiben Brot, eiweißreiche Nahrungsmittel mit einem Gesamtproteingehalt von 56 Gramm in Form von 182 Gramm Fleisch oder 6 Eiern oder 3 Eiweiß oder 90 Gramm Nüssen oder 6,5 Esslöffeln Erdnussbutter sowie 730 Millilitern Milch oder Milchprodukten.

Würde man diesen Muster-Speiseplan zugrunde legen, hätte Satran auch ohne das Glas Milch einen guten Start in den Tag. Kaum losgegangen, hatte er schon die Hälfte des Obstes, beinahe die Hälfte des Eiweißes, ein Drittel der Milchprodukte und etwas weniger als ein Viertel des Getreides zu sich genommen, die er nach Maßgabe der US-Ernährungsrichtlinien 2010 braucht. Die einzige Gruppe, die außen vor blieb, war Gemüse. Das ist nicht weiter ungewöhnlich, wenn man bedenkt, dass wir zum Frühstück nicht unbedingt auf Grünzeug stehen. Ein wenig davon mag seinen Weg in ein Omelett oder einen Muffin finden, aber im Allgemeinen wird es in den Morgenstunden doch gemieden. Wenn man sich das Gemüse für später aufspart, besteht allerdings die Gefahr, dass aus »später« »nie« wird, und genau das scheint des Öfteren der Fall zu sein. Nach den US-Ernährungsrichtlinien 2010 kommen Amerikaner nicht auf die empfohlene Tagesmenge an Obst und Gemüse. Dies sei mit der Grund dafür, dass es ihnen an vier Nährstoffen fehle: Kalium, Ballaststoffen, Kalzium und Vitamin D. Die Aufnahme dieser Substanzen sei so niedrig, dass man die »amerikanische Ernährungsweise als bedenklich« einstufen müsse. Mit verantwortlich dafür seien die zu geringen Verzehrmengen an Vollkorngetreide, Milch und Milchprodukten sowie Fisch und Meeresfrüchten.[3] Letztere Botschaft wurde so oft unters Volk gebracht, dass selbst ein kluger Mann wie Satran zu der Überzeugung gelangen konnte, er müsse sich zur Aufwertung seines Frühstücks zu den ohnehin vorgesehenen Milchprodukten und dem Toast noch mehr Milchprodukte und Toast auf den Teller laden.

Ab Mittwoch ließ er die Milch wieder weg. Aber sein aus Obst, Joghurt und Toast bestehendes Frühstück setzte ihm trotzdem zu: »Ein solides Frühstück, obwohl mir der viele Toast langsam auf den Keks geht.« Er fühlte sich von MyPlate genötigt, seinen Milch- und Brotverzehr zu steigern, und merkte gleichzeitig, dass ihn die Empfehlungen weder ausgeglichener noch zufriedener machten. Pro Mahlzeit kann ein einzelner Mensch eben nur eine gewisse Menge an Milch und Toast zu sich nehmen, ohne dass es unangenehm zu werden beginnt.

MYPLATE: DAS REZEPT FÜR FADE KÜCHE

Wenn Sie lesen, was Satran über MyPlate schreibt, macht Ihnen das sicher keinen Appetit. Aber vielleicht macht es Sie neugierig genug, um sich das Schema selbst einmal anzuschauen bzw., wenn Sie es schon kennen, noch einmal einen Blick darauf zu werfen. Obwohl die Milchprodukte mit ihrem blauen Kreis zur Farbigkeit der MyPlate-Grafik beitragen, tun sie in Wirklichkeit das genaue Gegenteil: Sie ertränken jedes Essen und damit den

Gaumen in Weiß. Die Internetseite von MyPlate bestätigt die Farblosigkeit der Milchproduktegruppe. Das mag Sie nicht überraschen, mich erstaunte es schon. Ich wusste, dass mit Kalzium angereicherte Sojamilch zu der Gruppe gerechnet wurde, und meinte darum, dass vielleicht auch andere kalziumreiche Nahrungsmittel darin vertreten wären. Falsch. Nicht einmal anderen kalziumreichen Lebensmitteln auf Sojabasis, wie zum Beispiel Tofu, gesteht man den Mitgliedsstatus zu. Mit Ausnahme von Sojamilch plus Kalzium sind ausschließlich Kuhmilcherzeugnisse darin vertreten. Klickt man auf »Was gehört zur Milchproduktegruppe?«, stößt man auf eine umfangreiche Liste: »Sämtliche Flüssigmilchprodukte und viele aus Milch erzeugte Lebensmittel werden zu dieser Nahrungsgruppe gerechnet. Wenn Sie Produkte aus dieser Gruppe wählen, sollten Sie vornehmlich zu fettfreien oder fettarmen Varianten greifen. Lebensmittel auf Milchbasis, in denen der volle Kalziumgehalt bewahrt ist, gehören ebenfalls zu dieser Gruppe. Außen vor bleiben dagegen solche, in denen wenig oder kein Kalzium enthalten ist, wie Frischkäse, Sahne und Butter. Auch mit Kalzium angereicherte Sojamilch (Sojamilchgetränk) fällt in diese Gruppe.«[4] Selbst wenn Sie buntere Produkte wie Erdbeer- oder Schokomilch wählen würden, um auf ihre tägliche Dosis Milch zu kommen, ist und bleibt die Gruppe im Kern doch immer weiß.

Paradoxerweise will das USDA mit seinem MyPlate-Schema unser Essen zwar mit Milchprodukten weiß übertünchen, sagt uns aber gleichzeitig, dass wir mehr Obst und Gemüse essen sollten. Wie ein Blick auf das Schema zeigt, macht Letztgenanntes die Hälfte der idealen Mahlzeit aus, die andere wird mit Getreide und Eiweiß bestritten. Doch während sich Satran zunächst von den großzügig bemessenen Obst- und Gemüserationen eingeschüchtert fühlte, stellte er fest, dass sich der proportional kleinere blaue Kreis für die Milchprodukte und das braune Dreieck für das Getreide als die verkappten Riesen unter den fünf Nahrungsgruppen des USDA entpuppten. Ein Kommentar bringt Satrans Erfahrung mit MyPlate treffend auf den Punkt: »Es gibt ein paar Nahrungsgruppen, von denen man nach dem Willen des USDA eine irrsinnige Menge zu sich nehmen soll: vor allem Milchprodukte und Getreide.«[5] Sein einwöchiger Selbstversuch mit MyPlate und die Fotos, die er dabei machte, zeigen, wie weit die Darstellung von der Realität entfernt ist. Während die Grafik als ein Arrangement von bunten Farben rings um eine kleine Scheibe Braun daherkommt, sieht Satrans Teller genau umgekehrt aus: braun und weiß mit einem Hauch von bunten Sprengseln. Anstelle von abwechslungsreichen, leuchtenden Farben herrscht darauf Bissen für Bissen öde Eintönigkeit.

EIN GRÜNERER, NACH WISSENSCHAFTLICHEN STANDARDS GESÜNDERER START IN DEN TAG

Wenn das USDA Milchprodukte und Getreide derart in den Vordergrund stellt, dass Obst und Gemüse zwangsläufig zu kurz kommen müssen, muss irgendjemand aufstehen und für die Randgruppen plädieren. Statt sich zu zwingen, bei seinem ersten MyPlate-Frühstück ein Glas Milch zu trinken, hätte Satran die zirka hundert Kalorien Flüssignahrung einsparen und sich stattdessen zwei Selleriestangen mit je einem halben Esslöffel Nussmus gönnen können. Es ist nie zu spät, mit der Steigerung des Gemüseanteils in der Ernährung anzufangen, und auch nie zu früh am Tag. Unser Frühstück ist oft so vorgefertigt und so einfallslos, dass gerade ihm etwas knackiges Grün guttun würde. Andererseits muss es nicht immer grün sein.

Ich stehe nicht allein da mit meiner Meinung, dass ein Glas Wasser statt Milch die gesündere Wahl zu dem ohnehin sehr milchbetonten Frühstück gewesen wäre. Die Fakultät für öffentliche Gesundheit in Harvard (HSPH) hat es sich zur Aufgabe gemacht, die als fehlerhaft und nicht fundiert erkannten Ernährungsempfehlungen von MyPlate zu korrigieren. Einige Monate nach deren Herausgabe durch das USDA im Sommer 2010 stellte die HSPH mit dem »Gesunden Teller« ein eigenes Diagramm vor, um, wie es auf der Homepage heißt, dessen Fehler zu beheben. In einer Presseerklärung klagt der Präsident der Ernährungswissenschaftlichen Fakultät der HSPH, Dr. Walter Willett: »Wie bereits bei der früheren Ernährungspyramide des US-Landwirtschaftsministeriums verwechselt MyPlate leider Wissenschaft mit dem Einfluss mächtiger landwirtschaftlicher Interessen, was kein Rezept für eine gesunde Ernährung ist.« Der »Gesunde Teller«, so sagt er weiter, »… basiert auf den besten verfügbaren wissenschaftlichen Daten und liefert Verbrauchern die notwendigen Informationen, um Entscheidungen in Fragen zu treffen, die eine tiefgreifende Wirkung auf unsere Gesundheit und unser Wohlbefinden haben.« Ein bemerkenswerter Unterschied zwischen MyPlate und dem »Gesunden Teller« besteht darin, dass in Letzterem die Milchprodukte fehlen. Die HSPH-Webseite weist darauf hin, dass MyPlate »Milchprodukte bei jeder Mahlzeit empfiehlt, obwohl es kaum Hinweise dafür gibt, dass ein hoher Konsum von Milchprodukten vor Osteoporose schützt, jedoch massive Beweise dafür vorliegen, dass ein solch hoher Konsum schädliche Folgen hat«. Darum nimmt beim »Gesunden Teller« ein Glas mit einer blauen Flüssigkeit namens »Wasser« den Platz ein, den im MyPlate-Schema Milchprodukte besetzen.[6]

Satran beendet sein MyPlate-Ernährungstagebuch mit der Überschrift: »Mein MyPlate-Experiment hat mich ein wenig neurotisch, aber nicht unbedingt gesund gemacht.«[7] Hätte er sich für seinen einwöchigen Versuch statt am MyPlate-Schema des USDA am »Gesunden Teller« orientiert, so wäre das Ergebnis vermutlich genau anders herum ausgefallen: Er wäre am Ende seine Neurose los gewesen und hätte sich stattdessen sehr viel wohler in seiner Haut gefühlt.

Die von MyPlate ausgegebenen Tagesempfehlungen für Milch- und Milchprodukte sind jedoch mehr als eine Anleitung zum langweiligen Essen. Sie sind, wie es die HSPH-Webseite zum »Gesunden Teller« beschreibt und Dr. David Ludwig und Dr. Walter Willett betonen, wissenschaftlich nicht haltbar. 2013 führen sie das in ihrer Stellungnahme in einer Fachzeitschrift für Kinderheilkunde aus. Schon der Titel bringt es auf den Punkt: »Drei Portionen fettreduzierte Milch: Eine evidenzbasierte Empfehlung?« Im Juli 2013 machten die Worte von Dr. Ludwig medial die Runde. Vielleicht haben auch Sie irgendwo gelesen, dass Dr. David Ludwig meint: »Die praktisch für jeden geltende Empfehlung, drei Portionen täglich zu sich zu nehmen, ist übertrieben und wissenschaftlich nicht fundiert.«

Vielleicht haben Sie ihn auch sagen hören, dass Milch nicht die allerbeste Kalziumquelle darstellt: »Vergleicht man Gramm für Gramm, enthält Grünkohl mehr Kalzium als Milch. Sardinen, Nüsse, Samen, Bohnen und grünes Blattgemüse sind allesamt Kalziumquellen.« Dass Milch nicht essenziell und unverzichtbar ist, könnte man nicht klarer formulieren, als er es tut: »Wir können unseren gesamten Bedarf an Kalzium und anderen Nährstoffen mit einer qualitativ hochwertigen Ernährung stillen, die grünes Blattgemüse, Bohnen, Nüsse, Samen und vielleicht Fisch enthält. ... Aber nach den Verkaufszahlen für Milch zu urteilen war das Milchmarketing enorm erfolgreich. Und es ist Ziel des USDA, den Verkauf von Waren wie Milch zu fördern. Die Marketingabteilungen zum Beispiel der Grünkohl- oder Sardinenproduzenten können da nicht mithalten.«[8]

Es kann aber auch gut sein, dass Sie wie meine gute Freundin Ghada den ganzen Medienrummel verpasst haben, den Dr. Ludwig und Dr. Willett losgetreten haben. Ghada, die zur Mehrheit jener Erwachsenen gehört, die Laktose nicht verdauen können, verfolgt mit besonderem Interesse sämtliche Mitteilungen darüber, ob man nun Milch trinken sollte oder nicht. So dachte ich, Ghada hätte mit gespitzten Ohren zugehört, wenn Experten auftreten und etwas anderes sagen, als dass uns die Milch mit ihren übernatürlichen Kräften so stark und unbesiegbar macht wie die Tennischampions Venus und Serena Williams. In Kanada überzog einer der größten Milchhersteller das Land mit einem wahren Werbe-Blitzlichtgewitter und zeigte die Schwestern und Olympia-Skistars Dufour-Lapointe beim Trinken des Drinks der Champions, »Milk 2 Go Sport«, eines Milchprodukts, das als Kraftpaket mit eingebautem Siegerfaktor vermarktet wird.[9]

Monate nachdem ich Ghada verschiedene Links zur Medienberichterstattung im Zusammenhang mit dem Artikel von Willett und Ludwig geschickt hatte, sah sie einen Beitrag in der »Dr. Oz Show«, in dem die Rede von einer Harvard-Studie war, derzufolge kein Mensch Milch braucht. Sie meldete sich bei mir und fragte mich, ob ich ihn auch gesehen hätte. Es klang, als hätte sie das dort Gesagte zum ersten Mal im Leben gehört. Wir werden von einer solchen Flut von Informationen zum Thema Gesundheit überschwemmt, die alle ständig um unsere Aufmerksamkeit buhlen, dass man die magischen Fähigkeiten eines Zauberers von Oz bräuchte, um sie alle auch nur eine Sekunde lang im Kopf zu behalten. Mir wurde bewusst, dass es nicht leicht sein würde, die Botschaft von der Verzichtbarkeit der Milch für Gesundheit und Wohlbefinden über den Kreis der ohnehin schon Überzeugten hinaus in die Welt zu tragen.

4 Fakt oder Fiktion?

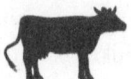

Auf Sinnsuche im Dschungel der widersprüchlichen Behauptungen zum Thema Milch

Wenn man sich mit dem Thema Milch befasst, stößt man auf viele Widersprüchlichkeiten:
- Milch macht die Knochen stark – Milch schwächt die Knochen,
- Milch macht schöne Haut – Milch löst Akne und Ekzeme aus,
- Milch hilft beim Abnehmen – Milch fördert die Gewichtszunahme,
- Milch wirkt gegen Krebs – Milch verursacht Krebs.

Dies ist nur ein kleiner Auszug aus den gegensätzlichen »wissenschaftlichen« Behauptungen, die über Milch im Umlauf sind. Bei aller Unvereinbarkeit haben sie eines gemeinsam: Sie präsentieren sich als wissenschaftlich. Wie ist das möglich?

Sollten Sie nicht bereits zum Kreis der treuen Hörerschaft der kanadischen Radiosendung »Quirks and Quarks« gehören, lassen Sie mich Ihnen diese vorstellen. Wenn Sie sich je gefragt haben, warum Dinosaurier so groß werden konnten oder wie der Orientierungssinn der Monarchfalter funktioniert, ist »Quirks and Quarks« genau das Richtige für Sie. Der bescheiden auftretende Gastgeber, Bob McDonald, versteht es auf meisterhafte Weise, einem Laienpublikum harte wissenschaftliche Fakten zu vermitteln. Jede Woche sucht er eine Handvoll Wissenschaftler vom Doktoranden bis zum Professor, vom Astronomen bis zum

Physiker aus, um mit ihnen über ihre neuesten Forschungen zu plaudern. Ab und an klinkt er sich in die oft langen und komplexen Ausführungen seiner Gäste mit den höflichen Worten ein, die zu seinem Markenzeichen geworden sind: »Oh, ich verstehe, Sie wollen also sagen, dass…« Innerhalb von wenigen Sekunden und mit kaum mehr Worten springt er auf elegante Weise mitten in die Materie und bringt sie für den Hörer verständlich auf den Punkt.

Dank seiner angeborenen Neugier und seiner fröhlichen Art ist die Sendung absolut hörenswert. Gleiches gilt für den regelmäßig ausgestrahlten Beitrag »Fakt oder Fiktion?«, in dem die Frage eines Hörers von einem Experten beantwortet wird. So will zum Beispiel ein Hörer wissen, ob sich mit Blinzeln das Sehvermögen verbessern lässt. Die Expertin aus einer kanadischen Augenklinik fällt nach einer kurzen Erläuterung ihr Urteil: Fakt.[1] »Quirks and Quarks« birgt das Versprechen, dass es eine gewisse Zahl von erstklassigen Experten gibt, die tatsächlich im Besitz des Wissens sind. Diese weisen Männer und Frauen leben nicht in abgeschiedenen Höhlen oder auf den Gipfeln hoher Berge. Wer sich an sie wenden will, braucht nur nach dem Telefon zu greifen.

DER SCHLAF ENTZIEHT SICH

Fakt oder Fiktion? Diese Frage stellt man sich nicht oft genug bezüglich all der Aussagen über Milch. Trinke Milch für einen ruhigen Schlaf – Fakt oder Fiktion? Ich habe keinen Schlafforscher-Experten an der Hand, um die richtige Antwort aus berufenem Munde zu erfahren. Darum habe ich mich selbst auf Spurensuche begeben und einige wertvolle Hinweise gefunden. Dr. Nina Shapiro vom Schlafzentrum der Medizinischen Fakultät der

Universität von Kalifornien, Los Angeles, kann nicht als Expertin durchgehen. Sie ist als Partnerin an der »Got Milk? Milk ZZZ«-Kampagne der Kammer der kalifornischen Milchverarbeiter beteiligt. Sie nutzt also die Autorität ihres Berufsstands, um einer Serie von Werbefilmen Glaubwürdigkeit zu verleihen. Die Kampagne erzählt in verschiedenen Geschichten, was man zu befürchten habe, wenn man keine Milch trinkt, bevor man in die Federn sinkt: zerbrochene Träume. In einer solchen Werbung sieht man einen Mann frei mit den Vögeln am Himmel fliegen, und dann stürzt er plötzlich ab. Eine andere fängt damit an, dass eine italienische Schönheit im Swimmingpool den Zuschauer – wohl in der Rolle des Träumenden – zu sich lockt. Dann, Überraschung!, taucht statt der mediterranen Göttin plötzlich ein Mann mit Glatze aus dem Wasser auf.[2] In beiden Fällen, so die Botschaft, schreckt der Träumende deshalb so jäh aus seinen Träumen hoch, weil er vor dem Schlafengehen seine Milch nicht getrunken hat. Um Milch als Mittel der Wahl gegen Schlaflosigkeit zu etablieren, beauftragte das CMPB Dr. Shapiro, uns darüber aufzuklären, dass ein Glas Milch vor dem Zubettgehen unbedingt zu einer tiefschlafauslösenden Abendroutine gehöre. Cleveres Marketing. Dr. Shapiro verleiht der albernen Werbekampagne des CMPB mit ihren gewichtigen Referenzen und einem Bündel scheinbarer Fakten das nötige Gewicht: »Milch ist reich an Proteinen, Vitaminen, Kalzium und der Aminosäure Tryptophan, die sich allesamt positiv auf die Schlafqualität auswirken.«[3] Die Botschaft sitzt, bis man anfängt, tiefer zu bohren.

Arthur Spielman, Ph. D., Schlafexperte und Professor für Psychologie an der City-Universität New York deckt die Fiktion auf, die sich hinter dem vorgeblichen Fakt verbirgt. Er bestätigt zwar, dass Milch Tryptophan enthält, eine Aminosäure, die die Produktion des stimmungsaufhellend und entspannend wirkenden Botenstoffs Serotonins anregt. Doch er weist darauf hin, dass ein Einfluss der Milch auf die Schlafmuster in Studien nicht nachzuweisen war. Er erklärt: »Tryptophanhaltige Lebensmittel lösen nicht die hypnotischen Wirkungen aus wie reines Tryptophan, weil es auf dem Weg zum Gehirn in Konkurrenz mit den anderen darin enthaltenen Aminosäuren steht.«[4]

Ärzte der Arkansas-Universität sind derselben Meinung wie Dr. Spielman: Der behauptete Zusammenhang zwischen Milch und Schlaf ist Fiktion. Auf der Webseite der Arkansas-Universität für Medizinische Wissenschaften hinterfragt ein kleiner Absatz in der Rubrik »Medizinische Mythen« die Behauptung, auf der die »Got Milk? Milk ZZZ«-Kampagne basiert. Die Frage »Macht das Trinken warmer Milch schläfrig?« wird dort so beantwortet: »Der ›Milch-Mythos‹ mag sich womöglich gehalten haben, weil Milch eine kleine Menge Tryptophan enthält.« Die Betonung liegt auf »kleine Menge«. Und es wird weiter ausgeführt: »In einer normalen Portion Milch ist nicht genug Tryptophan enthalten, um wirkliche Schläfrigkeit auszulösen.«[5] Fettarme Milch enthält überdies kaum halb so viel von der Substanz wie Vollmilch.[6] Die ärztliche Sprecherin der Kammer der kalifornischen Milchverarbeiter, Nina Shapiro, behauptet, Milch sei reich an Tryptophan. Genau genommen sagt sie damit nichts Falsches. »Reich« ist relativ. Milch ist reich an Tryptophan verglichen mit dem Betthupferl, das sich meine verstorbene Tante gönnte: einem Apfel, der so gut wie keins enthält. Trotzdem heißt das nicht, dass sie uns schläfrig macht.

Zu Ehren des Muttertags beschloss eine kanadische Tageszeitung, einige von »Mutters besten Gesundheitstipps« einem Test zu unterziehen. »Ein Glas warme Milch lässt dich besser einschlafen« schaffte es nicht in die Kategorie »bester Tipp«. Der Schlafexperte Dr. Atul Khullar, medizinischer Leiter des medizinischen Schlafzentrums Northern Alberta, hält der Fiktion den

Fakt entgegen: Milch enthält nicht genug Tryptophan, um das Einschlafen zu fördern. Wenn es überhaupt eine positive Wirkung gibt, dann hat sie nichts mit der Milch an sich zu tun. Wie Dr. Khullar feststellt, hat jede warme Flüssigkeit eine beruhigende und damit potenziell schlaffördernde Wirkung.[7] Mit anderen Worten, eine Tasse heißer Kamillentee erhöht die Schlafbereitschaft ebenso wie ein Glas warme Milch.

Ein Tipp für alle, die unter Schlafproblemen leiden: Bevor Sie irgendetwas anderes versuchen, schützen Sie Ihr Schlafzimmer zuallererst vor Schall und Licht. Das heißt, entfernen Sie alle Digitaluhren, deren Anzeige im Dunklen leuchtet. Dazu gehören auch die Armbanduhren mit ihren Minilichtern, die man so gerne einschaltet, wenn der Schlaf ausbleibt. Als Nächstes probieren Sie eine Augenbinde. Meine Schwester hat mir vor Jahren eine dieser Seidenmasken geschenkt, die mit Lavendel gefüllt sind. Sehr zu empfehlen. Das Teil blockiert noch den letzten hartnäckigen Lichtschein von der Straße, der sich unaufhaltsam den Weg durch die Vorhänge bahnt, um die innere Uhr aus dem Takt zu bringen. Wenn Sie dann noch mit Ohrstöpseln den letzten Rest an Geräuschen der niemals schlafenden Welt verbannen, werden Sie bald merken, wie Sie sich ganz und gar ausklinken können.

Ich halte konsequent an der folgenden Routine fest: Erst die Maske, dann die Ohrstöpsel, und wenn dann die Hektik der Welt in den Hintergrund zu treten beginnt, visualisiere ich, wie ich in eine weiche Wolke sinke. Normalerweise dauert es mindestens ein bis zwei Stunden, bis es so weit ist, aber das ist halb so lange wie früher. Extrabonus: Keine verschüttete Milch und keine Notwendigkeit, mitten in der Nacht ins Bad zu wanken, wenn die warme Flüssigkeit im Magen dem Weg der Schwerkraft folgt. Meine Routine ist einfach und preiswert. Selbst die qualitativ hochwertige Schlafmaske, die inzwischen fast fünf Jahre alt ist, hat nicht mehr als fünfzehn Dollar gekostet. Auch wenn der Lavendelduft etwas nachgelassen hat, kehrt er beim Waschen oder Anfeuchten zurück. Und die Ohrstöpsel? Die kleinen Schlafretter bekommen Sie preiswert in jeder Apotheke. Mit ein wenig Beharrlichkeit und etwas Übung wird auch Ihnen das Abschotten von der Außenwelt zuverlässig den Zugang zur nächtlichen Traumwelt eröffnen. Dort drüben tragen Ihre Schwingen Sie womöglich auf weite Reisen, die nicht so jäh enden wie in der CMPB-Werbung gezeigt.

Je tiefer ich in die Milch-Materie eintauche, desto mehr setze ich auf die Botschaft von »Quirks und Quarks« und seinem Moderator, dass sich Wissenschaft nicht immer als Fiktion entpuppt. So kehre ich zum Schlachtfeld der widerstreitenden Theorien rings um das Thema Milch zurück, um zu sehen, ob sie nun guttut oder nicht.

MILCH TRINKEN, JA ODER NEIN?

Trinkt viel Milch, sie ist reich an Kalzium und darum gut für den Knochenaufbau. Bis vor Kurzem hat sich die Forschung darauf konzentriert herauszufinden, ob Kalzium starke Knochen macht (siehe Kapitel 8 und 9). Die Ergebnisse einer aktuellen, groß angelegten Harvard-Studie zu der Frage, ob Milch im Besonderen gut für die Knochen ist, machen nachdenklich.

Als die Resultate im Oktober 2014 veröffentlicht wurden, griff die Zeitschrift *New Scientist* diese sofort unter der alarmierenden Überschrift »Milch trinken könnte Ihr Knochenbruchrisiko erhöhen« auf. Über hunderttausend schwedische Frauen und Männer wurden von den Wissenschaftlern zwanzig (Frauen) bzw. elf (Männer) Jahre lang begleitet. Dabei ergab sich, dass Frauen, die 730 Milliliter oder mehr Milch pro Tag zu sich nahmen, während des Untersuchungszeitraums eine beinahe doppelt so hohe Sterbewahrscheinlichkeit, vor allem aufgrund von Krebs und Herzkreislauferkrankungen, hatten wie diejenigen, die nur 240 Milliliter täglich tranken. Auch war das Risiko, eine Hüftfraktur zu erleiden, um 60 Prozent erhöht. Die Autoren kommen zu dem Schluss: »Hoher Milchkonsum stand in Zusammenhang mit einer höheren Sterblichkeit in einer Kohorte von Frauen und in einer weiteren Kohorte von Männern, und die Inzidenzrate von Frakturen war bei den Frauen erhöht.« Dennoch empfehlen sie, bei der Interpretation der Ergebnisse Vorsicht walten zu lassen, da Verfälschungen durch Störfaktoren nicht auszuschließen seien.

In ihrer Analyse wirken die Forscher allerdings nicht so, als hätten sie sich in irgendeiner Weise stören lassen. Sie verweisen auf den hohen Gehalt der Milch an Laktose, die sich im Verdauungsprozess in D-Galaktose aufspaltet, einen Zucker, der sich bei Tieren als Entzündungsfaktor erwiesen hat. Im Detail schreiben die Wissenschaftler, dass es in Tierstudien unter kleinen Dosen von D-Galaktose zu einer Vorwegnahme des Alterungsprozesses kam, der die ganze Palette von »oxidativen Stressschäden« bis hin zu »chronischen Entzündungen, Neurodegeneration, einer verminderten Immunreaktion und Veränderungen bei der Übertragung von genetischen Informationen« umfasste. Diese Ergebnisse untermauern ihre Grundhypothese, dass ein »hoher Milchkonsum oxidativen Stress verstärken kann, was wiederum mit einem erhöhten Sterblichkeits- und Knochenbruchrisiko einhergeht«. Die Theorie, dass D-Galaktose der Bösewicht ist, würde ein weiteres Ergebnis der Studie erklären: Der Verzehr großer Mengen von Joghurt und Käse, die beide wenig von der D-Galaktose-Vorstufe enthalten, führte unter den Probandinnen nicht zu einer erhöhten Morbidität und Knochenfrakturneigung, sondern im Gegenteil: Frauen, die mehr von diesen fermentierten Milchprodukten zu sich nahmen, hatten ein etwas geringeres Risiko, während der Studiendauer einen Knochenbruch zu erleiden oder zu sterben, als solche, die weniger davon aßen.

Die Wissenschaftler waren nicht unbedingt überrascht, welch starker positiver Zusammenhang zwischen den Frauen, die ganz besonders viel Milch tranken, und ihrer Neigung zu Knochenbrüchen bestand. Dr. Karl Michaëlsson, Arzt und Professor an der schwedischen Uppsala-Universität, der das Forschungsteam leitete, sagte dazu: »Ich befasse mich seit 25 Jahren mit Frakturen. Die Frage beschäftigt mich insofern, als ich immer und immer wieder die Tendenz beobachtet habe, dass ein höheres Knochenbruchrisiko mit einem höheren Milchkonsum einherging.« Er gibt jedoch nicht vor, dass mit der Studie das letzte Wort im Hinblick auf den Zusammenhang zwischen Milchkonsum und dem Zustand der Knochen sowie der Gesundheit im Allgemeinen gesprochen wurde. Die Untersuchung zeige lediglich eine Korrelation zwischen Milch und den beschriebenen Wirkungen. Eine randomisierte kontrollierte Studie sei erforderlich, um nachzuweisen, ob Milch wirklich ursächlich dafür verantwortlich sei. Dies veranlasste eine Professorin und Epidemiologin aus New York im Hinblick auf die Studie in einem Editorial zu schreiben: »Da der Milchkonsum mit der wirtschaftlichen Entwicklung und einem wachsenden Verzehr von Nahrungsmitteln tierischen Ursprungs weltweit steigen könnte, muss die Rolle der Milch in der Sterblichkeit nun dringend erforscht werden.«[8] Mögen die Untersuchungen beginnen!

Eine weitere, noch nicht umfassend diskutierte Information, wenn es um den Einfluss der Milch auf den Knochenaufbau geht, liefert die Fakultät für öffentliche Gesundheit in Harvard. Auf ihrer Homepage widmet sie eine Seite der Frage »Kalzium und Milch: Was ist das Beste für Ihre Knochen und Gesundheit?« und erklärt, dass »zu viel vorgeformtes Vitamin A (auch Retinol genannt) das Frakturrisiko erhöhen kann«. Und weiter: »Viele Multivitaminhersteller haben bereits den Gehalt ihrer Produkte an vorgeformtem Vitamin A reduziert.« Die Empfehlung lautet daher: »Wählen Sie ein Multivitaminpräparat, in dem Vitamin A ausschließlich oder überwiegend in Form der Vitamin-A-Vorstufe Betakarotin vorliegt, da dieses das Knochenbruchrisiko nicht erhöht.«[9] Da man fettreduzierter Milch in den USA und Kanada Vitamin A zusetzt (in Deutschland ist das verboten), lautet die logische Konsequenz dieser Aussage, solche Produkte nur in Maßen zu konsumieren, wenn nicht gar, sich vor ihnen zu hüten.

Warum sagt man uns sonst noch, dass wir Milch trinken sollen? Weil es eine gute Eiweißquelle sei.[10]

Manche führenden Experten auf dem Gebiet der Ernährungswissenschaften sagen jedoch, dass wir Milch gerade deswegen meiden sollten, weil sie eine schlechte Eiweißquelle ist. In ihrem Buch *The China Study* dokumentieren T. Colin Campbell, Ph. D., Professor emeritus für Ernährungsbiochemie an der Cornell-Universität, und sein Sohn, der Allgemeinmediziner Dr. Thomas M. Campbell, den Zusammenhang zwischen Kasein, dem hauptsächlichen Milcheiweiß, und Krebs. In einem Laborprogramm von Dr. Colin Campbell, das über siebenundzwanzig Jahre hinweg lief, stellten er und sein Team fest: »Der Einfluss des Nahrungsproteins erwies sich tatsächlich als so gewaltig, dass wir lediglich durch die Änderung der Proteinmenge das Krebswachstum anregen oder hemmen konnten.« Sie stellten ebenfalls fest, dass Eiweiß nicht gleich Eiweiß ist. »Welches Protein erwies sich durchwegs stark und nachhaltig als krebserregend?«, fragt Dr. Campbell. »Kasein, das 87 Prozent des in der Kuhmilch enthaltenen Proteins ausmacht, fördert alle Stadien des Krebswachstums.«[11] Das lässt einen doch zweimal nachdenken, bevor man den Milchhahn aufdreht.

Die Liste der Gründe für das Milchtrinken ist damit noch nicht zu Ende. Trinkt Milch, denn sie enthält hohe Konzentrationen des insulinähnlichen Wachstumsfaktors (IGF), der die Muskulatur stärkt und Sportlern hilft, sich von fordernden Trainingseinheiten zu erholen.[12] Andererseits hören wir aus einer anderen Ecke, dass wir aus genau diesem Grund keine Milch trinken sollten: Sie enthält in ihrer natürlichen Form eine hohe Konzentration an IGF. Diese wird auf unnatürliche Weise noch erhöht, wenn man den Kühen das gentechnisch hergestellte rekombinierte Rinder-Wachstumshormon (*recombinant Bovine Growth Hormone*, kurz: rBGH) verabreicht, das in den USA zugelassen (in Deutschland jedoch verboten) ist, damit Milchbauern ihre Produktionsmengen steigern können. Laut Aussage von Ärzten wie Dr. Mark Hyman ist IGF ein derart starker Wachstumsförderer, dass es »wie eine Wunderwachstumskur für Krebszellen« wirkt. Nach seinen Erkenntnissen sprechen Eierstock- und Prostatakrebszellen besonders gut auf das Hormon an[13], das er als »Dünger für Krebs« bezeichnet.

Zum Thema Hormone kommt im Oktober 2014 eine viel zitierte Studie zu dem Schluss, dass Frauen jenseits der 35 Jahre, die schwanger werden möchten, Milch trinken und Eis essen sollen, weil die darin enthaltenen Hormone die Empfängnisbereitschaft erhöhen.[14] Andere Untersuchungen wiederum belegen, dass wachstumsfördernde Hormone wie Östrogen in der Milch ernste Gesundheitsprobleme auslösen können. Selbst wenn es im Gegensatz zu den Behauptungen von Dr. Hyman und anderen tatsächlich sicher wäre, IGF über einen längeren Zeitraum in hohen Dosen zu sich zu nehmen, so brachte eine Studie der Fakultät für öffentliche Gesundheit in Harvard die empfohlene Tagesmenge von 730 Milliliter Milch dennoch mit einer schlechten Spermienqualität in Verbindung. Wissenschaftler in Japan haben herausgefunden, dass Fortpflanzungshormone in der Milch trächtiger Kühe einen Peak erreichen. In unserem auf Schnelligkeit und kommerzielle Effizienz ausgelegten System ist Trächtigkeit der

Zustand der Mehrzahl aller Kühe. Die Leiterin der Harvard-Studie rechnet zwei und zwei zusammen und gelangt zu der Vermutung, dass der Zusammenhang zwischen dem täglichen Konsum von Milchprodukten und einer Beeinträchtigung der Spermienqualität »auf den hohen Gehalt an natürlich vorkommenden Fortpflanzungshormonen [in erster Linie Östrogen] in kommerziell vertriebenen Milchprodukten zurückzuführen sein könnte«.[15]

Die Debatte, ob man Milch trinken oder nicht trinken sollte, geht weiter. Trinkt Milch, sagen manche, denn es ist das perfekte Mittel für ein gesundes Hautbild: Ihre Aminosäuren spenden Feuchtigkeit, ihre Enzyme wirken glättend, und ihre Antioxidantien schützen die Haut vor Schäden durch Umweltgifte.[16] Trinkt keine Milch, sagen andere, sie verursacht Akne. Die Begründung für letztere Auffassung liefert eine Zusammenfassung von fünfzig Jahren Forschungsarbeit, darunter eine Studie der Fakultät für öffentliche Gesundheit in Harvard von 2007, die einen starken Zusammenhang zwischen regelmäßigem Milchtrinken und dem Aufflammen von Akne ergeben hat. Man könnte versucht sein, dem Fett in der Milch die Schuld an den öligen Unreinheiten zu geben. Doch dies scheint ebenfalls in den Bereich der Fiktion zu fallen. In der Harvard-Untersuchung hat gerade fettreduzierte Milch zu den schlimmsten Ausbrüchen geführt. Die Forscher vermuten, dass es in den zusätzlichen Verarbeitungsprozessen, die die Milch durchläuft, zu einer Erhöhung des Hormongehalts kommt, was erklären könne, warum magere Milch schwerere Hautentzündungen hervorgerufen habe als Milch mit vollem Fettgehalt.[17]

FETTARME MILCHPRODUKTE: DIÄTÄTISCH WERTVOLL ODER IRREFÜHRUNG?

Sie wollen abnehmen? Trinken Sie Milch. Oder lieber doch nicht. Es gibt mindestens drei verschiedene Theorien zu der Frage, ob Milch in Diäten einen Platz haben sollte. Zwischen 2003 und 2005 gab der US-amerikanische Nationale Milchrat (NDC) 200 Millionen Dollar aus, um Milch als eine Nahrung zu vermarkten, die die Pfunde purzeln lässt. Große Lebensmittelkonzerne bliesen mit einer Werbekampagne in das gleiche Horn und ließen die Verbraucher wissen, dass 730 Gramm eines bestimmten Joghurts ihnen die passende Figur zum »itsy bitsy, teeny weeny, Honolulu-Strand-Bikini« schenken würde. Mit dieser Botschaft ernteten sie Kritik, die vom Ärztlichen Komitee für verantwortungsbewusste Medizin (PCRM) besonders deutlich geäußert wurde. Die Organisation legte bei der US-Kartellbehörde (FTC) und der Bundesbehörde zur Überwachung von Nahrungs- und Arzneimitteln (FDA) Beschwerde wegen falscher und irreführender Werbung ein. In seiner Begründung wies das Ärztliche Komitee für verantwortungsbewusste Medizin darauf hin, dass die beiden klinischen Studien unter der Leitung eines gewissen Michael B. Zemel, Ph. D., durchgeführt wurden. Zemel bestritt nicht, vom US-amerikanischen Nationalen Milchrat 1.680.000 Dollar und vom Lebensmittelunternehmen General Mills 275.000 Dollar an Forschungsgeldern erhalten zu haben, um Studien zu den Themen Joghurt und kalziumverstärkte Cerealien durchzuführen. Er gab ebenfalls zu, von General Mills und dem Milchbauernverband Milch Management (DMI) Lizenzgebühren für die Verwendung seiner patentierten Forschungsergebnisse zu bekommen, die den Verzehr von Milchprodukten in Zusammenhang mit der Gewichtskontrolle stellen.[18]

Während die Milchindustrie im Prinzip sagt: »Trinkt Milch, und ihr nehmt ab« und das Ärztliche Komitee für verantwortungsbewusste Medizin entgegenhält: »Nein, stimmt nicht«, legt eine Harvard-Studie aus dem Jahr 2005 Beweise dafür vor, dass das Trinken von Milch zur Gewichts*zunahme* führt. Bei der Studie, an der über 12.000 Kinder beteiligt waren, zeigt sich, dass diejenigen der kleinen Probanden, die mehr als 730 Milliliter Milch täglich zu sich nahmen, eine um 35 Prozent höhere Wahrscheinlichkeit zur Entwicklung von Übergewicht hatten als Kinder, die nur 240 bis 490 ml Milch tranken. Die Studienleiterin kommt zu dem Schluss, dass »Kinder Milch nicht in der Absicht trinken sollten, abzunehmen oder ihr Gewicht zu kontrollieren«.[19] Fazit: Verabschieden wir uns von der Vorstellung, irgendein Industrie-Joghurt sei ein Mittel, das uns auf die Schnelle die Bikini-Figur an den Leib zaubern könnte! Es muss nicht eigens erwähnt werden, dass die Milchindustrie das Thema Gewichtsreduktion aufgegeben hat, um andere Angelhaken für den Konsumentenfang auszuwerfen.

Wie wir gesehen haben, gibt es drei verschiedene Theorien zum Zusammenhang von Milch und Körpergewicht. Erstens: Milch hilft beim Abnehmen. Zweitens: Es gibt keine fundierten Beweise dafür, dass Milch einen gewichtsreduzierenden Effekt hat. Und drittens: Milch führt zur Gewichtszunahme. Bevor wir entscheiden, über welchen zwei Aussagen wir den Daumen senken, schauen wir uns eine Untersuchung der Fakultät für Medizin der Virginia-Universität (UVSM) an. Diese stellt die Empfehlung des USDA infrage, man solle Kleinkindern zur Vermeidung späterer Fettleibigkeit fettfreie oder -arme Milch statt Vollmilch geben. Zugegeben, die Studie konzentriert sich auf Kleinkinder und ist damit nicht direkt relevant für die Zielgruppe, die die Milchindustrie mit ihrer inzwischen eingestellten Milch-macht-schlank-Kampagne vor Augen hatte. Dennoch sind die Ergebnisse für jeden interessant, der abnehmen will und sich fragt, ob Milch ihm dabei helfen kann.

Seit 2005 vertreten die Amerikanische Akademie für Kinderheilkunde (AAP) und die Amerikanische Gesellschaft für Kardiologie (AHA) den Standpunkt, dass Kinder ab dem Alter von zwei Jahren von Vollmilch auf fettarme oder -freie Milch umgestellt werden sollten, um eine unerwünschte Gewichtszunahme zu vermeiden. Außerhalb der USA sind die Meinungen hierzu geteilt. Während sich Irland an den US-amerikanischen Empfehlungen orientiert, nimmt man in Großbritannien eine andere Gewichtung vor. Hier raten Gesundheitsexperten Eltern generell nicht dazu, ihren Kindern vor dem Alter von fünf Jahren Magermilch zu geben, weil sie überzeugt sind, dass ihr im Wachstum begriffener Körper die Kalorien braucht. Um herauszufinden, ob fettarme Milch Kindern hilft, sich ein geringeres Körpergewicht zu bewahren, beschlossen Dr. Mark DeBoer, Professor und Vorsitzender des Ernährungskomitees der Amerikanischen Akademie für Kinderheilkunde, und seine Kollegen, der Sache nachzugehen und zu untersuchen, wie und ob überhaupt das Körpergewicht von Kleinkindern durch das Trinken von Milch beeinflusst wird. Mit diesem Ziel vor Augen nahmen sich DeBoer und sein Team den Geburtsjahrgang 2001 der Längsschnittstudie zur frühen Kindheit vor, in der unter anderem der Body-Mass-Index (BMI) und die Milchkonsumgewohnheiten der 10.700 in diesem Jahr geborenen Kinder verzeichnet sind. Die Eltern hatten für die Studie notiert, welche Art von Milch – fettfrei, ein Prozent, zwei Prozent, Vollfett oder Soja – sie ihrem Kind im Alter von zwei und dann noch einmal im Alter von vier Jahren gaben. Die ebenfalls erhobenen Daten zum BMI zeigten, dass in beiden Altersgruppen eines von drei der teilnehmenden Kinder übergewichtig oder fettleibig war. Auch wenn dies besorgniserregend ist, die Zahlen entsprechen dem, was wir bereits wissen: Fettleibigkeit hat sich in vielen westlichen Nationen zur Epidemie entwickelt. Überraschender war für DeBoer und sein Team, dass im Vergleich zu den normalgewichtigen Kindern ein höherer Prozentsatz der als zu schwer befundenen Zwei- und Vierjährigen fettarme oder -freie Milch zu trinken bekam. Die Ergebnisse laufen im Wesentlichen darauf hinaus, dass diejenigen unter den kleinen Probanden, die die Zwei-Prozent-Milch zu trinken bekamen, einen niedrigeren BMI hatten als jene, denen man die Ein-Prozent-Sorte gab.

Als die Ergebnisse dieser Studie 2013 zur Veröffentlichung freigegeben wurden, reagierten die Mitglieder der Amerikanischen Akademie für Kinderheilkunde skeptisch. Kinderärzte, die weiterhin an der AAP- und AHA-Empfehlung zugunsten der fettreduzierten Milch festhielten, argumentierten, dass Eltern von übergewichtigen Kleinkindern eher dazu neigen würden, ihren Kindern Milch mit niedrigerem Fettgehalt zu geben. Im Wesentlichen läuft ihr Einwand darauf hinaus, dass das Trinken von Magermilch nicht die Ursache, sondern die Folge eines höheren BMIs sei.

Diese Kinderärzte verschließen die Augen vor einer der entscheidendsten und vielleicht alarmierendsten Erkenntnisse der Studie: Kinder, die mit zwei Jahren fettarme oder -freie Milch zu trinken bekamen, wurden bis zu ihrem vierten Geburtstag mit einer um 57 Prozent höheren Wahrscheinlichkeit übergewichtig. Fettreduzierte Milch enthält weniger Kalorien, und ein Minus an Kalorien drückt sich in einem geringeren Körpergewicht aus, oder? Falsch, sagt DeBoers Studie. So einfach ist die Sache nicht.

DeBoer gibt nicht vor, das Phänomen schlussendlich erklären zu können. Vielleicht vermindert das Fett in der Milch den Appetit der Kinder, so dass sie weniger dazu neigen, sich untertags mit kalorienreichen Süßigkeiten vollzustopfen. Da es keine definitive Antwort darauf gibt, welche Mechanismen hier am Werk sind, bleibt die Frage bestehen: Trägt fettarme oder -freie Milch tatsächlich zur Gewichtszunahme bei? Hilft Vollmilch, das Körpergewicht im normalen Bereich zu halten? Selbst nach der Analyse von DeBoer reichen die gesammelten Daten nicht aus, um diese Fragen im Hinblick auf die kleinen Studienteilnehmer und schon gar nicht generell auch auf Erwachsene zu beantworten. Statt sich in Vermutungen darüber zu ergehen, was nun das Beste sei, hält er sich mit seinem Rat an das, was bekanntermaßen gut für Kinder ist: die Zeit vor dem Fernseher und den Konsum von Süßgetränken begrenzen, viel Obst und Gemüse auf den Tisch bringen und mit den Kleinen, so oft es geht, nach draußen gehen, damit sie viel frische Luft und Sonne abbekommen.[20]

Zwei nach der Arbeit von DeBoer veröffentlichte Untersuchungen lassen vermuten, dass Kinder nicht die Einzigen sind, die nicht davon profitieren, wenn sie sich nach der Empfehlung richten, die das USDA in seiner Kernbotschaft für Konsumenten gibt: »Stellen Sie Ihren Ernährungsplan auf fettfreie oder -arme (1-prozentige) Milch um.«[21]

Eine Meta-Analyse von sechzehn Studien untersucht den Zusammenhang zwischen dem Konsum von fettreichen Milchprodukten und Fettleibigkeit, Herzkreislaufstörungen und Stoffwechselerkrankungen. Ihre Ergebnisse bestätigen eine frühere schwedische Studie, die einen Zusammenhang zwischen Vollmilchprodukten und einem geringeren Risiko einer übermäßigen Zunahme an Bauchfett hergestellt hatte. Die Autoren kommen zu dem Schluss, dass »der Verzehr von Vollmilchprodukten im Rahmen typischer Ernährungsmuster umgekehrt proportional zum Fettleibigkeitsrisiko ist«.[22]

Angesichts der Flut an einander widersprechenden Erkenntnissen zur Milch in ihren vielen Formen könnte mancher versucht sein, sich vor Verzweiflung die Haare zu raufen. Selbst die besten Wissenschaftler steigen da nicht wirklich durch. Als sich im Februar 2014 ein Reporter mit der Frage an Dr. Walter Willett wandte, wie das »Milchfett-Paradoxon« denn nun zu deuten sei, antwortete dieser: »Eine mögliche Erklärung ist, dass die Vollfett-Sorten satter machen, aber es ist auch möglich, dass einige der Fettsäuren in der Milch eine zusätzliche Wirkung auf die Gewichtsregulation haben.« Am Ende aber schließt er vage: »Der Zusammenhang zwischen Milchprodukten und Gesundheit ergibt ein kompliziertes Bild und verdient es, näher untersucht zu werden.«[23]

DAS WISSEN UM DIE UNERGRÜNDBARKEIT

Ist die Milch nun also gesund, oder ist sie es nicht? Als die Physikerin Ursula Franklin in einer Radiotalkshow zum Thema Weisheit gefragt wurde, ob sie als Neunzigjährige mit Optimismus in die Zukunft schaue, brachte sie es elegant und umfassend auf den Punkt: »Das Universum beinhaltet mehr, als wir je wissen werden. Die Tatsache, dass es im Kern unergründbar ist, macht mich zur Optimistin.«[24] Echte Wissenschaftler akzeptieren, dass das Universum »im Kern unergründbar« ist, und schreiten dennoch mit Optimismus in ihrem Tun voran.

5 Von Mengen und Gewichten

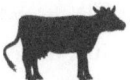

Das Geheimnis der Referenzwerte für die Nährstoffzufuhr wird gelüftet

Von Ernährungsexperten, Organisationen der Milchindustrie und Ärzten in Nordamerika bekommen wir laufend zu hören, dass die Milch uns, abgesehen vom Kalzium, mit »acht essenziellen Nährstoffen« versorgt.[1] Die Milch wird derart flächendeckend als gute Kalziumquelle gepriesen, dass Sie die Aussage womöglich einfach für bare Münze nehmen. Bei näherer Betrachtung erweist sich die Behauptung allerdings als ebenso rätselhaft und problematisch, wie sie unhinterfragt übernommen wird.

Die entscheidenden Acht, die nach der einhelligen Meinung von Milchbefürwortern wichtig genug sind, um mit ihnen zu werben, sind Vitamin D, Protein (Eiweiß), Kalium, Vitamin A, Vitamin B_{12}, Riboflavin, Niacin und Phosphor.[2] Jeder dieser Nährstoffe fällt in eine von sieben Gruppen, die zu den »Hauptnährstoffen« zählen, in die auch Vitamine, Mengen- und Spurenelemente fallen. Es ist Ihnen vielleicht aufgefallen, dass Milch mehr Nährstoffe enthält als Kalzium und die acht Substanzen, von denen laufend die Rede ist. Sie enthält Kohlenhydrate in Form von Zucker, zudem Fett, und zwar überwiegend von der gesättigten Art, und außerdem Natrium. Die Leute, die ihr Geld damit verdienen, Milch in strahlendem Licht erscheinen zu lassen, stellen diese in Verruf geratenen Nahrungsbestandteile nicht in den Vordergrund. Dass man nicht darüber redet, heißt allerdings nicht, dass sie unbedeutend wären oder bloß in kaum nennenswerten Mengen vorliegen würden. Ein Glas Milch à

240 Milliliter enthält satte 13 Gramm Zucker, ungefähr so viel, wie in einem kleinen Milchschokoriegel steckt.[3] Außerdem liefert es umgerechnet auf den Tagesbedarf viermal mehr Natrium als Niacin. Obwohl Niacin einer der Nährstoffe ist, auf den in der Werbung besonders hingewiesen wird. Vielleicht kommt Ihnen das nicht viel vor, weil dieser »Tagesbedarf« auch Jahrzehnte nach der Einführung der Angabe auf den Produktverpackungen noch immer etwas rätselhaft ist. Nachfolgend dazu eine kleine Erläuterung.

DER TAGESBEDARF – AUF DEN SPUREN EINES ALLGEGENWÄRTIGEN, ABER KAUM VERSTANDENEN BEGRIFFS

Auch wenn der Tagesbedarf (Daily Value, DV) in Nordamerika die bekannteste Angabe für die Menge an Nährstoffen ist, die wir täglich brauchen, gibt es darüber hinaus verschiedene andere Angaben für die Nährstoffzufuhr. Ihnen allen ist gemein, dass sie versuchen, die Mehrheit der Bevölkerung einzuschließen. Einige Referenzwerte sind alters- und geschlechtsabhängig, andere decken 97 bis 98 Prozent aller gesunden Personen ab und sind daher ungenauer und großzügiger, wieder andere schätzen den Durchschnittsbedarf oder definieren eine Höchstmenge. Die gebräuchlichsten sind die alters- und geschlechtsabhängigen Referenzwerte für die Nährstoffzufuhr und der Tagesbedarf. Der Tagesbedarf wird in Prozent angegeben und variiert nicht nach Alter oder Geschlecht. Er bleibt immer gleich und basiert auf einer Standardkalorienzufuhr von täglich 2.000 Kalorien für jeden Menschen ab dem Alter von vier Jahren.[4]

Zumindest wissen Sie nun, wie Sie anhand der Tagesbedarfs- »DV«-Angabe herausfinden können, wie viel Kalzium und andere Nährstoffe in den von Ihnen gekauften Lebensmitteln stecken. Schauen wir den Milchkarton an, auf dem steht, dass in einer Portion à 240 Gramm 30 Prozent des Tagesbedarfs für Kalzium stecken: Sie enthält 300 Milligramm des Minerals, was nicht unbedingt prozentual *Ihrem persönlichen* empfohlenen Tagesbedarf an Kalzium entsprechen muss.

Dass die Nährstoffangaben auf Lebensmittelverpackungen nicht ganz so klar und eindeutig sind, wie sie aussehen, sollten Sie im Hinterkopf behalten, wenn Sie meine nun folgende Analyse eines Informationsblatts des Amerikanischen Nationalen Milchrats lesen. Es trägt den Titel »Milch, das einzigartige Nährstoffpaket: Ein Plus nicht nur für die Knochen«.[5] Das einseitige Pamphlet beginnt mit einer dreisten Behauptung: »Milch enthält neun essenzielle Nährstoffe und ist damit eines der nährstoffreichsten Getränke, das Sie genießen können.« Da haben wir es also: »neun essenzielle Nährstoffe«. Das Papier schreit geradezu nach einer Überprüfung der Fakten.

GLAUBEN SIE NICHT JEDE TAGESBEDARFSANGABE, DIE SIE AUF DER PACKUNG LESEN: DER NIACIN-FEHLER

Als Tribut an Niacin, den vorletzten Nährstoff auf seiner Top-9-Liste, mischt der US-amerikanische Nationale Milchrat Fiktion mit Fakten, wenn es in der Überschrift zu dem diesbezüglichen Passus schreibt: »Niacin (Niacin-Äquivalente): 10 % des *Tagesbedarfs*«[6]. Der erste Satz ist Fakt: »Niacin ist wichtig für die normale Funktion vieler Enzyme im Körper und an der Verstoffwechselung von Zucker und Fettsäuren beteiligt.« Es folgt Fiktion: »Ein Glas Milch enthält zehn Prozent des *Tagesbedarfs* für Niacin.«

Eine Fußnote unten auf der Seite erklärt diesen 10-Prozent-Wert: »Alle Tagesbedarfs-Prozentangaben in diesem Informationsblatt basieren auf den Nährstoffwerten für 240 Milliliter fettfreie weiße Milch. Quelle: *USDA Nationale Nährstoffdatenbank für Standard Referenzwerte*, Ausgabe 21 (2008).«[7] Der Tagesbedarf für Niacin beträgt 20 Milligramm. Würde eine Portion (240 Milliliter) fettfreie Milch zehn Prozent des Tagesbedarfs für Niacin liefern, wie der US-amerikanische Nationale Milchrat (NDC) behauptet, müsste sie 2 Milligramm davon enthalten. Sie tut es nicht. Eine Tasse Milch enthält zehn Mal weniger, also zwei Zehntel eines Milligramms Niacin. Nachforschungen und Überprüfung der Originaldaten meinerseits blieben bei dem gleichen Ergebnis. 240 Milliliter Milch enthalten ein Prozent des Tagesbedarfs an Niacin. Der US-amerikanische Nationale Milchrat hat das Komma um eine Stelle verschoben. Die Auswirkungen sind nicht ganz so subtil, wie sich das anhören mag. Der Rechenfehler wurde landauf, landab von Organisationen der Milchwirtschaft und Milchherstellern übernommen.

Die Niacin-Menge in einem Glas 240 Milliliter Milch ist so mikroskopisch klein, dass selbst das USDA hier nicht von einer guten Niacin-Quelle spricht. Was Milch neben Kalzium *tatsächlich* liefert, sind:

- Vitamin K, eine Substanz, die den Ausführungen zufolge »für eine normale Blutgerinnung notwendig« ist
- Magnesium, das »hilft, die Körpertemperatur, die Muskelkontraktilität und das Nervensystem zu regulieren, und den Zellen hilft, Kohlenhydrate, Fette und Proteine nutzbar zu machen«
- Jod, das »von der Schilddrüse gebraucht wird, um Thyroxin zu produzieren, das die Oxidationsraten der Zellen maßgeblich beeinflusst«
- Pantothensäure, die den »Fettstoffwechsel unterstützt … und zur Bildung von Cholesterin und Hormonen beiträgt«

– Vitamin B$_6$, das »gebraucht wird, um die normale Funktion der Nervengewebe aufrechtzuerhalten, hilft, die Gesundheit der Haut und roten Blutkörperchen zu bewahren [und] den Eiweiß-, Kohlenhydrat- und Fettstoffwechsel unterstützt«.[8]

Ich vermute, dass diese fünf Nährstoffe – Vitamin K, Magnesium, Jod, Pantothensäure und Vitamin B$_6$ – deshalb nicht in der Beschreibung der Milch als »einzigartiges Nährstoffpaket« vorkommen, weil sie in vielen anderen Lebensmitteln in höheren Konzentrationen enthalten sind. Sie brauchen nur einen Brokkoli-Zweig zu essen, um 65 Prozent des Tagesbedarfs an Vitamin K zu sich zu nehmen. Das ist siebzig Mal so viel, wie Sie mit einem Glas Vollmilch in sich hineinschütten würden (in fettreduzierter Milch steckt noch weniger Vitamin K). Essen Sie knapp dreißig Gramm, also etwa eine Handvoll, geschälte Kürbiskerne. Sie liefern fünfmal mehr Magnesium als 240 Milliliter Milch. Streuen Sie einen Teelöffel Meeresalgen – ich mag Rotalgenflocken besonders gern – statt Salz über Ihr Essen, und Sie bekommen über 100 Prozent des Tagesbedarfs an Jod. Rösten Sie dreißig Gramm Sonnenblumenkerne leicht an und überstäuben Sie sie, solange sie noch warm sind, mit dem Gewürz Ihrer Wahl – Kakaopulver und Zimt oder Currypulver und Salz sind meine Lieblingskombinationen. Mit dieser kleinen Knabberei nehmen Sie zwischendurch 20 Prozent des Tagesbedarfs an Pantothensäure zu sich und damit doppelt so viel wie in 240 Milliliter Milch enthalten ist. Und dann geben Sie noch einen Esslöffel Chilipulver an Ihr Lieblingsessen, und Sie haben dreimal so viel Vitamin B$_6$ wie in 240 Milliliter Milch.[9]

So weit, aber nicht so gut für die übertriebene Darstellung der Milch als besonders hochwertiges Nahrungsmittel. Wenn man das »einzigartige Paket« einmal aufschnürt, erlebt man die erste Enttäuschung: Niacin, einer der neun essenziellen Nährstoffe, auf die Regierungsinstitutionen und Milchindustrie ihren Fokus legen, kommt in der Milch in kaum nachweisbaren Mengen vor. Nimmt man die empfohlenen drei Portionen Milchprodukte täglich zu sich, entspricht das bei 0,23 Milligramm pro Tasse fettfreier Milch nur 3 Prozent des Tagesbedarfs an Niacin. Niacin als Teil des »einzigartigen Pakets« zu erwähnen, ist irreführend. Außerdem ist es unlogisch und wenig hilfreich, Niacin besonders herauszustellen, während man Magnesium, Jod, Pantothensäure oder Vitamin B_6, die in der Milch allesamt in höheren Konzentrationen als Niacin vorkommen, unerwähnt lässt. Das soll nicht heißen, dass sich die Werbung der Milchindustrie nun stattdessen auf letztere Nährstoffe konzentrieren sollte. Milch ist für keine dieser Substanzen die beste aller Quellen. Essen Sie grünes Gemüse, Samen und Gewürze, und Sie haben einen meilenweiten Vorsprung vor jedem, der Milch den Vorzug gibt.

6 Überbewertet

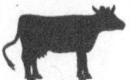

Viel heiße Luft in den Angaben zu den essenziellen Nährstoffen der Milch

Niacin ist nur der Anfang dessen, was mit der Liste der vom US-amerikanischen Nationalen Milchrat angepriesenen neun Nährstoffe des »einzigartigen Pakets« nicht stimmt. Auch die acht anderen – in der dort genannten Reihenfolge: Kalzium, Vitamin D, Eiweiß, Kalium, Vitamin A, Vitamin B_{12}, Riboflavin und Phosphor – erfordern eine genaue Prüfung. Lassen wir das große »K« Kalzium fürs Erste beiseite, das muss ein eigenes Kapitel bekommen, und arbeiten wir uns von oben nach unten in der Liste vor.

VITAMIN D

Setzt man die Haut der Sonne aus, stimuliert das die Produktion von Vitamin D im Körper. Auch aus bestimmten Lebensmitteln können wir das »Sonnenvitamin« beziehen, in erster Linie aus fettreichen Fischsorten und Pilzen, die ultraviolettem Licht ausgesetzt waren.[1]

Vitamin D gehört zu den fettlöslichen Vitaminen, schwimmt in den USA allerdings im relativ fettlosen Umfeld von fettfreier und fettarmer Milch herum. Fragen Sie sich doch einmal, wie viel Gutes Sie wohl unter den Bedingungen aus einem fettlöslichen Nährstoff beziehen werden. Und das ist auch nur deshalb möglich, weil seit den 1930er-Jahren in den USA standardmäßig

Milch Vitamin D zugesetzt wird. In Deutschland ist dies verboten. In den 1970er-Jahren zogen die kanadischen Behörden nach und ordneten die Anreicherung von Milch und Margarine mit Vitamin D an. Gleichzeitig wurde der Zusatz von Vitamin D zu anderen Nahrungsmitteln aus Angst vor einer möglichen Überdosierung verboten.[2] Aber auch das gilt heutzutage nicht mehr. Inzwischen werden auch US-Frühstückscerealien mit Vitamin D angereichert.[3]

Zwar mögen 240 Milliliter Milch in Nordamerika respektable 25 Prozent des Tagesbedarfs an Vitamin D enthalten, was 100 internationalen Einheiten (IE) entspricht. Doch diese Menge erscheint angesichts der Tatsache, dass viele Gesundheitsexperten mittlerweile eine Vitamin-D-Aufnahme von über 1.000 IE empfehlen, nicht mehr wirklich viel.[4] Selbst wenn man fettreduzierter Milch weiterhin den Rang einer Vitamin-D-Quelle zugesteht, kann sie keinesfalls mehr als »einzigartige« Quelle betrachtet werden.

VITAMIN A

Vitamin A ist ein weiteres fettlösliches Vitamin, das den Sprung auf die NDC-Liste der erwähnenswerten Nährstoffe geschafft hat. Es ist ein natürlicher Bestandteil der Vollmilch. Aber da es Fett liebt, verschwindet es im Zuge der Entfettung. Ist Vitamin A in fettreduzierter Milch dennoch enthalten, so muss dieses zwangsläufig aus dem Labor stammen und nachträglich wieder zugesetzt worden sein. Wird es in der Packungsaufschrift unter den Inhaltsstoffen aufgeführt, bezahlen Sie zwar dafür, ob es Ihr Körper aber verwerten kann, steht auf einem anderen Blatt. Einem so gut wie fettfreien Produkt ein fettlösliches Vitamin beizumengen, widerspricht der ernährungstechnischen Vernunft. Wenn

Sie keine Vollmilch trinken und Angst haben, nicht genug Vitamin A zu bekommen, suchen Sie woanders danach. Es gibt viele natürliche Quellen. Ein Esslöffel Paprikapulver, der jedes Essen optisch und geschmacklich aufwertet, bringt nicht nur ein aufregendes, tiefes Rot auf den Teller, sondern dazu noch 74 Prozent der laut Tagesbedarfsangabe notwendigen 5.000 Internationalen Einheiten Vitamin A. Oder gönnen Sie sich als Snack zwischendurch eine Babykarotte (übrigens eine Fehlbezeichnung, denn bei diesen bissgroßen Karotten handelt es sich um nichts anderes als um ausgewachsene Karotten, die auf Mundgröße zu- und entsprechend in Form geschnitten sind). Und schon haben Sie Ihre Vitamin-Zufuhr um 2.069 IU erhöht. Ja, Sie haben richtig gelesen, ein kleines Stück Karotte enthält 42 Prozent des Tagesbedarfs an Vitamin A. Weitere wichtige Quellen sind Leber, vor allem die vom Truthahn bzw. der Pute, die pro Stück 1.250 Prozent des Tagesbedarfs an Vitamin A enthält. Eine mittelgroße, gegarte Süßkartoffel liefert 438 Prozent, Butterkürbis 457 Prozent und Grünkohl, gegart, 354 Prozent des Tagesbedarfs pro 240 g. Es herrscht also keine Mangelversorgung an Vitamin A.[5]

Die neun Nährstoffe des »einzigartigen Pakets« Milch sind damit um drei geschrumpft. Nachdem Niacin, Vitamin D und Vitamin A aus triftigem Grund aus der von Milchlobbyisten propagierten Top-9-Liste wegfallen, bleiben noch sechs Nährstoffe zur kritischen Betrachtung übrig.

EIWEISS (PROTEIN)

Eiweiß ist zweifellos ein essenzieller Nährstoff. Es herrscht daran jedoch kein Mangel. Wenn es ein Eiweißproblem gibt, dann besteht es darin, dass wir zu viel davon zu uns nehmen. Während die Weltgesundheitsorganisation (WHO) für Frauen und Männer eine Tageszufuhr von 48 bzw. 56 Gramm täglich empfiehlt, liegt unser durchschnittlicher Verzehr weit über diesem Wert und steigt immer noch. [6]

Eine im Jahr 2002 vom US-amerikanischen Informationszentrum für Lebensmittel durchgeführte Umfrage zu Ernährung und Gesundheit hat ergeben, dass im Hinblick darauf, was die Befragten möglichst oft auf ihren Speiseplan zu setzen versuchten, nur Ballaststoffe und Vollkorngetreide vor Proteinen rangierten.[7] Die Lebensmittelriesen lassen sich allerhand einfallen, um unsere Gier nach Proteinen zu stillen, von Proteinmüsli über Proteinmilchshakes bis hin zu griechischem Joghurt.[8] Längst sind nicht nur Sportler die Zielgruppe für proteinreiche Lebensmittel. Sie finden tagtäglich den Weg in die Müslischüsseln, Lunchpakete und Schul- und Aktentaschen von Erwachsenen und Kindern.

Obwohl Proteine der Renner sind, mehren sich die Hinweise darauf, dass die Lust darauf tödliche Folgen haben kann. Im März 2014 veröffentlichte die Zeitschrift *Cell Metabolism* eine Studie, die den Zusammenhang zwischen Proteinkonsum und Krebs untersuchte. Sie kommt zu dem Schluss, dass Erwachsene in mittleren Jahren, deren Ernährung reich an tierischem Eiweiß wie Fleisch und Milch ist, ein erhöhtes Risiko tragen, an Krebs und Diabetes zu sterben. Die Autoren stellten fest, dass von den Tausenden von Erwachsenen, die sie über zwei Jahrzehnte lang begleitet hatten, diejenigen, die 20 Prozent und mehr ihrer Kalorien in Form von Eiweiß zu sich nahmen und damit der Definition einer »proteinreichen« Ernährung entsprachen, ein viermal größeres Sterberisiko durch Krebs hatten als die Probanden mit der »proteinarmen« Ernährung, deren Kost zu weniger als 10 Prozent aus Eiweiß bestand. Der Focus bei dieser Studie lag auf der Frage, ob der hohe Anteil an gesättigten Fetten langfristig für Herz und Taille gesund sein kann. Diese neueren Forschungsergebnisse bezüglich der Auswirkungen eines hohen Eiweißverzehrs lassen Schlimmes vermuten: Eine stark eiweißlastige Ernährung erscheint nach Einschätzung der Autoren ebenso schädlich wie das Rauchen von zwanzig Zigaretten täglich.

Einer der Co-Autoren der Studie, Valter Longo, Ph. D., Professor für Gerontologie an der Universität Südkalifornien und Direktor des dortigen Instituts für lange Lebensdauer, ist der Meinung, dass viele Menschen in Amerika und andernorts zwei- bis dreimal mehr Eiweiß essen, als ihnen guttut.[9] Das USDA ist mitverantwortlich für den großen Appetit auf Eiweiß. Auch wenn im Tortendiagramm des MyPlate-Schemas die Segmente »Eiweiß« und »Obst« gleich groß bzw. nur etwas weniger großzügig ausfallen als die für »Getreide« und »Gemüse«, sind die USDA-Richtlinien weniger ausgewogen, als sie scheinen mögen.

Denn bezieht man die Proteinmenge der vom USDA empfohlenen Milchprodukte in die Rechnung mit ein und bedenkt, dass man die proteinhaltigen Nahrungsmittel noch *zusätzlich* zur Milch verzehren soll, ergibt das eine hohe Proteinzufuhr. Durch die Einführung einer eigenen Milchproduktegruppe hat das USDA dem Konsumenten auf effiziente Weise grünes Licht dafür gegeben, exzessive Eiweißmengen zu sich zu nehmen.

Obwohl das USDA Milchprodukte nicht als Eiweißquelle einstuft, werden sie in der Werbung als eben diese positioniert.

2013 posierten der amerikanische Schauspieler Taye Diggs und sein dreijähriger Sohn Walker vor der Kamera: beide mit Milchbart, wie sie sich eine Schale Cerealien mit Milch teilen. Diggs Botschaft: »Den Tag mit Milch und Cerealien zu beginnen gehört für uns einfach dazu. So bekomme ich gleich zu Beginn mein Eiweiß und die anderen Nährstoffe und die Energie, die ich brauche, um für meinen hektischen Tag gerüstet zu sein, egal ob ich mit meinem Sohn oder am Set spiele.« Der Schriftzug in dem Foto vom kleinen und vom großen Diggs unterstreicht den Zusammenhang zwischen Milch und Eiweiß. Dort heißt es »Cerealien und Milch zum Frühstück liefern starke Nährstoffe, darunter die qualitativ hochwertigen Proteine, die Ihre Familie täglich für den Start in den Morgen braucht.[10] Tatsache. Weitersagen lohnt sich.« Die Literaturwissenschaftlerin in mir verlangt, dass ich mich etwas näher mit dieser Bildunterschrift befasse. Wie viele Werbungen zum Thema Milch zielt auch diese auf die Einzigartigkeit von deren Nährstoffen ab. Milch liefert nicht nur irgendein Eiweiß. Das Eiweiß der Milch ist »qualitativ hochwertig«. Das klingt, als wäre es etwas Besonderes. Im Vergleich mit den unzähligen pflanzlichen und tierischen proteinhaltigen Lebensmitteln schneidet Milch jedoch weniger bemerkenswert ab. »Fleisch, Geflügel, Meeresfrüchte, Eier, Nüsse und Samen, Bohnen und Erbsen« beinhalten alle »qualitativ hochwertiges« Eiweiß.

Ich weiß nicht, welches »qualitativ minderwertige« Eiweiß Diggs Werbung der Milch implizit gegenüberstellt. Vielleicht handelt es sich um einen Seitenhieb auf bestimmte pflanzliche Proteine wie in Nüssen, Samen und Getreide und manchen Gemüsesorten, die erst in der Kombination den kompletten Satz an Aminosäuren liefern, wie er in tierischen Proteinen steckt. Was ich aber sehr wohl weiß, ist, dass kein Mangel an Möglichkeiten herrscht, »qualitativ hochwertiges« Eiweiß auf den Frühstückstisch zu bringen. Wenn Sie keine Eier mögen, braten Sie etwas Tofu mit Zwiebeln und Tomaten an, oder mischen Sie etwas Erdnuss-, Mandel- oder Cashew-Butter in den Haferbrei, oder probieren Sie Bohnen und Reis, Sie brauchen sie nicht fürs Abendessen aufzusparen. Noch besser, Sie wählen Guatemalas Nationalgericht: gekochte schwarze Bohnen und Kochbananen, gereicht mit Maistortillas. Um sich Arbeit zu sparen, können Sie Bohnen aus der Dose verwenden und normale Bananen nehmen, wenn der Laden bei Ihnen um die Ecke die stärkehaltige, größere Verwandte, die Kochbanane, nicht führen sollte. Klingt Ihnen das alles immer noch nach zu viel Aufwand, schauen Sie sich am

Wochenende, wenn Sie etwas mehr Zeit haben, in Ihrem Supermarkt um. In meinem gibt es Nüsse, Samen, »Cacao Nibs« (Kakaobohnenbruchstücke) und trocken geröstete Sojabohnen lose zu kaufen. Wenn Sie hiervon eine kleine Auswahl im Kühlschrank vorrätig haben und sich daraus morgens eine Mischung zusammenstellen, ergibt das ein perfektes, schnelles, unkompliziertes Frühstück mit jeder Menge »qualitativ hochwertigem« Eiweiß und vielen Ballaststoffen. Es gibt viel zu viele erschwingliche »qualitativ hochwertige« eiweißreiche Lebensmittel, von rein vegetarischen wie Quinoa über Dosenfisch bis hin zur Butter aus der einen oder anderen Sorte von Nüssen oder Samen, um Milch ganz oben auf die Einkaufsliste für Proteine zu setzen.

Der nächste Teil von Diggs Werbung streicht die »Tatsache« heraus, die es sich laut der Anzeige »weiterzusagen lohnt«. Um was für eine Tatsache handelt es sich da? Genau genommen geht es hier um drei Aussagen: 1. »Cerealien und Milch liefern starke Nährstoffe«, 2. einer davon liegt in Form von »qualitativ hochwertigen Proteinen« vor, und 3. Ihre Familie braucht diese täglich zum Start in den Morgen. Entgegnung: 1. »Starke Nährstoffe« ist redundant. 2. So wie die von Cerealien und Milch gelieferten Nährstoffe nicht ungewöhnlich stark sind, ist das Eiweiß in der Milch nicht einzigartig in seiner »qualitativen Hochwertigkeit«. 3. Keiner muss täglich mit den Nährstoffen von Cerealien und Milch »in den Morgen starten«. Wenn Sie sich zum Beispiel für Haferbrei mit Erdnussbutter entscheiden, nehmen Sie in der Früh vielleicht nicht sonderlich viel Kalzium zu sich. Das ist aber in Ordnung, solange Sie im Laufe des Tages für Ausgleich sorgen, zum Beispiel indem Sie mittags eine Tofu-Brokkoli-Pfanne oder abends Lachs essen.

Milch enthält sehr viel Eiweiß, zweifellos. Die Studie der Universität Südkalifornien, die einen Zusammenhang zwischen einem hohen Verzehr von tierischem Eiweiß mit einem erhöhten

Krebsrisiko herstellt, wirft jedoch die Frage auf, ob all das viele tierische Eiweiß wirklich lebensspendend oder vielleicht doch eher todbringend ist.

Longo und seine Co-Autoren sind nicht die Einzigen, die vor einem Overkill durch ein Zuviel an tierischem Eiweiß warnen. Die Weltgesundheitsorganisation, die Wert auf die Klarstellung legt, dass der Proteinmangel in der Europäischen Union nach dem Zweiten Weltkrieg beseitigt wurde, macht Eiweiß nun für ein hauptsächlich im Westen vorkommendes Phänomen verantwortlich: schwache Knochen. Sie stellt die These auf: »Die zum aktuellen Stand vorliegenden Daten deuten darauf hin, dass der schädliche Effekt insbesondere von tierischem (nicht jedoch pflanzlichem) Eiweiß den positiven Effekt der Zufuhr von Kalzium auf den Kalziumhaushalt zunichtemachen könnte.« In ihrem Bericht zum menschlichen Vitamin- und Mineralstoffbedarf geht die Ernährungs- und Landwirtschaftsorganisation (FAO) der Vereinten Nationen ebenfalls auf das sogenannte Kalzium-Paradoxon ein. Das beschreibt die Tatsache, dass ausgerechnet in den Ländern, in denen die Menschen am meisten Kalzium zu sich nehmen, die höchsten Knochenbruchraten zu verzeichnen sind. Das Fazit fällt ähnlich aus. In dem Kapitel zu diesem Thema heißt es: Es ist »möglich, dass die Hüftfrakturraten mit dem Eiweißkonsum, dem Vitamin-D-Status oder beidem in Zusammenhang stehen und beide dieser Faktoren das Kalzium-Paradoxon erklären könnten«. Dem Bericht zufolge ist seit den 1960er-Jahren bekannt, dass Nahrungseiweiß, insbesondere tierischer Herkunft, die Menge des mit dem Urin ausgeschiedenen Kalziums positiv beeinflusst. Die FAO beziffert den Verlust mit einem Milligramm pro Gramm: für jedes Gramm Eiweiß, das dem Körper zusätzlich zugeführt wird, scheidet er ein Milligramm Kalzium mit dem Urin aus.[11] An alle Fans von tierischem Eiweiß: Je mehr Protein ihr esst, desto mehr Kalzium scheidet ihr aus.

Auch wenn diese aus berufenem Munde kommende und allgemein zugängliche Botschaft die Proteinverrückten unter uns nicht zu erreichen scheint, versucht zumindest ein Ernährungswissenschaftler Down Under, sie unters Volk zu bringen. In einem 2013 in einer neuseeländischen Zeitung erschienenen Artikel beschreibt Dave Shaw, Spezialist für Hochleistungsernährung und Ernährungsmediziner, sechs Bedrohungen für die Knochengesundheit. »Zu viel Eiweiß« befindet sich da in der knochenzerfressenden Gesellschaft von Softdrinks, Koffein, Alkohol, Salz und körperlicher Inaktivität. Die meisten von uns sind mit den letzteren fünf Bösewichtern vertraut. Viele von uns aber verschließen nach wie vor die Augen vor der grundlegenden Tatsache, dass Eiweiß einer der Hauptverursacher von brüchigen Knochen ist: »Eiweiß ist wichtig für den Aufbau von starken Knochen, aber ein Zuviel davon kann dazu führen, dass Kalzium mit dem Urin ausgeschieden wird. Eine Ernährung mit viel Eiweiß und wenig Obst und Gemüse schafft ein saures Umfeld, das den Knochen Kalzium entzieht, um es als Puffersubstanz zu nutzen.«[12] Für uns Menschen, die wir im Westen leben, hat sich der Kreis geschlossen. Vor dem Zweiten Weltkrieg stand Eiweiß im Mittelpunkt einer Krise der Volksgesundheit. Wir bekamen nicht genug davon. Über ein halbes Jahrhundert später drängt es mit Macht zurück auf den Plan. Diesmal bereitet uns seine Verfügbarkeit im Überfluss ein ernstes Problem.

KALIUM

Vier der Nährstoffe auf der Liste haben wir nun abgehakt: Niacin, Vitamin D, Vitamin A und Eiweiß. Fünf bleiben noch. Fahren wir mit dem Kalium fort. Nach Angaben des US-amerikanischen Nationalen Milchrats enthält eine Portion Milch bescheidene 11 Prozent des Tagesbedarfs an diesem Mineral. Falls Sie sich fragen, warum Kalium dennoch im »einzigartigen Nährstoffpaket« der Milch erwähnt wird, könnte dies damit zu tun haben, dass Kalium neben Kalzium und Vitamin D in den USA zu den »kritischen Nährstoffen« zählt. Noch bevor im Jahr 2010 in den US-Ernährungsrichtlinien Kalium auf die Liste der Nährstoffe gesetzt wurde, an denen es den Bürgern der Vereinigten Staaten tendenziell mangelt, warnte der Nationale Milchrat in einem Informationsblatt zum Thema Kalium davor, dass »Amerikaner in keiner einzigen Altersgruppe« den empfohlenen Referenzwert erreichten. Und er fährt fort: »Nach nationalen Umfragen zum Ernährungsverhalten ist Milch die Nummer eins unter den Nahrungsquellen für Kalium für Amerikaner aller Altersgruppen.«[13]

Wenn das wirklich zutrifft und US-Amerikaner ihr Kalium überwiegend aus Milch beziehen, könnte das genau der Grund sein, warum sie nicht genug davon bekommen. Kalium ist wichtig für die Regulierung des Flüssigkeitshaushalts und die Aufrechterhaltung von Elektrolytgleichgewicht und Muskelfunktion im Körper. 1989, als der US-Tennis-Profi Michael Chang im vierten Satz eines strapaziösen French Open Finals gegen Ivan Lendl plötzlich Muskelkrämpfe in den Beinen bekam, sah ich ihm zu, wie er in seiner Verzweiflung versuchte, seinen Kaliumvorrat aufzustocken. Er trank keine Milch. Er aß Bananen. Wie durch ein Wunder erholte er sich, so dass er weiterspielen konnte. Er ging als Sieger vom Platz und war damals mit siebzehn Jahren der jüngste männliche Tennisspieler, der je ein Grand-Slam-Turnier gewonnen hatte. Ich war damals, als Jugendliche, selbst aktive Tennisspielerin und hatte von da an immer ein bis zwei Bananen griffbereit parat, wenn sich abzeichnete, dass sich ein Match an einem heißen Tag in die Länge ziehen könnte.

Es gibt so viele Obst- und Gemüsesorten, die mehr Kalium enthalten als Milch. Eine Banane kommt auf 422 Milligramm

Kalium, eine Portion fettfreie Milch im Vergleich dazu nur auf 360 Milligramm. Noch besser schneidet eine Portion gekochte Bohnen ab (besonders gute Kaliumlieferanten sind Adzuki-Bohnen): Sie liefert 35 Prozent des Tagesbedarfs von 3.500 Milligramm. Das ist dreimal mehr Kalium als in einem Glas Milch. Kombiniert man die Bohnen mit einer Portion gegartem Mangold, was gut zusammenpasst, kommen noch einmal 27 Prozent des Tagesbedarfs hinzu. Und vergessen wir nicht die Kartoffeln! Eine Knolle von durchschnittlicher Größe liefert mit 926 Milligramm Kalium 26 Prozent des Tagesbedarfs. Selbst eine kleine Portion Lachs von etwa 85 Gramm enthält mehr Kalium als ein Glas Milch: 534 Milligramm oder 15 Prozent des Tagesbedarfs.[14] Ist Milch, wie der US-amerikanische Nationale Milchrat behauptet, »die Nummer eins unter den Nahrungsquellen für Kalium für Amerikaner«, dann liegt das daran, dass diese nicht die ganze bunte Palette an vollwertigen Nahrungsmitteln nutzen, die Bauern- und Supermärkte liefern.

VITAMIN B_{12}

Auf Kalium folgt Vitamin B_{12}. Da wir es hier mit einem hitzeempfindlichen Vitamin zu tun haben, erscheint es schon merkwürdig, es in dieser Liste auftauchen zu sehen. Es ist allgemein bekannt, dass es unter den hohen Temperaturen zerfällt, die zur Pasteurisierung von Milch eingesetzt werden. Nicht einmal die Leute, deren Lebensunterhalt von der Milch abhängt, bestreiten diese Tatsache. Auf der Webseite der Milchbauern von Ontario (Kanada) werden das Pasteurisierungsverfahren und seine Auswirkungen auf die Zusammensetzung der Milch erläutert. Während man versichert, dass die Kalziumaufnahme »Studien zufolge von der Pasteurisierung unbeeinträchtigt bleibt«, ist die

Aussage für Vitamin B$_{12}$, Thiamin und Vitamin C eine andere. Man gibt zu: »Pasteurisierung führt zu einem geringen Verlust von zehn Prozent bei Thiamin und Vitamin B$_{12}$ sowie von 20 Prozent bei Vitamin C.« Doch man spielt diese Reduktion herunter: »Da diese Verluste gemessen an dem hohen Gehalt an den beiden B-Vitaminen gering ausfallen, liefert die Milch dennoch signifikante Mengen an Thiamin und Vitamin B$_{12}$.«

Was die Vorzüge von pasteurisierter Milch insgesamt anbelangt, kommen die Milchbauern von Ontario zu folgendem Schluss: »Pasteurisierte Milch ist eine ausgezeichnete Quelle für Kalzium, Eiweiß, Riboflavin, die Vitamine A und D, Phosphor sowie eine gute Quelle für Thiamin und B$_{12}$.« Kalium halten sie offenbar nicht für erwähnenswert. Andererseits stellt man Thiamin besonders in den Vordergrund, das wiederum nicht zu der Top-neun-Nährstoffauswahl des US-amerikanischen Nationalen Milchrats gehört. Und während es auf der Webseite heißt, Milch sei mit nur 11 Prozent des Tagesbedarfs pro Glas eine »ausgezeichnete« Quelle für Vitamin A,[15] bezeichnen die Milchbauern von Ontario sie nur als »gute« Quelle für Vitamin B$_{12}$, obwohl ein Glas 22 Prozent des Tagesbedarfs enthält.

Als Kanadierin sehe ich mich in der Pflicht, mich für die Verwirrung zu entschuldigen. Das ist bei uns so üblich – wir entschuldigen uns, wenn uns jemand auf die Füße tritt. Ich kenne nicht die Kriterien, nach denen die Milchbauern von Ontario entscheiden, ob die Milch nun eine ausgezeichnete oder gute Quelle für einen bestimmten Nährstoff ist. Ich habe den Verdacht, dass die Hitzeempfindlichkeit von Thiamin und Vitamin B$_{12}$ etwas mit der Herabstufung zu tun haben könnte, obwohl die beiden in höheren Konzentrationen vorliegen als andere Vitamine, die es in die Gruppe der »ausgezeichneten Quelle« geschafft haben. Die Tatsache, dass die Organisation eine Hierarchie zwischen Vitamin B$_{12}$ und Thiamin einerseits und den übrigen Nährstoffen der

Milch andererseits aufbaut, führt uns zu der Frage zurück: Mit welchem Gehalt an diesen B-Vitaminen können wir tatsächlich in einem Glas wärmebehandelter Milch rechnen? Die Antwort des Nationalen Milchrats lautet bei B_{12}: 22 Prozent des Tagesbedarfs.[16] Ob es legitim ist, einen solchen generellen Wert für den Vitamin-B_{12}-Gehalt einer Portion pasteurisierter Milch anzugeben, ist jedoch fraglich. Da nicht jede Milch auf die gleiche Weise erhitzt oder behandelt wird, dürfte folglich auch nicht jedes Glas pasteurisierte Milch ein und dieselbe Menge an Vitamin B_{12} enthalten.

Nehmen wir Milch, die im UHT-Verfahren ultrahoch erhitzt wird. 2012 startete das Lebensmittelverpackungs- und -verarbeitungsunternehmen Tetra Pak eine Kampagne, die darauf abzielte, »aktive Mütter« über seine ungekühlt haltbare, in saftkartonartigen Behältern abgepackte Milch zu informieren. Auf der dazugehörigen Webseite findet man Themen wie »Nährstoffgehalt« oder »Schützt, was gut ist«, in denen die Zusammensetzung der UHT-Milch beschrieben wird: »Eine Packung haltbare Milch à 240 Milliliter enthält acht Gramm Eiweiß und neun essenzielle Nährstoffe – Kalzium, die Vitamine A, D und B_{12}, Kalium, Phosphor, Magnesium, Riboflavin, Niacin und Zink –, was beinahe der Hälfte des empfohlenen Tagesbedarfs an Vitaminen entspricht.« Einmal abgesehen davon, dass hier zehn statt neun Nährstoffe aufgelistet sind, gibt es noch einen schwerwiegenderen Grund dafür, die Tetra-Pak-Produktwerbung kritisch zu sehen. Zu behaupten, dass eine Packung haltbare Milch Nährstoffe enthalte, die »beinahe der Hälfte des empfohlenen Tagesbedarfs an Vitaminen entsprechen«, ist bestenfalls abstrus und schlimmstenfalls leicht irreführend. Ernährungswissenschaftler, die wissen, dass die Bundesbehörde zur Überwachung von Nahrungs- und Arzneimitteln (FDA) Tagesbedarfswerte für neunzehn »Vitamine« und acht »energieliefernde« Nährstoffe, darunter

Kalium, festgelegt hat, mögen über das notwendige Fachwissen verfügen, um die Behauptung korrekt zu lesen und zu merken, was gemeint ist: dass ein Glas UHT-Milch nämlich annähernd die Hälfte der Nährstoffe enthält, für die es eine FDA-Einnahmeempfehlung gibt. Die durchschnittliche »aktive Mutter«, an die sich die Behauptung richtet, muss das Ganze allerdings anders verstehen. Die Werbung vermittelt den Eindruck, dass eine Portion UHT-Milch beinahe die Hälfte der *Menge* jedes einzelnen der aufgeführten Nährstoffe enthält, die sie und ihre Familie täglich brauchen. Das tut sie aber nicht. Vergessen wir nicht, dass eine Standardportion Milch nur ein Prozent des Tagesbedarfs an Niacin deckt.

Ich fragte mich, ob der Vitamingehalt von UHT-Milch durch die bei der Verarbeitung eingesetzten ultrahohen Temperaturen auf eine Art und Weise beeinträchtigt wird, die sich von anderen Pasteurisierungsverfahren unterscheidet, und so rief ich die Internetseite noch einmal auf. Durch die Konzentration auf die Anzahl an Vitaminen und nicht deren Menge trägt die Rubrik »Nährstoffgehalt« hier wenig Erhellendes bei. Unter den häufig gestellten Fragen zur UHT-Milch fand ich eine Frage, die sich vielversprechend anhörte: »Ist haltbare Milch ebenso nährstoffreich wie Frischmilch?« Fehlanzeige. »Haltbare Milch ist echte Milch. Sie schmeckt super und liefert den gleichen Nährwert wie traditionelle Frischmilch. ... Mehr über den Nährstoffgehalt erfahren Sie hier.« Und der Klick auf »hier« brachte mich zurück zur Seite »Nährstoffgehalt«, die nur etwas zur Anzahl der Nährstoffe in UHT-Milch, nicht aber über die jeweils davon enthaltenen absoluten Mengen aussagt.

In einem letzten Anlauf scrollte ich im Menü »Was ist haltbare Milch?« nach unten bis »Schützt, was gut ist«, in der Hoffnung, hier das »Gute« zu finden, das durch die UHT-Pasteurisierung in der Milch bewahrt werden soll, doch auch diesmal wurde ich enttäuscht. Alles, was ich erfuhr, war, wie die Tetra-Pak-Technologie ihren Beitrag zum Schutz der Umwelt leistet.[17] Das war der Moment, in dem ich aufgab. Da die Webseite, die Tetra Pak der Verbraucherinformation zum Thema UHT-Milch widmet, keine konkreten Angaben zum Nährstoffprofil ihres Produktes macht, nehme ich an, dass hitzeempfindliche Vitamine wie B_{12} das Ultrahocherhitzungsverfahren nicht in Mengen überleben, mit denen es sich anzugeben lohnt. Es wäre empfehlenswert, sich vor dem Kauf von Milch damit zu befassen, wie diese verarbeitet wurde, bevor Sie der Milchwirtschaft ihre Behauptungen in Hinblick auf deren besonderen Nährwert abkaufen.

Es ist wichtig, sich mit jedem einzelnen Nährstoff zu befassen, den die Milchindustrie in dem harten Kampf, die Amerikaner zum Trinken von mehr Milch zu bewegen, ins Feld führt, wenn wir wirklich beurteilen wollen, ob Milch es verdient, als Säule unserer Eiweiß-gesättigten, mit gesättigten Fetten überfrachteten Ernährung zu dienen.

RIBOFLAVIN

Manche Nährstoffe stehen immer im Vordergrund: Kalzium, Vitamin D und Vitamin C gehören in diese Gruppe. Über Riboflavin hingegen hört man nur selten jemanden reden – nicht wenn man ein Multivitaminpräparat kauft, ja nicht einmal, wenn man mit dem Hausarzt einmal im Jahr die Ergebnisse des Blutbilds durchspricht. Dennoch ist die Substanz von essenzieller Bedeutung. Riboflavin, auch unter der Bezeichnung Vitamin B_2 bekannt, erlaubt nach Aussage des USDA den Zellen, »Sauerstoff zu nutzen, um die Energie in der Nahrung freizusetzen«. Es hilft, »die Augen gesund und das Sehvermögen klar« und »die Haut rings um Mund und Nase intakt zu erhalten«.[18] Vielleicht ist das der Grund, warum in »Down Under«, dem 1980er-Jahre-Hit der Men at Work, der Mann in Brüssel, der dem reisenden Protagonisten ein Vegemite-Sandwich in die Hand drückt, »six foot four« (also einen Meter dreiundneunzig) und »full of muscles« ist. Vegemite, ein in Australien, dem Land Down Under, sehr beliebter Brotaufstrich, wird aus Hefeextrakt produziert, das sehr viel Riboflavin enthält. Ein Teelöffel des auch unter dem Namen »Marmite« vertriebenen Produkts enthält 50 Prozent des 1,7-Milligramm-Tagesbedarfs. Mit zwei Teelöffeln geben Sie Ihrem Stoffwechsel alles, was er zur Freisetzung der Energie braucht, um Sie so groß und stark werden zu lassen wie der Mann in Brüssel. Falls Vegemite nicht Ihr Ding ist, auch die Neuseeländer, die Kiwis, verfügen über einen überfließenden Speicher an Vitamin B_2: die Leber der Lämmer, für die ihr Land berühmt ist. Leber ist generell reich an Vitamin B_2, und die von Lämmern enthält noch mehr davon. Die 85-Gramm-Portion liefert 230 Prozent des Tagesbedarfs.[19] Das ist doch mal eine hilfreiche Information für den Fall, dass Sie irgendwann im Land der Lämmer unterwegs sein sollten!

Wie wohl die meisten von Ihnen esse ich weder Vegemite oder Marmite noch Bierhefe, die man in konzentrierter Form als »Hefeextrakt« bezeichnet. Vegemite und Marmite, die aus Brauereiabfällen hergestellt werden, erfreuen sich bei uns keiner sonderlichen Beliebtheit. Was Leber anbelangt, ich mag sie ab und zu. Aber ich kaufe sie nicht selbst ein und würde sie nie täglich auf den Speiseplan setzen. Makrelen andererseits, die in Dosen überall erhältlich sind, kann man leicht auf Vorrat halten. Ein Filet liefert etwa 56 Prozent des Tagesbedarfs an Riboflavin und außerdem jede Menge gesunde Omega-3-Fettsäuren. Atlantiklachs aus Wildfang ist eine weitere starke Alternative, 85 Gramm roher Fisch enthalten 19 Prozent des Tagesbedarfs an Vitamin B_2. Vitamin B_2 ist auch ein guter Grund, beim Einmal-die-Woche-Fisch-

Plan auch an die Forelle zu denken, die im Rohzustand 17 Prozent des Tagesbedarfs an Vitamin B_2 pro 85-Gramm-Portion bietet. Streuen Sie vor dem Garen einen Esslöffel Paprika-Pulver darüber, werten Sie Ihr Fischgericht noch einmal um 7 Prozent des Tagesbedarfs auf. Während Makrele, Lachs und Forelle gute Möglichkeiten bieten, morgens, mittags und abends Vitamin B_2 auf den Tisch zu bringen, können Sie dem Energiestoffwechsel auch zwischendurch ohne Weiteres einen Extra-Kick geben. 28 Gramm Mandeln liefern 17 und 120 Gramm trocken geröstete Sojabohnen etwa 20 Prozent des Tagesbedarfs an Riboflavin.

Laut FDA verdient ein Lebensmittel, das pro Portion 10 bis 19 Prozent des Tagesbedarfs an einem Nährstoff enthält, die Bezeichnung »gute Quelle«. Ab 20 Prozent[20] und darüber sind Beschreibungen wie »mit hohem Gehalt an«, »reich an« bzw. »ausgezeichnete« oder »großartige« Quelle für den betreffenden Nährstoff erlaubt. Nach diesen Regeln ist Milch mit 26 Prozent des Tagesbedarfs an B_2 pro Portion in der Tat, wie der NDC sagt, eine »ausgezeichnete Quelle« für das Vitamin. Anders als die anderen bisher betrachteten Nährstoffe hat sie sich ihren Platz auf der Top-neun-Liste also in diesem Fall verdient. Angesichts der Fülle an nährstoffreichen und allgemein verfügbaren anderen, ebenfalls Vitamin-B_2-haltigen Lebensmitteln ist sie dennoch überflüssig. Die Tatsache, dass es sich bei Riboflavin um einen essenziellen Nährstoff handelt, bedeutet nicht, dass auch die Milch unverzichtbar wäre.

PHOSPHOR

Mit satten 25 Prozent des 1.000-Milligramm-Tagesbedarfs an Phosphor pro Glas ist Milch eine »ausgezeichnete Quelle« für den Nährstoff und nimmt darum zu Recht einen Platz auf der

Liste des US-amerikanischen Nationalen Milchrats ein. Aber wissen Sie, welche ausgezeichneten Quellen es sonst noch gibt? Softdrinks, allen voran die diversen Cola-Sorten, die nach allgemeiner Auffassung unter anderem deshalb gesundheitsschädlich sind, weil darin so viel Phosphor in Form von Phosphatzusätzen wie Phosphorsäure steckt.[21] Auch wenn die richtige Menge Phosphor für den Kalziumstoffwechsel wichtig und darum von entscheidender Bedeutung für die Knochengesundheit ist, beeinträchtigt ein Zuviel davon die Kalziumabsorption. Es ist also fraglich, ob wir tatsächlich eine weitere »ausgezeichnete Quelle« dafür brauchen, wo Softdrinks immer noch ein beliebter Durstlöscher sind. Vielleicht erklärt das, warum Phosphor eher am Ende der Inhaltsstoffe der Milch aufgelistet wird, obwohl es darin in höheren Konzentrationen als beinahe jeder andere essenzielle Nährstoff vorkommt. Es könnte sein, dass sich selbst die Milchindustrie nicht sicher ist, ob der hohe Phosphorgehalt der Milch als Plus- oder Minuspunkt zu werten ist.

Selbst wenn wir Softdrinks meiden, wie man uns laufend empfiehlt, herrscht kein Mangel an Phosphor. Es steckt in allem und jedem, von den ganz billigen Lebensmitteln bis hin zum teuren Schinken. Wassermelonenkerne sind zum Beispiel ein Füllhorn an Nährstoffen.

In 28 Gramm stecken
- fast 8 Gramm Eiweiß, gleich viel wie in einem Glas fettarmer Milch,
- 21 Prozent des Tagesbedarfs an Phosphor,
- 36 Prozent des Tagesbedarfs an Magnesium,
- 23 Prozent des Tagesbedarfs an Mangan,
- 19 Prozent des Tagesbedarfs an Zink,
- 11 Prozent des Tagesbedarfs an Eisen,
- 10 Prozent des Tagesbedarfs an Kupfer,

- 5 Prozent des Tagesbedarfs an Niacin und
- 4 Prozent des Tagesbedarfs an Thiamin und Folsäure.

Damit sind Wassermelonenkerne eine »ausgezeichnete Quelle« für drei essenzielle Nährstoffe – Magnesium, Mangan und Phosphor – sowie eine »gute Quelle« für drei weitere – Zink, Eisen und Kupfer. Kaum sind wir alt genug, um aus dem Glas zu trinken, sagt man uns: Trink deine Milch aus. Aber nie bekommen wir zu hören: Iss deine Wassermelonenkerne. Bedenken Sie nur, wie viele lebenswichtige Nährstoffe uns da entgehen.

Auch Reiskleie kann Milch im Hinblick auf den Nährstoffgehalt einiges entgegensetzen. 80 Gramm Reiskleie enthalten
- etwa 66 Prozent des Tagesbedarfs an Phosphor und damit zweieinhalbmal so viel wie ein Glas Milch,
- 279 Prozent des Tagesbedarfs an Mangan,
- 80 Prozent des Tagesbedarfs an Vitamin B_6,
- 77 Prozent des Tagesbedarfs an Magnesium,
- 72 Prozent des Tagesbedarfs an Thiamin,
- 67 Prozent des Tagesbedarfs an Niacin,
- 41 Prozent des Tagesbedarfs an Eisen,
- 29 Prozent des Tagesbedarfs an Pantothensäure,
- 33 Prozent des Tagesbedarfs an Ballaststoffen und
- 5 Gramm Eiweiß.

Reiskleie ist also eine »ausgezeichnete Quelle« für acht Nährstoffe und eine »gute Quelle« für viele weitere. Verglichen mit Milch, die nur für drei Nährstoffe als »ausgezeichnete Quelle« gelten kann, ist Reiskleie ein Hochleistungsprodukt.

Mit 232 Milligramm Phosphor pro Glas ist Milch eine »ausgezeichnete Quelle« für das Mineral, das starke Zähne und Knochen macht. Aber dies gilt auch für viele andere Lebensmittel:

28 Gramm Kürbiskerne enthalten 328 Milligramm, die gleiche Menge Sonnenblumenkerne enthält 324 Milligramm, Weizenkeime liegen bei 321 Milligramm, Sesamsamenpaste (Tahin) bei 221 Milligramm, Paranüsse bei 203 Milligramm. Wenn Ihnen nichts von alledem schmeckt, können Sie immer noch auf die oben genannte Reiskleie zurückgreifen, die in einer einzigen Portion beinahe Ihren kompletten Tagesbedarf stillt. Oder Sie nehmen Haferkleie mit 23 Prozent des Tagesbedarfs oder meine neuen Lieblinge: Wassermelonenkerne.[22] Nein, Sie werden nicht jeden Tag Wassermelonenkerne essen. Es geht mir hier nicht darum, Ersatzstoffe für die Milch aufzulisten, sondern darum zu zeigen, dass die Milch keinen Ersatz braucht.

Kann Kalzium das wenig beeindruckende Abschneiden der anderen acht essenziellen Nährstoffe auf der Top-neun-Liste wettmachen? Kann Kalzium die Milch aus der Masse der nährstoffreichen Lebensmittel herausheben und sie so unverzichtbar machen, wie die Milchindustrie es uns einreden will? Auf der Suche nach Antworten steigen wir in den nächsten drei Kapiteln tief in diese Fragen ein.

7 Was Knochen wirklich stark macht

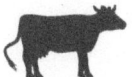

Milchfrei zu leben ist leichter, als man denkt

Die Werbekampagnen der Milchindustrie, in denen Milch mit Kalzium und Kalzium mit Milch gleichgesetzt wird, haben diesem Mineral in der Ernährung einen besonderen Stellenwert verschafft. Eine Standardportion Milch à 240 ml deckt mit 300 Milligramm Kalzium 30 Prozent des Tagesbedarfs, was sie, wie der US-amerikanische Nationale Milchrat betont, zu einer »ausgezeichneten Quelle« macht. Kalzium ist jedoch nicht der einzige Nährstoff, auf den es ankommt. Es gibt keine Hierarchie der essenziellen Nährstoffe. Der kunterbunte Haufen, der uns am Leben hält, interagiert auf eine Weise, die wir bis heute nicht ganz verstehen. In dem komplexen, geheimnisvollen Tanz der Nährstoffe, der sich in unserem Körper vierundzwanzig Stunden am Tag vollzieht, ist ein Akteur genauso lebenswichtig wie der andere. Hört man jedoch den Vertretern der Milch-Lobby zu, möchte man meinen, Kalzium sei der Choreograf der kompletten Show. »Achten Sie darauf, täglich Ihre drei Portionen Milch und Milchprodukte zu sich zu nehmen!«, schallt es uns von Milchversorgern, Ernährungsspezialisten, Ärzten und Vertretern der Gesundheitsbehörden entgegen. Mit folgendem Ergebnis, wie der Harvard-Mann Dr. David S. Ludwig bemerkt: »Amerikaner konsumieren Milliarden Liter Milch jährlich, vermutlich unter der Annahme, dass ihre Knochen ohne sie zerfallen würden.«[1] Sein Kollege, Dr. Walter Willett, ist da schlauer: »In den aktuellen US-Empfehlungen wird die Notwendigkeit eines hohen Verzehrs von Milchprodukten überbewertet, was zum Teil daran liegt, dass der Kalziumbedarf überbewertet wird. Ich denke, dass eine bis zwei Portionen täglich (etwa 250 bis 500 Gramm Milch) die angemessene Menge Kalzium liefern, und bei dieser Konsummenge darf es ruhig Vollmilch sein.«[2]

HEILIGES BASILIKUM

Unsere Knochen brauchen Kalzium, darauf können wir uns alle einigen. Sie brauchen außerdem eine Vielzahl anderer Vitamine und Mineralstoffe. Vitamin D und K, Magnesium, Mangan und Phosphor gehören zu den wichtigsten. Milch ist reich an Kalzium und Phosphor und wird in den USA und Kanada mit Vitamin D angereichert. (In Deutschland ist dies jedoch verboten.) Es fehlt ihr Mangan, und sie enthält weder Vitamin K noch Magnesium in nennenswerten Mengen: Von Ersterem liefert sie winzige 0,73 Mikrogramm oder knapp ein Prozent des Tagesbedarfs von 80 Mikrogramm, von Letzterem nur 7 Prozent des Tagesbedarfs pro Portion.[3]

Kalzium ist nicht nur nicht der König unter den knochenbildenden Nährstoffen – auch Milch ist nicht die beste Kalziumquelle in unserem Lebensmittelangebot. Wahrscheinlich haben Sie in den getrockneten Kräutern in Ihrem Küchenschrank nie eine Alternative zu Milch gesehen. Und doch ist getrocknetes Basilikum eine ausgezeichnete Quelle für drei knochenbildende Nährstoffe – Vitamin K, Mangan und Kalzium – und eine gute Quelle für ein weiteres: Magnesium. Wenn ich schreibe »ausgezeichnet«, so meine ich das auch. Zwei Esslöffel getrocknetes, gemahlenes Basilikum decken 107 Prozent des Tagesbedarfs an Vitamin K, 50 Prozent des Tagesbedarfs an Mangan und 22 Prozent des Tagesbedarfs an Kalzium. Rechnen wir noch die 18 Prozent des Tagesbedarfs an Magnesium hinzu, können wir getrocknetes Basilikum mit Fug und Recht in den Rang eines Superfoods für den Knochenaufbau erheben.[4] Noch in zwei weiteren Punkten ist es der Milch überlegen: Erstens im Hinblick auf das Preis-Leistungs-Verhältnis, denn zwei Esslöffel getrocknetes, gemahlenes Basilikum kosten, lose gekauft in meinem Bioladen, 90 kanadische Cent, das entspricht etwa 0,65 €.

Zweitens ist Basilikum in Bezug auf den allgemeinen Gesundheitswert der Milch überlegen, denn es ist frei von negativen Begleiterscheinungen. Diese liegen unter anderem (aber nicht ausschließlich) am Gehalt an Zucker, gesättigten Fetten, Cholesterin und allergieauslösenden Eiweißen sowie in den eisenzehrenden Eigenschaften der Milch. Nachdem wir nun wissen, was unsere Knochen brauchen und welche Vielzahl von unterschiedlichen Lebensmitteln dies erfüllen kann, lässt sich die privilegierte Stellung der Milch nicht länger halten.

ALTERNATIVEN ZUR MILCH

Mein Freund Roger zieht die meiste Frischkost für seine vierköpfige Familie auf dem kleinen Stück Land rings um sein Haus. Er ist nicht der Einzige, der in großen Mengen kalziumreiche Pflanzen wie Grünkohl, weiße Rüben – deren Kraut sich vor Kalzium nur so biegt – und Brokkoli anbaut. Als Gründer des gemeinnützigen Netzwerks Küchen-Gärtner International half er, die Obamas zu überreden, einen Küchengarten auf dem Gelände des Weißen Hauses anzulegen. In vielen Städten weltweit wächst die Zahl der urbanen Gärten. Zum Glück müssen wir uns nicht aus einem ganz bestimmten, klar umrissenen Nahrungsangebot versorgen. Wir essen mal dies und mal das. Wir beziehen unser Essen aus dem eigenen Garten oder aus Läden, die mal ganz in unserer Nähe und mal in weiterer Ferne sind. Gehen wir einmal davon aus, dass Sie Zugang zu einem größeren Sortiment an Lebensmitteln haben, als ein Kiosk an der Ecke es bietet, in dem vor allem Zigaretten, Milch und Süßigkeiten über die Theke gehen. Dann haben Sie keine Probleme, Ihren Kalziumbedarf ohne Milch und Milchprodukte zu decken.

Angesichts der urbanen Gartenprojekte, die allerorten aus dem Boden sprießen, und der Tatsache, dass immer mehr Leute im Supermarkt den Weg in die Obst- und Gemüseabteilung finden, zeichnet sich ein neuer Trend ab. Die Menschen begreifen zunehmend, wie viel Gutes in dem Gemüse steckt, das früher ein Schattendasein als Beilage fristete. Meinem Großvater fiele es heute schwer, seine Überzeugung durchzusetzen, die er bei unseren ausgedehnten Sonntagsessen im Familienkreis zum Besten gab: dass Karotten, Spinat und Körner Hasen- und Hühnerfutter seien. 1990, in dem Jahr, in dem mein Großvater starb, wurde der ehemalige Olympionike Carl Lewis Veganer. Er legt Wert auf die Feststellung, dass das erste Jahr nach seiner Ernährungsumstellung das erfolgreichste in seiner Karriere als Läufer war.[5] Selbst testosterondurchdrungene Rennfahrer schaffen es aufs Siegertreppchen, ohne dass Milch und Blut anderer Tiere in ihren Venen fließt, und auch Kampfsportler und Gewichtheber sind mit Pflanzenkost erfolgreich. Sogar Mike Tyson behauptet, er sei anständig geworden und würde sich mit frischem Saft aus Grüngemüse gesund ernähren.[6] Weder Milchprodukte noch rotes Fleisch kommen dem ehemaligen Schwergewichtsboxer auf den Tisch. Dass diese Vorzeigemänner für Lebensmittel werben, die nach Auffassung meines Großvaters, des Marineoffiziers und Weltkriegsveterans, nicht als Kost für starke Männer taugen, zeugt von einem wachsenden Interesse an Obst und Gemüse, das mein Vater noch an den Rand seines Tellers schob. Wenn so viele ganze Kerle sich von Grünzeug ernähren, können die Milchhersteller in Zukunft wohl nicht mehr ganz so fest mit den Kalzium-Münzen der Konsumenten rechnen.

IMMER DER NASE NACH

Ich spüre es in meinen Knochen. Wochenmärkte sind die Orte, von denen wir in Zukunft unsere Nährstoffe, darunter unter anderem auch Kalzium, beziehen. Denn dort gibt es vor Eiweiß, Eisen und Kalzium strotzende Amaranthblätter, die wie Spinat benutzt werden können und sich sehr gut gedämpft und mit etwas Zitrone beträufelt zubereiten lassen. Rosenköhlchen, die, wenn man sie am Strunk belässt, mit etwas Fantasie wie Zauberstäbe aussehen und die dem Essen ihre Kreuzblütler-Magie verleihen, gibt es dort. Ebenso weiße Rüben (auch Herbstrüben oder Wildbrokkoli genannt) mit ihren kalziumreichen Blättern, die den langen Weg vom Feld bis ins Supermarkt-Regal nicht überleben. 450 Gramm der gegarten Blätter enthalten 20 Prozent des Tagesbedarfs an Kalzium und sind eine »großartige Quelle« nicht nur für dieses Mineral, sondern für sechs weitere Nährstoffe. Sie enthalten:
- 662 Prozent des Tagesbedarfs an Vitamin K,
- 220 Prozent des Tagesbedarfs an Vitamin A,
- 66 Prozent des Tagesbedarfs an Vitamin C,
- 42 Prozent des Tagesbedarfs an Folsäure,
- 25 Prozent des Tagesbedarfs an Mangan und
- 20 Prozent des Tagesbedarfs an Ballaststoffen.

Für weitere drei Nährstoffe sind 450 Gramm gegarte Rübenblätter eine »gute Quelle«: Kupfer (18 Prozent des Tagesbedarfs), Vitamin E (14 Prozent des Tagesbedarfs) und Vitamin B_6 (13 Prozent des Tagesbedarfs).[7] Ein Besuch auf einem Wochenmarkt zeigt, wie viel an Nahrungsqualität im traditionellen Handel auf den Transportwegen verloren geht. Wenn der Kunde vor mir seine weißen Rüben lieber ohne das Kraut haben will, lasse ich mir gern die doppelte Ration einpacken, um den Landwirten, und seien es nur ein paar hundert Gramm, etwas von der Kompostladung abzunehmen, die sie sonst mit nach Hause nehmen müssten. Von dem Grünzeug darf es ruhig etwas mehr sein!

Beim Besuch des Wochenmarkts vertraue ich auf meine Unabhängigkeit und die Gewissheit, dass ich mich bei meinem Einkauf nach dem richten werde, was ich sehe und rieche. Wenn Sie ein Faible für Pfirsiche haben, kennen Sie das zugleich heitere und berauschende Gefühl, das ein Korb voller perfekt gereifter Früchte auslösen kann. Meine Mutter hat mir diese Vorliebe vererbt. Sie kaufte Pfirsiche nur, wenn sie Saison hatten. Von August bis Anfang September verging kein Sonntagmorgen, an dem sie nicht eine große Glasschüssel von den in Spalten geschnittenen, gegen das Braunwerden mit etwas Zitrone beträufelten Früchten aufgetragen hätte – die Farben wie eine Mischung aus Sonnenschein und Sonnenuntergang, eine einzige Pracht! Pfirsiche, das war der Duft des Augusts am frühen Morgen. Sie waren mein Start in köstlich lange Tage unter freiem Himmel in der sommerlichen Wärme. Pfirsiche lassen mich an Donnerstagen im August im Eilschritt zum Markt von Dufferin Grove hinüberlaufen, kaum dass ich vom Fahrrad gestiegen bin.

Auf den Oktober folgt der November, der in den Dezember hinüberschlittert. Ich habe kalte Füße. Mit einem Mal erscheinen mir warme, gut beleuchtete Lebensmittelläden irgendwie verlockend. Eine Sekunde lang bin ich versucht, Schutz zwischen ihren Stein- und Betonwänden zu suchen. Dann fallen mir all die Regeln und Vorschriften ein, die dort gelten. Sogleich wende ich ihnen und ihrer von Auflagen eingepferchten Bequemlichkeit den Rücken zu und entscheide mich doch für die Flexibilität und das von Nährstoffen überquellende Füllhorn des Marktes. Was machen da schon die kleinen Unannehmlichkeiten? Gern ziehe ich meine Handschuhe aus und mache mir die Hände an der Erde schmutzig, die noch an Rettich, Stangensellerie und Kohlrabi klebt und zeigt, auf welch sattem Boden sie gewachsen sind.

Nicole hilft Ted seine Lastwagenladung Gemüse an die Kunden zu bringen, die seinen Stand umschwirren wie Vögel einen Beerenstrauch. Sie hat immer eine Karotte für meinen Hund Dixi. Während Nicole Stück für Stück davon abbeißt und es ihm gibt, wedelt er freudig mit dem Schwanz.

Ich hielt Ted Thorpe die Treue, als er seinen Stand vor zwanzig Jahren von einer Seitenstraße in Downtown Toronto auf den Markt von Dufferin Grove verlegte und seinen Beitrag dazu leistete, diesen zu dem quirligen Umschlagplatz zu machen, der er heute ist. Ich habe miterlebt, wie im Laufe der Zeit aus der kleinen Bastion für den harten Kern der Szene ein summender Bienenschlag geworden ist. Bäcker, Schafskäse- und Tofu-Erzeuger, Pilz- und Blaubeersammler, Fischhändler, Pekannussverkäufer und Pralinenmacher stehen neben Ständen, an denen Wildbret, Rindfleisch, Geflügel und frische Eier verkauft werden. Und natürlich gibt es die Auslagen der Erzeuger von edleren Obst- und Gemüsesorten. Menschen der verschiedensten Kreise und Schichten kommen zum Einkaufen hierher. Obwohl donnerstags drei bis sieben als offizielle Marktzeit gilt, ist danach noch lang nicht Schluss. Freitags findet auf dem Gelände ein von der Gemeinde organisiertes Wohltätigkeitsessen statt. Das Motto lautet »Zahle sieben Dollar und spende, was du kannst«. Aus allem, was der Markt zu bieten hat, bekommt jeder, der kommt, ein Menü mit Suppe, Salat, Hauptspeise und Dessert.

Nachdem Sie nun mit Dixi und mir auf dem Markt gewesen sind, erkennen Sie die Brüchigkeit des Arguments, es sei schwierig, Kalzium aus anderen Quellen denn der Milch zu beziehen, auf das sich die Milchindustrie bei der Propagierung eben dieser beruft. Kalziumschätze schlummern im wilden Portulak, den Ted an seinem Stand verkauft, im Löwenzahn, den ich im Park und aus den Mauerritzen rings ums Haus zu ziehen pflege, und im Blumenkohlgrün, das ich bei Bauer Amada vom Kompost rette. Kalzium wächst aus Mauerritzen und in Küchengärten, in Blumentöpfen auf Hochhaus-Fensterbrettern und auf den Dächern von Wohngebäuden. Sie brauchen bloß nach oben und nach unten zu schauen.

ZURÜCK IN DIE ZUKUNFT FÜR KALZIUM

In dem Maße, wie alte Körnerfrüchte neu entdeckt und verpackt werden und (wieder) Einzug in unsere Ernährung halten, wird das Angebot an Kalzium in der Zukunft noch breiter gefächert sein. Quinoa, die kleinen, getreideartigen Körner, die in Wirklichkeit zur Familie der Gräsersamen und nicht des Getreides zählen, befeuern eine wahre »Superfood-Revolution«. Amaranth, eine Pflanze, deren Körnerfrüchte noch kleiner sind als die von Quinoa, könnten sich als nächste Dinner-Party-Sensation erweisen. 175 Gramm gekochtes Quinoa liefert 6 Gramm Eiweiß, 29 Prozent des Tagesbedarfs an Eisen und 12 Prozent des Tagesbedarfs an Kalzium. Die violetten Blätter, die aus den Samen wie Unkraut wachsen, enthalten doppelt so viel Kalzium wie Popeyes Lieblingsgemüse Spinat. Selbst wenn Ihr Lebensmittelladen keinen Amaranth führt, haben die Samen und das daraus hergestellte Mehl den Weg in die Regale selbst konventioneller Supermärkte gefunden. Amaranth-Mehl und -Samen sind im Vergleich zu anderen, gängigeren Körner- oder Getreidesorten wie etwa Reis besonders eiweiß- und ballaststoffreich. Sie bieten sich vor allem jenen als Alternative an, die glutenfrei backen wollen.[8]

Wenn Sie sich speziell für Kalzium interessieren, gibt es kaum etwas, das Chia-Samen das Wasser reichen könnte. Der Name leitet sich von dem Maya-Wort für »Kraft« ab, und genau das ist Chia. Fragen Sie die Ernährungsspezialistin Lindsey Duncan. Sie führt aus, dass die Samen pro 30 Gramm etwa 18 Prozent des Tagesbedarfs an Kalzium decken und damit dreimal so viel von dem Mineral enthalten wie fettfreie Milch. Außerdem sind sie vollgepackt mit Magnesium, Phosphor, Eisen, Kalium, Zink, Omega-3-Fettsäuren, Eiweiß und Ballaststoffen und sind der Milch darum in puncto Gesundheitswert in jeder Hinsicht um Längen überlegen.[9]

In den 1980er-Jahren kamen nicht sehr viele Leute auf die Idee, die Samen der Chia-Pflanze zu essen, die zur Familie der Minze- und Salbeigewächse gehört. Heute bieten die meisten Bioläden sie in der schwarzen und weißen Variante, abgepackt oder lose, an. Dann rührt man sie in Smoothies, weicht sie ein, um daraus einen puddingartigen Frühstücksbrei zuzubereiten, oder streut sie über Salate.

Wenn Sie es gewohnt sind, Ihr Kalzium in flüssiger Form zu sich zu nehmen, sind Kuhmilch und mit Kalzium angereicherte Milchsorten auf Pflanzenbasis längst nicht mehr die einzige Alternative. Chia-Samen sind im Mainstream angelangt. Ein Frucht-Smoothie wurde zunächst in kleinen Mengen auf den Markt gebracht, um schon bald von der Nachfragewelle in die Regale von großen Supermärkten gespült zu werden, wo die Samen nun lose und als Zutat einiger der hauseigenen Backwaren erhältlich sind. Die Dynamik hinter den kleinen, aber kraftstrotzenden Chia-Samen ist zu stark, als dass ein Einbrechen der Popularität zu befürchten sei. Datamonitor Consumer verfolgt die Entwicklung von Produktinnovationen im Bereich Fertiglebensmittel. Ihren Angaben zufolge basierten zwischen Januar und Oktober 2013 mehr als vier Fünftel aller Produktneuheiten im

Bereich alter Sorten auf Chia und Quinoa, was einem Zuwachs von 55 Prozent gegenüber 2010 entspricht.

Tom Vierhile, bei Datamonitor Direktor für Innovationserkenntnisse, ist überzeugt, dass Chia-Samen und Quinoa unter allen alten Sorten über das größte Potenzial verfügen, um ihren Weg in Cerealien, Energieriegel und Getränke zu finden, die über die Mainstream-Kanäle vertrieben werden. Vierhile berichtet: »Die Fertignahrungsindustrie hat sich dieser beiden alten Körnerfruchtsorten in einem Maß angenommen, dass sie mittlerweile bei den Produktneuheiten der Lebensmittelbranche den überwiegenden Anteil ausmachen.«[10] Ich bin selbst Zeugin des exponentiellen Beliebtheitssprungs von Chia. Noch 2010 suchte man die Samen in der Körner-Abteilung meines Bioladens vergeblich. Meine erste Packung habe ich im Frühling 2013 gekauft, und es war damals bloß ein Experiment. Inzwischen ist Chia in allen Supermärkten in einer ganzen Angebotspalette anzutreffen.

Die Entwicklung von Chiasamen vom Hauptnahrungsmittel der Azteken und Mayas bis hin zur meistverkauften Körnerfrucht Südamerikas, vom Dasein als Außenseiterprodukt bis hin zur Eroberung der Märkte in den USA und Kanada, im Mittleren Osten und in Europa und bis hin nach Asien ist schon ziemlich bemerkenswert. Fakt: Kalzium ist einer unter vielen Nährstoffen, die für den Knochenaufbau unverzichtbar sind. Fiktion: Milchprodukte stellen die beste, am leichtesten verfüg- und erreichbare Quelle für Kalzium in Lebensmitteln dar.

8 Melkkuh Kalzium

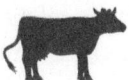

Die Kehrseite der überzogenen Zufuhrempfehlungen für Kalzium

Die Milchindustrie fürchtet, dass Milch als Getränk zukünftig unbedeutend wird. Chia-Samen und andere kalziumreiche, knochenfreundliche Lebensmittel drängen in die Ladenregale. Während die Verkaufszahlen von Milch sinken, verbündet sich die Milchindustrie mit anderen mächtigen Lebensmittelunternehmen, etwa Coca-Cola, um den Flüssigmilchabsatz zu steigern und den Markt neu zu beleben. Ihr Ziel: Milch wieder zu einem Getränk zu machen, was für Erwachsene in jeder Lebensphase wichtig ist.[1]

DIE FIXIERUNG AUF MILCH ALS KALZIUMLIEFERANT

Während die Milchindustrie Wege sucht, um die Konsumenten von ihrer Jagd nach ständig neuen »Superfoods« abzubringen und zur Milch zurückzulocken, hält das USDA beharrlich an der Sonderstellung der Milch fest. Sie sieht Milch als ein so außergewöhnliches Lebensmittel an, dass diese als Einzige eine eigene »Nahrungsgruppe« ausfüllt.

Was macht die Kuhmilch zu etwas so Besonderem? Auf der MyPlate-Homepage finden wir unter dem Eintrag »Milch und Milchprodukte« einen Hinweis für Menschen mit Laktoseintoleranz. Der Tenor geht in die Richtung: Lassen Sie sich nicht von etwaigen negativen Reaktionen abschrecken, Milch zu trinken oder Ihren Lieben zu trinken zu geben. Auch wer eine Laktoseintoleranz hat, kann sie zu sich nehmen, wenn er die Portionen entsprechend reduziert, Produkte mit geringem Laktosegehalt wie Käse wählt oder der Milch Enzyme zusetzt, die den Milchzucker aufschließen. Es folgt die Warnung: »Mit Kalzium angereicherte Lebensmittel und Getränke wie Cerealien, Orangensaft oder Reis- und Mandelgetränke mögen zwar Kalzium liefern, nicht jedoch die anderen Nährstoffe, die in der Milch enthalten sind.« Man beachte, dass in dieser Liste nur stark verarbeitete, mit Kalzium angereicherte Produkte aufgezählt sind, um zu begründen, warum man Mangelerscheinungen riskiert, wenn man sich dazu entschließt, seinen Kalziumbedarf mit Lebensmitteln außerhalb der Milch-Gruppe zu decken. Nun haben Sie mich aber im letzten Kapitel zum Wochenmarkt von Dufferin Grove begleitet. Sich von der Milch zu verabschieden heißt nicht, künftig auf künstlich mit Kalzium oder anderen in der Milch enthaltenen Nährstoffen aufgepeppte Lebensmittel angewiesen zu sein. Neben diesen angereicherten Lebensmitteln werden in einem Unterpunkt weitere kalziumreiche Lebensmittel aufgelistet: »Dosenfisch (Sardinen, Lachs mit Gräten), Sojabohnen und andere Sojaprodukte (mit Kalziumsulfat hergestellter Tofu, Sojajoghurt, Tempeh), bestimmte andere Bohnensorten und bestimmtes grünes Blattgemüse (Kohl- und Rübenblätter, Grünkohl, Pak Choi).« Darauf folgt ein weiterer Warnhinweis: »Die Kalziummenge, die aus diesen Lebensmitteln aufgenommen wird, variiert.«[2] Der scheinbar so unscheinbare Satz birgt die nicht ganz harmlose Botschaft, dass es sich bei Milch um die einzig zuverlässige Quelle für Kalzium handle.

Es stimmt, dass in vielen Pflanzen natürliche Substanzen – sogenannte Oxalate – vorkommen, die die Kalziummenge reduzieren, die vom Körper aufgenommen werden kann. Manche Pflanzen enthalten Kalzium jedoch in ausreichenden Mengen, um dies wieder auszugleichen.³ Darum legt Dr. David Ludwig, wie bereits erwähnt, so großen Wert auf die Entkräftung der irrigen Annahme, dass Milch die beste aller Kalziumquellen sei. »Vergleicht man Gramm für Gramm, enthält Grünkohl mehr Kalzium als Milch. Sardinen, Nüsse, Samen, Bohnen und grünes Blattgemüse sind allesamt Kalziumquellen.« Und er versichert: »Wir können unseren gesamten Bedarf an Kalzium und anderen Nährstoffen mit einer qualitativ hochwertigen Ernährung stillen, die grünes Blattgemüse, Bohnen, Nüsse, Samen und vielleicht Fisch enthält.«⁴ Es schadet nichts, seine Worte noch einmal zu wiederholen, rehabilitieren sie doch die Bohnen und das Grüngemüse, das das USDA als zweitrangige Kalziumquelle hinstellt.

Selbst die Milchindustrie gibt zu, dass Kalzium aus pflanzlichen Quellen genauso gut, wenn nicht besser, aufgenommen wird als das aus der Milch. 2006 erschien ein Artikel in einer amerikanischen Zeitung mit dem Titel »Keine Milch? Wenn Sie sich ein Leben ohne die tägliche Dosis Milch nicht vorstellen können, schauen Sie sich die Forschungsergebnisse an, die den Wert – wenn nicht gar die Unbedenklichkeit – dieser Säule der Ernährung infrage stellen.« Bereits damals befand der US-amerikanische Nationale Milchrat in einer Argumentationshilfe, dass »das Kalzium aus manchen Gemüsesorten wie Brokkoli, Pak Choi und Grünkohl genauso gut oder besser absorbiert wird wie Kalzium aus Milch und Milchprodukten«. Ich traute meinen Augen kaum, als ich dies las, und so beschloss ich, dem Gaul doch tiefer ins Maul zu schauen. Auf Seite 2 eines Dokuments, das Fragen rings um die Absorption bzw. Verfügbarkeit von Kalzium gewidmet ist, stieß ich auf eine Tabelle mit der Überschrift »Nahrungsquellen für absorbierbares Kalzium im Vergleich«. In der mittleren Spalte wird für eine ganze Reihe von Lebensmitteln auf pflanzlicher und Milchbasis die jeweilige »Absorptionsrate« für

Kalzium angegeben. Diese beträgt 32,1 Prozent für Milch, während der Wert für Brokkoli 61,3, für Pak Choi 53,8 und für Grünkohl 49,3 Prozent beträgt.[5] Alle Achtung, Brokkoli!

DER ÜBERZOGENE EINFLUSS VON KALZIUM

Vielleicht ist Ihnen nicht klar, warum Sie sich die Mühe machen sollten, überhaupt nach Alternativen zu Milch zu suchen, um Ihren Bedarf an Kalzium und »acht anderen essenziellen Nährstoffen« zu decken. Was zum Thema Kalzium meist ungesagt bleibt, reicht über die Tatsache hinaus, dass sich das Mineral ohne Weiteres aus anderen Lebensmitteln außerhalb der Nahrungsgruppe »Milch« beziehen lässt. Als ich 2004 wegen einer Recherche zum Thema Organgensaft in Florida war, führte ich ein Interview mit Allen Morris, bekannt in der Branche, der im Laufe seiner Karriere für sämtliche der größten Orangensafthersteller gearbeitet hatte. Als wir auf die Etikettierung von Lebensmitteln und Fehlinformationen bezüglich der Produkte und ihrer Inhaltsstoffe zu sprechen kamen, wurde er so munter, dass ich in meinen Notizen am Rand »wird gesprächiger« vermerkte. In seiner jahrelangen Erfahrung im Marketing und der Herstellung von Orangensaft war er zu der Überzeugung gelangt, dass der Versuch, Konsumenten zu informieren, ein hoffnungsloses Unterfangen war: »Neunzig Prozent der Dinge, aufgrund derer Konsumenten ihre Entscheidungen treffen, sind schlichtweg falsch.« Zur Erläuterung zog er das Beispiel der mit Kalzium angereicherten Lebensmittel heran. Der Zusatz des Minerals zum Orangensaft stelle die Milchbauern vor ein besonderes Problem, da sie ihre Tiere mit Pellets fütterten, die aus komprimierten Resten aus der Orangensaftproduktion hergestellt würden. Er erklärte, es gäbe »Vorschriften, die die zulässige Menge der verfütterten Pellets aus Zitrusfruchtfleisch beschränken, weil ... sie sehr viel Kalzium enthalten und dies verhindert, dass sie es aufnehmen. Sie stoßen es ab.« Er wies darauf hin, wie unlogisch es sei, dass der Gesetzgeber es einerseits für notwendig halte, den Kalziumgehalt von Futtermitteln für Kühe zu beschränken, während es andererseits »keinen Grenzwert [für Kalzium] in Vitaminpräparaten gibt, die man schwangeren Frauen verkaufen darf«. Er meinte, ich solle mich doch einmal fragen, »warum man schwangeren Frauen etwas geben darf, das ihnen nicht guttut, aber verbiete, Milchkühe damit zu füttern«.

Wären mir damals bereits die Risiken einer zu hohen Kalziumzufuhr bekannt gewesen, hätte ich sicher an der Stelle noch einmal nachgehakt und mir mehr von ihm erzählen lassen. Stattdessen wandten wir uns anderen Themen zu, obwohl er sagte, dass er »endlos weiterreden« könne. Er schloss seine Tirade gegen Kalzium mit der Bemerkung, dass der »Mangel an Wissen über Orangensaft nichts ist im Vergleich zu den ganzen anderen Fehlinformationen, die da draußen kursieren. Es ist unglaublich!«[6] Er war mir einen Schritt voraus. Noch bevor Studien, die sich kritisch mit Kalziumverzehrempfehlungen im vierstelligen Milligrammbereich auseinandersetzten, im medialen Mainstream angekommen waren, hatte er begriffen, dass unsere Einstellung zu dem Mineral völlig falsch ist. Was in der Berichterstattung über Kalzium am allermeisten zu kurz kommt, könnte die Tatsache sein, dass wir zu viel davon zu uns nehmen.

Die empfohlene Tageszufuhr für Kalzium ist in Kanada und den USA identisch. Am höchsten ist der Wert mit 1.300 Milligramm für Kinder zwischen neun und achtzehn Jahren. Er sinkt auf 1.000 Milligramm für Männer zwischen neunzehn und siebzig und Frauen zwischen neunzehn und fünfzig Jahren. Danach lautet die Empfehlung an Frauen über fünfzig und alle über Siebzigjährigen, die Zufuhr auf 1.200 Milligramm täglich zu erhöhen.

Auf der Webseite von Health Canada ist zu lesen: »Über neunundneunzig Prozent des Kalziumvorrats im Körper sind in den Knochen und den Zähnen zu finden, zu deren Aufbau es beiträgt.«[7] So kommt die Gleichung »Kalzium = starke Knochen« zustande, die wir alle verinnerlicht haben. Jeder weiß, warum die empfohlene Tagesdosis für Kalzium bei 1.000 Milligramm liegt und dass wir mit der Nahrung Kalzium in ausreichenden Mengen zuführen müssen, weil das für unsere Knochen wichtig ist. Wir vertrauen auf die Behörden, den entsprechenden Wert korrekt festzusetzen. Und doch fangen Ärzte und Wissenschaftler an zu hinterfragen, warum die Zufuhrempfehlungen so hoch angesetzt wurden, obwohl es keine Beweise dafür gibt, dass so viel Kalzium dem Körper guttut, ja die empfohlenen Tagesmengen manchen Studien zufolge sogar regelrecht schädlich sein können.

2011 brachte das *Time Magazine* in der Rubrik »Gesundheit und Familie« einen Artikel mit der Überschrift »Studie: US-Kalziumempfehlungen womöglich zu hoch«, in dem von den Ergebnissen einer schwedischen Untersuchung an 60.000 Frauen berichtet wurde, deren Kalziumzufuhr und Knochenbruchrate über neunzehn Jahre hinweg verfolgt wurden. Eva Warensjo, Ph. D., Wissenschaftlerin an der Uppsala-Universität und Studienleiterin und Autorin des im *British Medical Journal* dazu erschienenen Artikels, bestätigt: »Nach unserer Studie [sage ich], ja, die US-Empfehlungen sind möglicherweise zu hoch angesetzt.« Zu viel Kalzium, so wurde in ihrer Studie festgestellt, kann die Wahrscheinlichkeit von Knochenbrüchen tatsächlich erhöhen. Sie geht davon aus, dass der angemessene Bereich zwischen 700 und 800 Milligramm täglich liegt. Für Dr. Julie Switzer, Mitglied des Frauenrates für Gesundheitsfragen der Amerikanischen Gesellschaft für Orthopäden und Unfallchirurgen, klang dies überzeugend. Sie sagte im Hinblick auf die Untersuchung: »Möglicherweise wurde damit die Tür für eine Veränderung unserer Empfehlungen für die Kalziumzufuhr geöffnet.«[8] Das war im Jahr 2011. Anzeichen einer Veränderung gibt es keine.

Die schwedische Studie war nicht die erste, in der sich die empfohlene Kalzium-Tagesdosis von 1.000 Milligramm und darüber als nicht förderlich erwies. Mit ihrer Studie untergräbt Dr. Warensjo die traditionelle Auffassung, dass die Knochen, insbesondere die Knochen von Frauen nach der Menopause, für ihren Aufbau und ihre langfristige Gesunderhaltung Megadosen von Kalzium brauchen.

Auch T. Colin Campbell, Ph. D., und sein Sohn Thomas M. Campbell II, M. D., befassen sich in ihrer von der *New York Times* als »Grand Prix der Epidemiologie« gepriesenen China Study mit den Auswirkungen einer hohen Kalziumzufuhr in der Ernährung auf die Knochengesundheit und andere Aspekte wie Krebserkrankungen. Sie zitieren unter anderem Studien und Berichte, in denen ein Zusammenhang zwischen dem Verzehr von Milchprodukten und Prostatakrebs hergestellt wird. Im Detail verweisen sie auf die Ergebnisse einer 2001 erfolgten Metaanalyse von Untersuchungen, die diesen Zusammenhang beleuchten: »In diesen Studien wiesen Männer mit dem höchsten Konsum an Milchprodukten ungefähr das doppelte Risiko für die gesamten Prostatakrebserkrankungen und ein bis zu vierfaches Risiko für metastasierenden oder tödlichen Protatakrebs auf.« Die Autoren der Metaanalyse kommen zu dem Schluss: »[Dies ist] einer der konsistentesten Ernährungsfrühindikatoren für Prostatakrebs in der veröffentlichten Literatur.« Außerdem zitieren die Campbells eine frühere Studie, die die Hypothese aufstellt: »Die konsistenten Zusammenhänge [von Prostatakrebs] mit Milchprodukten könnten zumindest teilweise aus ihrem Kalzium- und Phosphorgehalt resultieren.«[9]

AUF INS LICHT

Woran könnte es liegen, dass eine hohe Kalziumaufnahme mit einem erhöhten Knochenbruchrisiko einhergeht? Kalzium und Vitamin D wirken beim Aufbau eines soliden Skeletts zusammen. Dr. Neville Golden, Spezialist für Jugendmedizin an der Medizinischen Fakultät der Standford-Universität, äußerte sich hierzu in einer Wissenschaftssendung wie folgt: »Man kann so viel Kalzium nehmen, wie man will, wenn man nicht genug Vitamin D bekommt, wird man es nicht absorbieren.«[10] Mit anderen Worten, wenn das Verhältnis zwischen Kalzium und Vitamin D nicht stimmt und es einen Überhang an Kalzium gibt, bricht das Zusammenspiel der beiden zusammen. Die Campbells erklären den Prozess, indem sie zunächst einiges an Hintergrundwissen zu Vitamin D vermitteln, dessen viele Vorzüge allgemein gepriesen werden. Sie führen uns vor Augen, dass wir unser Vitamin D allein dadurch selbst produzieren können, indem wir unsere Haut ein paarmal wöchentlich für eine Viertel- bis halbe Stunde dem Sonnenlicht aussetzen, ohne zuvor eine Creme mit Sonnenschutzfaktor aufzutragen. Was unser Körper dabei aufnimmt, verwandelt er in das, was die Campbells als »hoch aufgeladenes« Vitamin D bezeichnen. Diese auch als »125 D« bezeichnete Form ist für all das Gute verantwortlich, das man dem Vitamin D allgemein zuschreibt, und verhindert alle möglichen Krankheiten von Krebs und Autoimmunerkrankungen bis hin zur Osteoporose.

Die Campbells schließen die Möglichkeit aus, dass man eines Tages in der Lage sein könnte, »hoch aufgeladenes« Vitamin D in Pillenform einzuwerfen. Nach ihrer Auffassung ist es zu stark und gefährlich für eine medizinische Anwendung. Nur der Körper weiß, wie er sich damit in der richtigen Dosierung versorgen kann. Das komplexe System funktioniert so lange mit erstaunlicher Präzision, bis es zusammenbricht. Einer der Schuldigen, der die komplizierten Abläufe erwiesenermaßen aus der Bahn werfen kann, ist Kalzium. Es drosselt die Produktion von 125 D und macht so den Körper anfällig für eine nicht zu beziffernde Anzahl von Krankheiten.[11]

KNOCHEN AUF DEM KALZIUM-TRIP

Die Campbells sagen: »Von allen Seiten strömt eine Flut von Warnungen auf uns ein, dass die meisten von uns nicht genügend Kalzium zu sich nähmen.« Ironischerweise trägt ausgerechnet Dr. Golden, der über die Bedeutung von Vitamin D für den Knochenaufbau aufklärt, zu dieser »Flut« bei, wenn er im Interview warnt, dass es bei Jugendlichen, die keine Milch trinken, durch das entstehende Risiko eines Kalziummangels zu einer Beeinträchtigung des Knochenaufbaus kommen könne. Angesichts dessen, was die Campbells als »Goldgrube Kalzium« bezeichnen, verweisen sie auf eine Grafik mit dem Titel »Zusammenhang zwischen Hüftfrakturraten und Kalziumaufnahme in verschiedenen Ländern«. Die darin enthaltenen Daten wurden von David Mark Hegsted, Ph. D., gesammelt, einem Mann, der unter anderem zwischen 1962 und 1978 Professor für Ernährungswissenschaften an der Fakultät für öffentliche Gesundheit in Harvard war. Die 1986 veröffentlichte Übersicht zeigt einen positiven Zusammenhang zwischen Kalziumzufuhr und Knochenbruchrate. Von den zehn untersuchten Ländern war Hongkong das mit der geringsten Zufuhr. Mit einem Durchschnitt von unter 500 Milligramm lag es gleich auf mit Singapur auf dem zweitletzten Platz, was die Häufigkeit von Hüftfrakturen anbelangte: 40 Brüche auf 100.000 Personen. Die USA, in denen durchschnittlich 1.000 Milligramm Kalzium täglich aufgenommen werden, lagen bei der Häufigkeit der Hüftfrakturen an erster Stelle. Mit 100 Brüchen auf 100.000 Personen war die Hüftfrakturrate in den USA fünfmal so hoch wie in Singapur.[12]

Ernährungsspezialisten weisen gerne darauf hin, dass die US-Ernährungsrichtlinien von 2010 Kalzium als »kritischen« Nährstoff eingestuft haben, um uns Angst zu machen, damit wir mehr Milch und Milchprodukte verzehren.[13] Das USDA gibt auf seiner Webseite ausführlich Auskunft über die entscheidende Bedeutung von Kalzium für den Knochenaufbau. Aber über das »Kalzium-Paradoxon« erfährt man dort nichts. So gelangt man zu dem Schluss, dass mehr Kalzium jedem Menschen guttut. Doch selbst die Weltgesundheitsorganisation weiß um die Existenz dieses Phänomens und dass es der näheren Untersuchung bedarf. In seinen »Empfehlungen zur Vorbeugung von Osteoporose«, die auf den Ernährungsseiten der WHO-Homepage zu finden sind, definiert sie Osteoporose als eine »durch niedrige Knochendichte und mikro-architektonische Degeneration von Knochengewebe gekennzeichnete [Erkrankung], die zur Brüchigkeit von Knochen führen und dementsprechend das Frakturrisiko erhöhen« kann. Anders als das USDA, das zur Prävention Patentlösungen wie den vermehrten Konsum von Milch und Milchprodukten empfiehlt, bietet die WHO präzisere Empfehlungen. Sie schreibt: »Das Paradoxon (dass Hüftfrakturraten in entwickelten Ländern, in denen die Kalziumzufuhr höher ist als in Entwicklungsländern, in denen diese niedriger liegt) verlangt eindeutig eine Erklärung.« In ihren »krankheitsspezifischen Empfehlungen« gibt sie an, dass in Ländern mit hoher Frakturrate »eine Mindestkalziumzufuhr von vier- bis fünfhundert Milligramm zur Vermeidung von Osteoporose erforderlich ist«.[14] Dass *mehr* nötig wäre, ist nirgendwo zu lesen.

Die WHO steht nicht allein mit ihren Kalziumempfehlungen da, die den vom USDA für Amerikaner festgelegten Verzehrmengen entgegenlaufen. Die Empfehlungen der Briten decken sich eher mit denen der WHO. In Großbritannien richtet sich der »geschätzte Durchschnittsbedarf« nach dem Alter, wobei die Basislinie für alle über Neunzehnjährigen bei 525 Milligramm liegt. Der »Referenzwert für die Nährstoffzufuhr« (RNI) ist definiert als »die Menge eines Nährstoffs, die ausreicht oder mehr als ausreichend ist, um den Nährstoffbedarf praktisch aller (97,5 Prozent) gesunden Menschen in der Bevölkerung zu decken«. Er liegt mit 700 Milligramm für die Altersgruppe der über Neunzehnjährigen etwas höher. Doch wie Dr. Hannah Theobald von der Britischen Ernährungs-Stiftung zugibt: »Der RNI übersteigt meist den individuellen Bedarf.«[15] Neben den Kalziumempfehlungen der WHO – und den ähnlich lautenden Empfehlungen in Großbritannien – erscheinen die in den USA empfohlenen 1.000 Milligramm für die Altersgruppe zwischen neunzehn und fünfzig erschreckend hoch. Ob es sinnvoll ist, den Basiswert vorsorglich so hoch anzusetzen, ist umso fraglicher, als die WHO drei Trends beschreibt. Erstens liegt die altersbereinigte Hüftfrakturrate »in wohlhabenden entwickelten Ländern um ein Vielfaches höher als in Afrika südlich der Sahara und in Asien«. Zweitens liegen die Hüftfrakturraten »am höchsten bei Frauen mit weißer Hautfarbe, die in gemäßigten Klimazonen leben, etwas niedriger bei Frauen aus Mittelmeeranrainerstaaten und asiatischen Ländern und am niedrigsten bei Frauen in Afrika«. Und drittens: »Schwellenländer wie die chinesische Sonderverwaltungszone Hongkong haben in den vergangenen Jahrzehnten signifikante Zuwächse bei den altersbereinigten Frakturraten zu verzeichnen.«[16] Diese Trends decken sich in zweierlei Hinsicht in ihrer Aussage: In den Regionen mit der geringsten Kalziumzufuhr liegt die Hüftfrakturrate tendenziell am niedrigsten. Und in den Regionen, in denen mit zunehmendem Wohlstand mehr Milch und Milchprodukte konsumiert werden und damit die Kalziumzufuhr steigt, kommt es zu einem entsprechenden »signifikanten« Anstieg der altersbereinigten Frakturraten. Die beobachteten regionalen Unterschiede deuten darauf hin, dass es einen bestimmten Kipppunkt gibt, ab dem Kalzium die Knochen angreift.

Was die Weltgesundheitsorganisation über die Rolle von tierischem Eiweiß zur Erklärung des Kalzium-Paradoxons schreibt, wirft ein erhellendes Licht auf die Kalzium-Milch-Empfehlungen. Erinnern Sie sich noch an die These der WHO: »Die zum aktuellen Stand vorliegenden Daten deuten darauf hin, dass der schädliche Effekt insbesondere von tierischem (nicht jedoch pflanzlichem) Eiweiß den positiven Effekt der Zufuhr von Kalzium auf den Kalziumhaushalt zunichtemachen könnte.« Milch und Milchprodukte sind reich an tierischem Eiweiß. Wenn tierisches Eiweiß, wie die WHO vermutet, »den positiven Effekt der Zufuhr von Kalzium auf den Kalziumhaushalt zunichtemachen könnte«,[17] hat die extrem hohe Knochenfrakturrate in den USA vielleicht weniger mit der Menge an Kalzium zu tun, als vielmehr mit der Quelle, aus der die Amerikaner es beziehen. Stünde kein Glas Milch neben dem Teller und käme stattdessen ein Berg kalziumreiche pflanzliche Kost darauf, wäre den USA vielleicht nicht das Unglück beschieden (zumindest nach dem Stand 1986), als Weltrekordhalterin für Hüftfrakturen dazustehen.

Das Ärztliche Komitee für verantwortungsbewusste Medizin (PCRM) zieht seit langem den festgesetzten Tagesbedarf für Kalzium und die Empfehlungen für den Milchkonsum in Zweifel. 2005 legte ein Team von drei Wissenschaftlern eine Metaanalyse aller achtundfünfzig Studien vor, die seit 1966 über die Wirkungen von Milch und Milchprodukten und Kalzium auf die Knochengesundheit von Kindern und Jugendlichen durchgeführt worden waren. Die Autoren gingen dabei den Fragen nach:

1. Gibt es genügend Nachweise dafür, dass die Kalziumempfehlungen der Vereinigten Staaten gerechtfertigt sind? 2. Bestä-

tigt sich in der wissenschaftlichen Literatur die Behauptung, Milch und Milchprodukte seien anderen Kalziumquellen im Hinblick auf die Förderung der Knochengesundheit überlegen? Die Antwort lautet: Nein und Nein. Zum einen fanden die Wissenschaftler heraus, dass sich zwar eine Kalziumzufuhr von unter 400 Milligramm täglich schädlich auf die Knochenbildung auswirken kann, dass jedoch eine Kalziumzufuhr von über 400 bis 500 Milligramm täglich nicht mit der mineralischen Knochendichte oder Frakturhäufigkeit bei Kindern und Jugendlichen korrelierte oder Rückschlüsse auf diese zuließ. Zum anderen kamen sie zu dem Schluss, dass das Kalzium aus Milch und Milchprodukten vom Körper nicht so gut aufgenommen wird wie Kalzium aus dunkelgrünem Blattgemüse und dass der Natrium- und Eiweißgehalt in der Milch zu einer vermehrten Ausscheidung von Kalzium mit dem Urin führte. Ihr Rat an Eltern: Kinder bräuchten viel Sonnenlicht, Bewegung und mindestens 400 bis 500 Milligramm Kalzium täglich aus pflanzlichen Quellen. Sie weisen außerdem darauf hin, wie wichtig es ist, nicht zu rauchen oder hohe Mengen Salz und Koffein zu sich zu nehmen – alles Dinge, die die Kalziumaufnahme beeinträchtigen.[18]

Diese Ergebnisse erschienen 2005 und sind damit nicht mehr wirklich neu. Eine neuere Studie hinterfragt die Behauptung, man hätte im späteren Leben widerstandsfähigere Knochen, wenn man während der Kindheit und Jugend viel Milch getrunken habe. Diane Feskanich, Sc. D., Assistenzprofessorin an der Medizinischen Fakultät in Harvard, war an dieser Studie als Co-Autorin beteiligt. Über einen Zeitraum von zwanzig Jahren hinweg verfolgten Dr. Feskanich und ihre Kollegen die Ernährungsmuster und die Anzahl der Hüftfrakturen in einer Gruppe von über 61.000 Frauen und 35.000 Männern. Dabei konnten sie keinen Zusammenhang zwischen Milchkonsum im Jugendalter und einem verminderten Hüftfrakturrisiko im späteren Leben feststellen. In der Tat fanden sie bei Männern das genaue Gegenteil heraus: Hatten diese in ihrer Jugend mehr Milch getrunken, war ihr Hüftfrakturrisiko erhöht. Auch wenn Dr. Feskanich nicht mit Sicherheit sagen kann, wie sich diese positive Korrelation zwischen Milchkonsum im Jugendalter und Hüftfrakturrisiko im späteren Alter bei diesen Männern erklärt, betont sie: »Man hält doch inne und kommt ins Grübeln und wünscht sich eine fundiertere Basis für unsere Ernährungsempfehlungen.«[19]

Offensichtlich schätzte Dr. Feskanich ihr Publikum falsch ein. Die Worte zwischen einer TV-Moderatorin und der Journalistin, die über die Sache berichtet hatte, entsprechen wohl eher der Reaktion der Allgemeinheit. Moderatorin: »Ich kann mir nicht vorstellen, meine Milch nicht zu trinken.« Journalistin: »Ich auch nicht.«[20] Solange die Zufuhrempfehlungen für Kalzium so hoch angesetzt sind, kann man es den beiden Medienfrauen kaum zum Vorwurf machen, wenn sie sich nicht von einer Story beeindrucken lassen, derzufolge die knochenstärkenden Eigenschaften der Milch womöglich überbewertet sind. Anders sähe es vielleicht aus, wenn sie wüssten, dass es sich bei der Studie von Dr. Feskanich nicht um eine einzelne Untersuchung handelt. Stattdessen ist sie ein kleines Kapitel in einem wachsenden Band von Berichten, die allesamt der Frage nachgehen, inwieweit Milch wirklich den Knochenaufbau stärkt. Einerseits gibt es keine belastbaren Daten dafür, dass wir tatsächlich all das viele Kalzium und all die viele Milch brauchen, die man uns von offizieller Seite her empfiehlt. Andererseits mehren sich die Beweise, dass wir unsere Gesundheit gefährden, wenn wir an den derzeitigen Empfehlungen festhalten. Würden die Moderatorinnen dies erkennen, würden sie vielleicht auch aufhören, »ihre« Milch zu trinken, und ins Grübeln kommen.

Unter allen offiziellen Tagesbedarfswerten hebt sich der für Kalzium als einer heraus, der in die falsche Richtung von »lieber mehr als weniger« weist. So liegt der US-Tagesbedarf an Vitamin C bei nur 60 Milligramm. Eine kleine gelbe Paprikaschote enthält zehnmal mehr als diese Menge, 340 Milligramm, um genau zu sein. Eine Orange hat etwa 83 Milligramm. Ich gehe davon aus, dass ich allein aus Obst und Gemüse mindestens das Fünffache des Tagesbedarfs an Vitamin C zu mir nehme. Wenn 60 Milligramm wirklich ausreichen würden, würden auch Sie verglichen damit sicher Megadosen von Vitamin C zu sich nehmen, ohne sich dessen überhaupt bewusst zu sein oder einen Gedanken darauf zu verschwenden.

Vitamin C ist der einzige Nährstoff, für den ein auffällig niedriger Tagesbedarf festgelegt wurde. Die Empfehlungen für Vitamin D und andere für den Knochenaufbau unverzichtbare Nährstoffe sind auf ebenso alarmierende Weise zu niedrig angesetzt, wie die Empfehlungen für Kalzium und Milch gnadenlos zu hoch sind. Selbst manch hartgesottener Milchtrinker fragt sich angesichts dieser Diskrepanz, was wohl hinter jenen verschlossenen Türen wirklich vor sich gehen mag, in deren Schutz man die Ernährungsrichtlinien festsetzt.

9 Ganz ohne Milch: Vitamin D satt

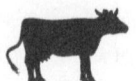

Wie wertvoll Tageslicht und getrocknete Kräuter sind

Rachitis ist auf dem Vormarsch. Es ist die Krankheit, von der die meist jungen, an Vitamin-D-Mangel leidenden Opfer schwere Folgeschäden wie Bein- und Wirbelsäulenverkrümmungen davontragen. In Großbritannien galt die Krankheit in den 1950er-Jahren so gut wie besiegt, nachdem man Eltern mit staatlich geförderten Programmen dazu brachte, ihren Kindern Lebertran zu gebe. Über ein halbes Jahrhundert später stellen britische und US-amerikanische Kinderärzte nun fest, dass sie wieder auf dem Vormarsch ist. Den Grund sehen sie zum Teil in der Rückkehr zu Lebensweisen, bei denen der Aufenthalt im Sonnenlicht zu kurz kommt.[1] Während die Kinder im viktorianischen England unter dunklem, rußverhangenem Himmel lebten, bringen sie heute ihre Tage in Innenräumen zu, wo kein heilsamer Sonnenstrahl mehr an ihre Haut gelangt.

VITAMIN-D-MANGEL AUF DEM VORMARSCH

In meiner Kindheit gingen wir nachmittags nach der Schule vor die Tür, um Ball zu spielen, über Zäune zu klettern oder die Nachbarschaft zum Schlachtfeld für unsere Kinderbandenkriege zu machen. In jenen Tagen nutzten wir noch unsere Beine statt unsere Zeigefinger, um unsere Feinde zu besiegen. Ein paar Jahre später ging es dann, kaum dass die Temperaturen über dem Nullpunkt lagen, für viele Stunden zum Training auf den Freiluft-Tennisplatz. Ich brauchte keinen Lebertran zu nehmen. Während einer Stunde in der Sommersonne kann der Körper zwischen 10.000 und 20.000 Internationale Einheiten (IE) Vitamin D bilden. Das ist um Längen mehr als der offizielle Tagesbedarf, der, als ich ihn zum letzten Mal nachgeschlagen habe, bei 400 IE lag.[2]

Ungeachtet der Fähigkeit unseres Körpers, Tausende von Internationalen Einheiten Vitamin D pro Stunde zu produzieren, legt das US-amerikanische Medizinische Institut (IOM) den »maximalen Grenzwert, bis zu dem das Auftreten schädlicher gesundheitlicher Wirkungen unwahrscheinlich ist«, für Vitamin D bei Menschen ab neun Jahren auf 4.000 IE fest.[3] Auch die vom IOM herausgegebenen Werte der empfohlenen Tagesdosis für Vitamin D laufen dem gesunden Menschenverstand zuwider. Sie rangieren je nach Alter und Lebensphase zwischen 600 und 800 IE – einem Bruchteil dessen, was wir aufgrund unserer natürlichen Veranlagung aus der Sonne beziehen können.

Im Frühjahr 2009 titelte der *Scientific American*: »Nach einer Studie Vitamin-D-Mangel in den USA auf dem Vormarsch.« In dem dazugehörigen Artikel wurden die Ergebnisse einer wissenschaftlichen Untersuchung zusammengefasst, der zufolge es zwischen 1994 und 2004 zu einem massiven Absinken des Vitamin-D-Spiegels im Blut von Amerikanern gekommen war. Während in der Zeitspanne von 1988 bis 1994 noch bei 45 Prozent der Probanden der »Nationalen Erhebung zur Gesundheits- und Ernährungslage« eine Konzentration von 30 Nanogramm oder mehr Vitamin D pro Milliliter gemessen wurde, erreichten im Jahr 2004 nur noch 23 Prozent der Probanden diesen Wert.

Die verstorbene Mary Frances Picciano, Ph. D., ehemalige leitende Ernährungswissenschaftlerin der Geschäftsstelle für Nahrungsergänzungsmittel, spielte die Ergebnisse herunter. Würde man den zur damaligen Zeit geltenden IOM-Schwellenwert von 11 Nanogramm pro Milliliter zugrunde legen, so sagte sie, wäre nur bei 10 Prozent der Amerikaner von einem Vitamin-D-Mangel auszugehen. Was den festgestellten Rückgang des Vitamin-D-Blutspiegels anbelangte, führte sie diesen auf eine Veränderung der Messmethoden zurück. Dr. Adit Ginde, Assistenzprofessor an der Medizinischen Fakultät der Colorado-Universität in Denver und Co-Autor der Studie, war anderer Meinung. Er erkannte zwar an, dass Fragen der Methodik an dem festgestellten Rückgang beteiligt sein könnten, meinte aber, dass die Kurve zu steil abfalle, um einen realen Hintergrund auszuschließen. Angesichts weiterer Studien, die den Abwärtstrend ebenfalls belegen, war er überzeugt, dass die Ergebnisse »die Realität in den USA zum jetzigen Zeitpunkt« abbilden.[4] Die jüngsten Berichte über einen Anstieg der Rachitis-Fälle untermauern das Fazit der Studie, nach der der Vitamin-D-Mangel bei uns grassiert und weiter auf dem Vormarsch ist.

Nicht nur weiche Knochen und verformte Wirbelsäulen sind die Symptome einer vom Sonnenlicht abgeschiedenen Lebensweise. Auf der Homepage der Mayo-Klinik erfuhr der Leser früher, dass sich neben Vitamin-D-Mangel unter anderem für Herzkreislauferkrankungen, Diabetes, Bluthochdruck, Gemütszustandsstörungen, multiple Sklerose, Muskelschwäche oder Muskelschmerzen, Osteoporose, Infektionen der Atemwege, rheumatoide Arthritis, Tuberkulose und Virusinfektionen Vitamin-D-Gaben in Mengen als vorteilhaft erwiesen hätten, die den Tagesbedarf von 400 Internationalen Einheiten deutlich überstiegen. In manchen Fällen, wie bei multipler Sklerose, sowie für die Sturz-, Bruch- und Krebsprophylaxe erreichten diese bis zu 10.000 internationale Einheiten.

Die Mayo-Klinik hat ihre Homepage inzwischen überarbeitet und dabei den Hinweis gestrichen, dass die empfohlene Tagesdosis womöglich ungenügend und höhere Dosen von Vorteil seien.

Die neu gewählten Formulierungen sind neutral gehalten und weisen lediglich darauf hin, dass bei den genannten Beschwerdebildern höhere Dosen »genommen werden«.[5]

Angesichts des sinkenden Vitamin-D-Blutspiegels in der Bevölkerung und den sich daraus ergebenden schwerwiegenden gesundheitlichen Folgen ist die empfohlene Tageszufuhr besorgniserregend. Sie verwundert umso mehr, wenn man diese mit den Kalziumwerten vergleicht. Im Hinblick auf dieses Mineral nämlich rät man uns einerseits, mehr als die doppelte Menge dessen zu nehmen, was in der milchfreien Ernährung der Bevölkerung der Länder üblich ist, die die niedrigsten Knochenbruchraten verzeichnen. Andererseits empfiehlt man uns, Vitamin D in Mengen zu meiden, die unser Körper auf natürliche Weise bildet, wenn wir bei schönem Wetter hinaus in die frische Luft und ans Licht gehen.

ALLES SPRICHT FÜR EINE ANHEBUNG DER ZUFUHREMPFEHLUNGEN FÜR VITAMIN D

Manche Ärzte haben die Zeichen erkannt. 2005 erhöhte Dr. Andrew Weil seine Vitamin-D-Empfehlungen von 400 auf 1000 internationale Einheiten pro Tag. 2013 entschloss er sich, den Wert noch einmal hinaufzusetzen. Nach der Durchsicht von Metaanalysen, aus denen hervorging, dass es Amerikanern an Vitamin D mangelt und eine Tagesdosis von 2.000 Internationalen Einheiten Brust- und Kolorektalkrebs verhindert, rät er zur Zufuhr genau dieser Menge.[6]

David Mark Hegsted, der mit seinen Forschungen zur Aufdeckung des »Kalzium-Paradoxons« beigetragen hat, war im Hinblick auf Vitamin D 2005 bereits dort angelangt, wo Dr. Weil heute steht. In einem Interview sprach er über vergangene, aktuelle und künftige Einflüsse, die die Ernährungswissenschaften maßgeblich prägen, und goss Öl ins Feuer: Er sei überzeugt, sagte er, dass sich diejenigen, die sich mit der Erforschung von Vitamin D befassen, auf einer heißen Spur befänden. »Wissen Sie, es ist verdammt viel wichtiger, als wir dachten. Nach meiner Wahrnehmung raten die Experten jetzt zu zwei- bis viertausend Einheiten.«[7]

Dieses »Jetzt«, von dem Hegsted spricht, liegt fast ein Jahrzehnt zurück. *Jetzt* gehen Experten noch weiter und beziehen Stellung gegen die konservativen Richtlinien im Hinblick auf die Vitamin-D-Einnahme und -Blutwerte. Auf der Webseite der Fakultät für öffentliche Gesundheit in Harvard wurde eine von Dr. Heike Bischoff-Ferrari, Leiterin des Zentrums Alter und Mobilität an der Universität Zürich, und Dr. Walter Willett gemeinsam verfasste Stellungnahme zu den 2010 vom IOM herausgegebenen Vitamin-D- und Kalzium-Empfehlungen eingestellt. Der Untertitel spricht Bände: »Für die Knochengesundheit von Erwachsenen: Zu niedrig bei Vitamin D und zu hoch bei Kalzium.«

Im Wesentlichen zeigten sich die beiden Ärzte wenig beeindruckt von der Entscheidung des IOM, die empfohlene Tagesdosis für Vitamin D für alle Altersgruppen zwischen einem und siebzig Jahren von 400 auf 600 IE anzuheben. Mit dieser minimalen Erhöhung könnten nach ihrer Auffassung zwar die meisten Erwachsenen den aktuellen Referenzblutwert von 50 Nanomol pro Liter (20 Nanogramm pro Milliliter) erreichen. Gleichzeitig aber zitieren sie Studien, nach denen eine solche Blutkonzentration zu gering ist, um sturzbedingte Knochenbrüche zu verhindern, und ein deutlich höherer Wert eine höhere Knochendichte nach sich ziehen kann. Die Ärzte verweisen auf die von der Internationalen Osteoporose-Stiftung (IOF) herausgegebenen Zielwerte: Um das Risiko von Stürzen mit Knochenbruchfolge zu reduzieren, sollte die Vitamin-D-Zufuhr bei Menschen ab sechzig Jahren der IOF zufolge bei 800 bis 1.000 IE täglich liegen, um den Blutspiegel bei 75 Nanomol pro Liter Blut konstant zu halten.

Obwohl sich die beiden Wissenschaftler auf die Empfehlungen der IOF berufen, glauben sie nicht, dass die Knochengesundheit bei der Festsetzung der Richtwerte für Vitamin-D-Zufuhr und -Blutgehalt das einzige Kriterium sein sollte. Sie schreiben dem Vitamin sehr viel weitreichendere positivere Wirkungen zu. Während sie den einseitigen Fokus der IOM auf die Knochengesundheit kritisieren, lässt sie eine 2010 eingeführte Neuerung hoffen: die Heraufsetzung der risikofreien maximalen Zufuhrmengen für Vitamin D von 2.000 auf 4.000 IE täglich für Erwachsene und von 1.000 auf 3.000 IE täglich für Kinder. Diese höheren Werte würden Experten zumindest den Spielraum geben, höhere Vitamin-D-Gaben zu erforschen und zu empfehlen. Einige Studien zeigen bereits, dass 2.000 IE Vitamin D täglich Krebs vorzubeugen helfen und 600 IE nicht ausreichen, um diesen Schutzeffekt zu erzielen. Angesichts dieser Tatsache und solange Kinder mit Rachitis in Kinderarztpraxen vorstellig werden, ist es gerechtfertigt, die Festsetzung des Tagesbedarfs auf 400 IE als gefährlich gering einzustufen.

KALZIUM VERSTELLT WEITERHIN DEN BLICK AUF DIE SONNE

Ungeachtet all der vorliegenden Beweise dafür, dass es uns an Vitamin D mangelt, ist und bleibt Kalzium der Nährstoff, der uns vorrangig beschäftigt. Die Autoren der Stellungnahme der Fakultät für öffentliche Gesundheit in Harvard verwehren sich gegen den Kalzium-Eifer des IOM ebenso wie gegen dessen Zurückhaltung gegenüber Vitamin D. Angesichts des von der WHO definierten Richtwerts von 500 Milligramm Kalzium täglich erscheinen ihnen die diesbezüglichen Einnahmerichtlinien des IOM unvernünftig. Sie verlassen sich in ihrer Argumentation nicht auf Äußerlichkeiten. Sie haben Beweise. Einerseits verweisen sie auf das Fehlen von Daten, die einen günstigen Zusammenhang zwischen Kalziumzufuhr und Hüftknochendichte belegen. Eine Ausnahme bildet der Fall, der Blutgehalt an Vitamin D würde unter die Schwelle von 50 Nanomol pro Liter sinken. Andererseits zitieren sie Belege dafür, dass sich eine Kalziumgabe zwischen 1.000 und 1.200 Milligramm täglich, die sich innerhalb der Grenzen der IOM-Empfehlungen für Frauen und Männer über fünfzig Jahren bewegt, ungünstig auf das Hüftfrakturrisiko auswirken kann. Die Botschaft ist eindeutig: Die vom IOM als sicher befundene Zufuhrmenge von 2.000 bis 3.000 Milligramm Kalzium täglich für Erwachsene ist nicht sicher.

Besonders unverständlich erscheint es den Verfassern, warum sich das IOM weigert, kombinierte Empfehlungen für Kalzium und Vitamin D herauszugeben, wo Vitamin D doch erwiesenermaßen die Kalziumabsorption erhöht. Kritisch fragen sie nach den überfälligen Entscheidungen, die das IOM nicht trifft. Sie zitieren Untersuchungen, denen zufolge bei angemessenen Vitamin-D-Serumkonzentrationen bzw. einer angemessenen Vitamin-D-Zufuhr keine Korrelation zwischen der Einnahme hoher Kalziumdosen – über 800 Milligramm täglich – und der Knochengesundheit besteht. Alles in allem bedauern sie, dass nicht berücksichtigt wird, dass die »Kalziumempfehlungen bei entsprechender Vitamin-D-Supplementierung nach unten korrigiert werden könnten, auch könnten sie aus Sicherheitsgründen nach unten korrigiert werden«.[8]

In ihrem Bericht über den Vitamin- und Mineralstoffbedarf des Menschen erkennt die Welternährungsorganisation etwas an, was wir gemeinhin übersehen: wie erstaunlich anpassungsfähig wir sind. Zum Thema Kalzium erläutert der Bericht, dass der Kalziumhaushalt nicht nur von der zugeführten Menge abhängt, sondern auch die Kalziumaufnahme und -ausscheidung eine Rolle spielt. In einer schematischen Darstellung wird der Kalziumkreislauf gezeigt: wie das Mineral mit dem Essen in den Körper gelangt, von Blut und Knochen aufgenommen und mit dem Kot und Urin ausgeschieden wird. Darunter heißt es: »Eine bemerkenswerte Eigenschaft des Systems ist, dass relativ kleine Veränderungen in der Kalziumaufnahme und -ausscheidung eine hohe Zufuhr neutralisieren oder eine niedrige kompensieren können.«[9]

David Mark Hegsted weiß seit Langem um diese erstaunliche Fähigkeit unserer Spezies, sich an die Gegebenheiten des verfügbaren Nahrungsangebots anzupassen. Rückblickend auf seine Arbeit schreibt er, habe er in seinen Untersuchungen immer wieder ein und dieselbe Entdeckung gemacht: »Untersuchungen zu Eiweiß und Kalzium führten unter anderem zu dem Schluss, dass halbwegs gesunde Menschen an ihre jeweilige Ernährungsform angepasst sind.« Unter Bezug auf das »Kalzium-Paradoxon« schreibt er: »Zum Beispiel sieht die Ernährung vieler Menschen weltweit eine relativ geringe Kalziumzufuhr vor, und doch leiden sie weniger an Osteoporose als jene, die sich auf westliche Art ernähren.«[10]

Der Begriff »Paradoxon« im Zusammenhang mit der Kalziumzufuhr ist inzwischen gang und gäbe. Er drückt aus, dass die Tatsache, dass ein gewisses Maß an Kalzium entscheidend für den Knochenaufbau ist, eigentlich gleichbedeutend mit »mehr ist besser« sein müsste. Dass die Datenlage dies nicht bestätigt, ist weniger ein Widerspruch als eine Lebensrealität, die die meisten von uns recht früh erkennen: In der Tat kann man manchmal auch zu viel von etwas Gutem zu sich nehmen. Entscheidend ist das rechte Maß.

WO BLEIBT DIE WISSENSCHAFTLICHE BASIS?

Vitamin D ist nicht der einzige essenzielle Nährstoff für die Knochengesundheit, den die Gesundheitsbehörden nach Meinung von Wissenschaftlern unterschätzen. Auch Magnesium ist für ein starkes Skelett von entscheidender Bedeutung. Für die reibungslose Funktion von Muskulatur, Nerven, Herz und Immunsystem ist es ebenfalls wichtig. Obwohl das USDA die Bedeutung von Kalzium als »kritischen« Nährstoff unterstreicht, würde Magnesium diese Bezeichnung wohl eher verdienen. In einem 2005 erschienenen Artikel heißt es, dass 68 Prozent der erwachsenen Amerikaner weniger Magnesium als den empfohlenen Tagesbedarf zu sich nehmen. 19 Prozent erreichen nicht einmal 50 Prozent. Diese Feststellung ist insofern bemerkenswert, als bei den Personen, bei denen man eine zu geringe Magnesiumzufuhr konstatierte, gleichzeitig ein erhöhter Spiegel an C-reaktivem Protein (CPR) gemessen wurde. CPR ist ein Infektionsmarker, der zu einem erhöhten Risiko von Herzkreislauferkrankungen beitragen kann.

Ich habe bereits an anderer Stelle ein Loblied auf Kürbiskerne gesungen. Zu ihren vielen Vorzügen zählt, dass sie eine der besten Magnesiumquellen sind. Rund 30 Gramm enthalten 150 Milligramm Magnesium, was – ich kann es nicht oft genug wiederholen – 37 Prozent des 400-Milligramm-Tagesbedarfs entspricht.[11]

Dennoch gibt es hierzu keine Aufklärungsschriften, Webseiten und Partnerschaften mit Kürbiskern-Erzeugern, um uns zu überzeugen, drei Portionen täglich zu konsumieren. Herzkreislauferkrankungen, Diabetes, hoher Blutdruck, Angststörungen und Osteoporose sind allesamt auf einen Magnesiummangel zurückzuführen und könnten damit vorgebeugt werden. Angesichts des

Aufwands, mit dem Milchprodukte zur Säule der Ernährung erhoben werden, stehen Kürbiskerne da doch etwas im Schatten.

Warum gesteht man Kürbiskernen keine eigene Nahrungsgruppe zu? Warum stehen sie und Magnesium nicht im Scheinwerferlicht? Noch besser wäre zu fragen, warum Milch und Kalzium so lange so viel Aufmerksamkeit bekommen haben. Ich kann hier nicht mit einer einfachen Antwort aufwarten, aber an der Wissenschaft liegt es nicht. Wie Dr. David Ludwig ausführt: »Die in den USA geltenden Empfehlungen für die Zufuhrmengen basieren überwiegend auf Kalziumbilanzuntersuchungen, deren Dauer drei Wochen oder weniger betrug. Sie überschätzen wahrscheinlich den tatsächlichen Bedarf und liegen deutlich höher als die in Großbritannien empfohlenen Einnahmemengen. Weltweit besteht in Ländern, in denen keine Milch konsumiert wird, eine Tendenz zu geringeren Knochenbruchraten als in solchen, in denen man sie verzehrt. Zudem schützt Milchkonsum nicht gegen Knochenbrüche im Erwachsenenalter, wie eine kürzlich durchgeführte Metaanalyse ergeben hat.«[12] Die USA und Kanada könnten sich eine Scheibe von Großbritannien abschneiden, wo man die gleiche »Trink-deine-Milch-wegen-des-Kalziums«-Rhetorik verbreitet,[13] jedoch in einer Sprache mit gepflegterem Akzent. Anders als in Nordamerika sind die im Dienst der Behörden stehenden britischen Ärzte offen dafür, die negativen Wirkungen einer hohen Kalziumzufuhr zu diskutieren. In ihrem Themenpapier mit dem Titel »Kalzium in der Ernährung und Gesundheit« widmet Hannah Theobald von der Britischen Ernährungs-Stiftung einen Abschnitt den »Leitgedanken zu hohen Zufuhrmengen«. Dort bestätigt sie das Vorliegen von Beweisen dafür, dass »hohe Zufuhrmengen von Kalzium durch eine Einschränkung der Aufnahme anderer Mineralien wie Zink, Kupfer und Magnesium möglicherweise zu Nährstoffmängeln führen können«. Zwar geht sie davon aus, dass es bei einer Kalziumaufnahme unter normalen Ernährungsbedingungen im Hinblick auf diese Mineralien zu keinen solchen Beeinträchtigungen kommen dürfte. Doch für Eisen schließt sie dies nicht aus. Vielmehr gibt sie an, dass bei einer Kalziumzufuhr von 150 bis 300 Milligramm – der Menge, die in einem einzigen Glas Milch à 240 Milliliter oder sogar etwas weniger steckt – eine Einschränkung der Eisenaufnahme beobachtet worden sei.

Die US-amerikanischen Nationalen Gesundheitsinstitute (NIH) zeigen sich skeptischer. Auf ihrer Webseite steht zum Thema Kalzium, dass »eine hohe Zufuhrmenge die Aufnahme von Eisen und Zink hemmen« könnte, »diese Wirkung aber nicht gründlich belegt« sei. Theobalds Bestandsaufnahme der Fachliteratur weicht in zweierlei Hinsicht von der der NIH ab. Erstens unterscheidet sie zwischen der Wechselwirkung von Kalzium mit Eisen einerseits und anderen Mineralien andererseits. Sie unterstreicht, dass sich nicht nur bei einer »hohen«, sondern auch einer geringen bis mäßigen Kalziumzufuhr eine eingeschränkte Aufnahme von Eisen gezeigt habe. Zweitens lässt ihre Schlussbemerkung, dass die Studien auf eine kurzfristige Auswirkung »hindeuten«, die Vermutung zu, dass sie deren Ergebnisse für erwägenswert hält. Zwar ist sie nicht überzeugt, dass die Eisenaufnahme auf lange Sicht beeinträchtigt wird, will den Zusammenhang aber in weiterführenden Untersuchungen geklärt wissen. Die NIH hingegen weisen solche Gedanken von der Hand. Sie kommen zu dem Schluss, dass eine Einschränkung der Eisenaufnahme durch Kalzium »nicht gründlich belegt sei« – Punkt.

Vergleicht man die beiden Standpunkte, tritt etwas deutlich zutage: dass die wenigen Daten, die wir über unsere Versorgung mit und unseren Bedarf an Nährstoffen haben, ein weites Feld für Interpretationen bieten. Ob Kalzium die Eisenaufnahme hemmt oder nicht und wenn ja, in welchem Maße, hängt von unserem Standpunkt ab. Theobald berichtet, dass das durchschnittlich über die Ernährung zugeführte Kalzium in Großbritannien bei 1.007 Milligramm täglich für Männer und 777 Milligramm täglich für Frauen liegt. In den USA sehen die Zahlen ähnlich aus. Je nach Lebensphase rangieren die Mengen von 871 bis 1.266 Milligramm täglich für Männer und 748 bis 968 Milligramm täglich für Frauen. Während Theobald jedoch meint, dass »der durchschnittliche Verzehr [von Kalzium] mehr als angemessen« sei, kommen die NIH bei vergleichbaren US-Durchschnittswerten zum gegenteiligen Schluss. Sie rücken, was nicht überrascht, die Gruppen mit der höchsten empfohlenen Tagesdosis im Bereich von 1.200 bis 1.300 Milligramm täglich besonders in den Fokus, da diese am ehesten Gefahr liefen, die empfohlene Dosis zu unterschreiten: Mädchen zwischen vierzehn und achtzehn, Frauen zwischen einundfünfzig und siebzig und sowohl Frauen als auch Männer über siebzig.[14] Zögen diese laut NIH vom Kalziummangel bedrohten Bevölkerungsgruppen von den USA nach Großbritannien um, wären viele der Betroffenen, wenn nicht die allermeisten, sogleich im Kreis der Unbedenklichkeit angelangt. Mit anderen Worten, ob wir unseren Kalziumbedarf ausreichend decken, hängt nicht nur davon ab, *wie viel* von dem Mineral wir zu uns nehmen, sondern auch, *wo* wir es tun. Es hängt nicht von den tatsächlichen Zahlen ab, sondern davon, wer sie verdreht.

Dass der empfohlenen Tagesdosis für Kalzium eine wissenschaftliche Basis fehlt, deutet auf ein umfassenderes Problem mit den Zufuhrempfehlungen hin. In seinem Interview darauf angesprochen, dass diese nicht wissenschaftlich gestützt sind, antwortet Hegsted: »Nein. Wissen Sie, sie sind nach bestem Wissen geschätzt. Bestenfalls.« Er sollte es wissen, denn er spielte bei der Erarbeitung der 1980 veröffentlichten ersten Fassung der US-Ernährungsrichtlinien eine Schlüsselrolle: »In all diesen Jahren wurden sie, ich weiß nicht wie oft, überarbeitet, und sie sind immer noch mehr oder weniger so, wie wir sie damals geschrieben haben.«[15] Mit anderen Worten: nicht von »der Wissenschaft« gestützt.

Obwohl sich die Auffassung mehr und mehr durchsetzt, dass eine Kalziumzufuhr über 800 Milligramm täglich unnötig oder womöglich sogar ungesund ist, insbesondere, wenn das Mineral aus tierischen Quellen stammt, propagiert das USDA, wie es dies seit Jahrzehnten tut, weiterhin eine empfohlene Tagesdosis für Kalzium zwischen 1.000 und 1.300 Milligramm für jeden Menschen ab drei Jahren. Keine noch so erdrückende Beweislast scheint das Ministerium zu einem Herunterschrauben des Wertes bewegen zu können.

DAS ESSEN AUFWERTEN

Abgesehen von der Tatsache, dass die Kalzium- und Milchempfehlungen an sich potenziell gefährlich sind, haben sie den zusätzlichen Effekt, die Bedeutung anderer Nährstoffe zu überschatten. Darunter fallen Vitamin D, Magnesium und Vitamin K, die für die Gesundheit der Knochen und des Körpers insgesamt von Bedeutung sind. An anderer Stelle habe ich bereits ausgeführt, dass getrocknetes Basilikum hinsichtlich des Kalziumgehalts im Vergleich zur Milch gut abschneidet.

Drei Esslöffel getrocknetes Basilikum, über das Essen gestreut, enthalten:
- 321 Prozent des Tagesbedarfs an dem knochenaufbauenden Vitamin K. Milch enthält kein Vitamin K.
- 75 Prozent des Tagesbedarfs an Mangan, einem Nährstoff, den das USDA als entscheidend für eine »normale Entwicklung von Knochen und Bindegewebe« einstuft. Milch enthält kein Mangan.

- 75 Prozent des Tagesbedarfs an Eisen, Milch dagegen effektive null Prozent.
- 24 Prozent des Tagesbedarfs an Ballaststoffen, die in der Standardernährung auf jämmerliche Weise zu kurz kommen und in den Ernährungsrichtlinien von 2010 als »kritischer« Nährstoff eingestuft wurden. Milch enthält keine Ballaststoffe.
- 27 Prozent des Tagesbedarfs an Magnesium gegenüber 7 Prozent in einem Glas fettfreier Milch.
- 12 Prozent des Tagesbedarfs an Kalium, was in etwa dem Gehalt der Milch – 11 Prozent – entspricht. Es ist dennoch erwähnenswert, da der Nährstoff nach den Ernährungsrichtlinien von 2010 ebenfalls als »kritischer« Nährstoff gilt.
- 12 Prozent des Tagesbedarfs an Folsäure, die für die Produktion von roten Blutkörperchen wichtig ist. 240 Milliliter Milch enthalten 3 Prozent.
- Und sogar ein wenig Eiweiß, knapp über 3 Gramm in 3 Esslöffeln.

In der Gegenüberstellung dieser Zahlen zeigt sich, wie schwach Milch als Nahrungsmittel für die Gesunderhaltung von Knochen, roten Blutkörperchen, Herz und Darm abschneidet.[16]

Ich bin in einer Die-Milch-macht's-Kultur aufgewachsen. Ob in der Werbung, in amtlichen Informationsbroschüren, von den Eltern von Freunden oder im Grundschulunterricht – von allen Seiten drängte sich mir die Botschaft auf, dass Milch unverzichtbar sei. Obwohl ich mich nie völlig überzeugen ließ, konnte ich mich dem nur bis zu einem gewissen Grad entziehen. So wie sich meine Freundin Maxine im Hinblick auf ihren Sohn Oscar fragte: »Wenn keine Milch, was dann?«, war auch ich unsicher, wie ich ohne sie fit und gesund bleiben könnte. In jungen Jahren fing ich an, Kalziumtabletten zu nehmen, und behielt diesen Brauch mit religiöser Gewissenhaftigkeit bei, bis ich feststellte, wie allgegenwärtig Kalzium in meiner abwechslungsreichen pflanzlichen Ernährung ist. Niemand hat uns in unserer Jugend gesagt, dass kalziumreiche Lebensmittel alles andere als schwer zu finden sind. Ich hatte keine Ahnung, dass das Lachs-Spinat-Sandwich, das ich oft zum Mittagessen mit in die Schule nahm, gleich viel Kalzium enthielt wie ein Glas Milch. Noch während meines Master-Studiums war mir nicht bewusst, dass mein gewohntes Abendessen von Reis und Bohnen mit gedämpftem Gemüse, Nüssen, Samen und Tahin-Sauce nicht nur im Hinblick auf Eiweiß, sondern auch auf Kalzium ein Kraftpaket war. Ich kann mich nicht erinnern, wann ich zum letzten Mal ein Glas Milch getrunken oder ein Stück Käse gegessen habe, aber Chia-, Lein- und Sesamsamen, Sonnenblumen- und Kürbiskerne gehören ebenso zu meiner täglichen Kost wie Mandeln und Walnüsse. Dies gilt auch für Carob-Pulver, das ich über die Samen streue, um mir einen Snack mit Kalzium, Kohlenhydraten, Fett und erdig-süßen Röstaromen zuzubereiten, für Linsen und Amaranth-Samen sowie eine Vielzahl von Gemüsesorten. Heute weiß ich, dass ich meinen Kalziumbedarf ohne Probleme stillen kann, wenn ich eine breite Palette von überwiegend vollwertigen, unverarbeiteten Lebensmitteln zu mir nehme.

Vergessen wir eines nicht: Selbst der US-amerikanische Nationale Milchrat gibt zu, dass Kalzium aus pflanzlichen Quellen wie Brokkoli, Pak Choi und Grünkohl im Körper besser aufgeschlossen wird als Milchkalzium.[17] Sein Einwand gegen einen Ersatz der Milch durch Gemüse bezieht sich nicht auf die Qualität des in pflanzlichen Lebensmitteln enthaltenen Kalziums, sondern auf die Menge, die man davon zu sich nehmen müsste. Um welche Mengen handelt es sich da genau? Etwa 500 Gramm Brokkoli liefern die gleiche Menge Kalzium wie ein Glas Milch. Probieren Sie doch mittags einen Salat aus 240 Gramm Pak Choi mit 370 Gramm Grünkohl und zum Abendessen noch einmal

490 Gramm Brokkoli. Dann haben Sie die gleiche Menge Kalzium zu sich genommen wie mit drei Gläsern (730 Milliliter) Milch, ohne jedoch die negativen Auswirkungen von tierischem Eiweiß auf den Kalziumhaushalt in Kauf nehmen zu müssen. Ihr Geschmack entspricht eher dem von George H. W. Bush? 1990 erklärte dieser öffentlich auf die Frage, warum er Brokkoli von der Air Force One verbannt habe: »Ich mag keinen Brokkoli.«[18] Keine Sorge! Sie müssen sich nicht von Brokkoli ernähren, um Ihren Kalziumbedarf aus anderen Quellen außer Milch, mit Kalzium angereicherten Nahrungsmitteln oder Nahrungsergänzungspräparaten zu decken. Hier ein Spickzettel mit anderen ausgezeichneten natürlichen Lieferanten:

- Sesamsamen, ganz oder zur Paste zerrieben
- Mandeln
- schwarze Bohnen
- Dosenlachs und -sardinen mit Gräten
- Tofu
- Grünkohl und Weiße-Rüben-Blätter
- Quinoa
- Amaranth
- Chia-Samen
- Carob-Pulver
- getrocknete Kräuter, insbesondere das würzige Basilikum

Dr. David Ludwig und Dr. Walter Willett fordern von den Gesundheitsbehörden eine veränderte Haltung zum Thema Milch. Als ersten Schritt schlagen sie vor, dass die Richtlinien »eine breitere Spanne für die Einnahmemenge von null bis 730 Milliliter täglich statt eines generellen Mindestbedarfs festlegen«.[19] Durch diesen Kniff würde man auf diplomatische Weise zu verstehen geben, dass Milch nicht unverzichtbar ist. Das USDA ist auf eben diese Weise bereits mit Alkohol bzw. leeren Kalorien verfahren: Für Alkohol hat es eine akzeptable Zufuhr von null bis einer Einheit täglich für Frauen und null bis zwei Einheiten täglich für Männer definiert.

Im Hinblick auf leere Kalorien werden je nach Alter und Geschlecht unterschiedliche angemessene Verzehrmengen definiert. Diese reichen von niedrigen null bis 120 Kalorien bei vier- bis achtjährigen Kindern bis zu hohen null bis 300 Kalorien bei Männern zwischen neunzehn und dreißig Jahren.[20]

Der Vorschlag der Ärzte würde Milch- und Milchprodukte vom lebenswichtigen Lebensmittel in den Bereich eines netten Extras verschieben.

Ich mache einen weiteren, umfassenderen Vorschlag: Ersetzt die Milchgruppe durch getrocknete Kräuter und Gewürze, die Gramm für Gramm mehr Nährstoffe liefern als ihre frischen Entsprechungen. Getrocknetes Basilikum ist ein Nährstoffpaket, relativ preisgünstig und köstlich. Selbst für jene, die kein Basilikum mögen, gibt es jede Menge andere getrocknete Kräuter und Gewürze – Zimt, Bohnenkraut, Dill, Salbei, Rosmarin, Majoran und Thymian, um nur eine kleine Auswahl zu nennen –, die ähnliche Nährstoffprofile bieten. Ändert sich nichts am Status quo und bleiben die Milchprodukte eine eigene Nahrungsgruppe in den Ernährungsempfehlungen, riskieren wir einen Zusammenbruch.

10 Geht gar nicht!

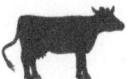

Vom Irrsinn der Hochleistungszucht, um Milch für alle und alles für die Milch zu machen

Der Milchkonsum befindet sich auf dem absteigenden Ast, die Menschen trinken immer weniger Milch.[1] Schuld daran sollen unter anderem die Packungsgröße sein: Zu viele Familiengroßpackungen und zu wenige Einzelportionen stünden in den Kühlschränken der Supermärkte, so ein Erklärungsversuch seitens der Milchbefürworter. Sie fordern mehr Milch in Einzelportionen und mehr Auswahl an Geschmacksrichtungen sollen in die Regale, um den Konsumenten Milch wieder schmackhaft zu machen.

MILCHALLERGIEN UND -ÜBEREMPFINDLICHKEITEN ALS REALES PROBLEM

Wie sehr die Milchindustrie bestrebt ist, Milch zur Nummer eins unter den Durststillern für zwischendurch zu machen, zeigt sich in ihrer Weigerung, selbst Menschen mit Allergien und Überempfindlichkeiten als potenzielle Kunden außen vor zu lassen.

Fangen wir mit den Allergikern an. Meine Schwester ist allergisch gegen den März. Ich weiß nicht, was genau dahintersteckt, aber im Nordosten Amerikas, wo sie beinahe immer schon lebt, blüht mit dem Einsetzen des Frühjahrs irgendetwas, das ihr ein Kratzen im Hals, eine triefende Nase und Kopfschmerzen verursacht. Sie empfindet diese Reaktionen nicht als Geschenk des

Himmels. Die meisten Menschen, die an Allergien leiden, tun dies nicht. Doch zumindest weiß sie, dass mit dem Ende des Monats März auch ihre Leidenszeit vorbei ist. Allergien gehören zu den wenigen Beschwerden, für die es noch eine klare Therapieanweisung gibt: Meide das Allergen, und du bist deine unangenehmen Beschwerden los. Wie uns Ruslan Medzhitov, Immunbiologe an der Medizinischen Fakultät in Yale, vor Augen führt, dient unsere Reaktion auf Allergene – in Karas Fall der Husten und das Niesen im Monat März – unserem eigenen Schutz: »Die körperliche Reaktion signalisiert dem Betroffenen: Dieser Ort tut mir nicht gut. Geh woanders hin.«[2] Kara kann den März nicht meiden, aber sie kann durchhalten, bis der Aprilregen das, was sie plagt, wieder wegspült.

Während Allergien gegen Substanzen aus der Umwelt oft schwer zu behandeln sind, da der Auslöser kaum zu isolieren ist, lassen sich Lebensmittelallergien leicht diagnostizieren und in den Griff bekommen. Man braucht nur ein paarmal zum Frühstück Toast zu essen und danach Durchfall zu bekommen, um Brot als wahrscheinlichen Verursacher des Problems auszumachen. Allergisch gegen Gluten? Essen Sie kein Weizenbrot zum Frühstück. Allergisch gegen Schalentiere? Bestellen Sie beim Abendessen im Restaurant nicht die Meeresfrüchte-Paella. Sie gehören zu den etwa 3 bis 6 Prozent der Menschen, die allergisch gegen Milch sind? Trinken Sie sie nicht. Klingt einfach. Aber mit Milch ist das so eine Sache. Man rät uns, sie nicht gleich aufzugeben.

Beim Vorliegen einer Milchallergie produziert unser Immunsystem, wann immer wir mit Milch – oder genauer mit einem der darin enthaltenen Eiweißstoffe – in Kontakt kommen, bestimmte Antikörper, die eine ganze Reihe von Reaktionen auslösen. Diese reichen vom Hautausschlag bis hin zur sogenannten Anaphylaxie, bei der die Atmung beeinträchtigt ist und die tödliche Folgen haben kann. Der genaue Anteil der Bevölkerung, der allergisch auf Milch reagiert, ist schwer zu beziffern. Manche Fälle werden nicht registriert oder bleiben unerkannt. Zudem stellt sich die Frage, wie man die Grenze zwischen einer Überempfindlichkeit und einer richtiggehenden Allergie ziehen soll. Die große Gruppe von Menschen, die an Ersterer leiden, zeigt zwar viele der Symptome, wie sie auch bei Allergikern auftreten. Der wesentliche Unterschied besteht jedoch darin, dass im Kontakt mit Milch keine messbaren Antigene im Blut produziert werden und es im Hauttest zu keinen Reaktionen kommt.

Da eine zuverlässige Testmöglichkeit auf Nahrungsmittelüberempfindlichkeiten fehlt, werden diese in Arztpraxen oft nicht thematisiert. Außerhalb der dicken Wände von Kliniken sind sie jedoch ein weit verbreitetes Gesprächsthema. Mag sein, dass Ärzte das Phänomen nicht definieren oder erklären können, doch es ist wie mit vielen Dingen, die sich der Beschreibung entziehen: Man erkennt sie, wenn man sie sieht, hört oder am eigenen Leib erfährt.

Unlängst ließ ich mir an einem brüllend heißen Augusttag von Julie, einer jungen Friseurin, einen Sonderangebotshaarschnitt verpassen. Als ich ihr erzählte, dass ich gerade dabei sei, ein Buch über Milch zu schreiben, tischte sie mir brühwarm die Geschichte von der bemerkenswerten Genesung ihres Freundes auf. Er hatte an einem großflächigen Ekzem gelitten und jede Form von medikamentöser Behandlung ausprobiert. Nichts half. Schließlich gab er die schulmedizinische Behandlung auf. Nach einigem Herumexperimentieren heilte er sich selbst. Das Wundermittel: eine milchfreie Ernährung. Das Ekzem, das seinen ganzen Rücken befallen hatte, heilte beinahe unverzüglich ab. Julie gab zu, dass die Umstellung nicht einfach gewesen sei, da Alternativen zu Milchprodukten, beispielsweise Sojakäse, ebenfalls Kasein enthalten. Kasein ist das Milcheiweiß, das für viele

Allergien und Überempfindlichkeitsreaktionen verantwortlich ist. Aber Julies Freund hat sich angewöhnt, die Packungsaufschriften gründlich zu lesen, und so gelingt es ihm, milchfrei zu leben.

Ja, die Geschichte von Julies Freund ist bloß eine nicht klinische Beschreibung des Leidenswegs eines einzelnen Menschen mit der Do-it-yourself-Lösung seines Problems. Das macht seine Milchüberempfindlichkeit jedoch nicht weniger real oder hartnäckig. Sie brauchen Julies Worten keinen Glauben zu schenken, um den ursächlichen Zusammenhang zwischen Milch, Milchprodukten und Hautirritationen bestätigt zu finden. Gehen Sie auf die Straße und hören Sie sich in Cafés, auf Spielplätzen und in Supermärkten um. Fast jeder kennt aus eigener Erfahrung oder in seinem Freundes- und Bekanntenkreis irgendeinen Fall von Überempfindlichkeit gegen Nahrungsmittel.

In seinem Buch *Weizenwampe* berichtet der Kardiologe Dr. William Davis von einem um 20 Prozent häufigeren Auftreten von schwerer Akne bei Jugendlichen, die Milch konsumieren. Er führt diese Korrelation auf die »spezielle insulinotrope Wirkung« der Milch zurück. Die von ihm zitierten Studien zeigen, dass das in Rinderprodukten enthaltene Eiweiß zu einem Anstieg der Insulinausschüttung führt, die nicht im Verhältnis zum natürlichen Zuckergehalt der Milch steht. Damit legen sie die Vermutung nahe, dass nicht der Milchzucker, sondern das Milcheiweiß der Übeltäter ist.[3] Er hält fest, dass bei Völkern, in denen Akne kaum bekannt ist, darunter die Inuit und die afrikanischen Bantus, auch keine Milch verzehrt wird.[4]

Auf der Webseite learnstuff.com wird Milch als »Ursache Nummer eins für Lebensmittelallergien bei Babys und Kindern« ausgemacht.[5] Selbst Gesundheitsbehörden, die das Milchtrinken propagieren, weisen darauf hin, dass Milch häufig Allergien auslöst, die zu ernsten Beschwerden führen können.

VON DER FARCE, EINE KUH DAISY ZU NENNEN

Ungeachtet der Tatsache, dass die Milch einen festen Platz auf der Liste der »gängigen Allergene« einnimmt, wird ihr Konsum weltweit mit großem Nachdruck propagiert. Die Kontroverse um das Für und Wider erreichte einen Höhepunkt, als im Oktober 2012 die Nachricht von Daisy den Sprung aus ihrem Geburtsland Neuseeland nach Indien und in das Programm von CNN schaffte. Daisy ist ein Kalb, dessen Milch keine nachweisbaren Mengen von Beta-Lactoglobulin (BLG) enthält. Das ist ein Protein, das kein üblicher Bestandteil der menschlichen Muttermilch und ein bekanntes Allergen ist. Daisy kam zudem ohne Schwanz auf die Welt. Dieser Teil der Geschichte ging weitgehend in dem Gekreische um Details unter, die beschrieben, wie es zu ihrer Existenz kam. Die Wissenschaftler des staatlich finanzierten, neuseeländischen Agrarinstituts AgResearch hatten per Genmanipulation Kuh-Zellen gezüchtet, um die BLG-Produktion zu unterdrücken. Diese injizierten sie in Kuh-Eizellen, befruchteten sie und setzten die entstehenden Embryos in mehrere Kühe ein. Nach einer gescheiterten ersten Versuchsrunde erblickte Daisy das Licht der Welt. In ihrer Ungeduld, das Ergebnis ihres Klon-Experiments möglichst schnell zu überprüfen, verabreichten die Forscher Daisy, einem Kalb, das noch zu jung war, um Milch zu produzieren, laktationsauslösende Hormone. An dem Tag, an dem die Ergebnisse eintrafen, müssen die Korken wohl geknallt haben. Den Wissenschaftlern war etwas nie Dagewesenes gelungen: Eine Kuh hatte Milch ohne nachweisbare Mengen an BLG produziert. Zugleich bekamen sie einen Extrabonus, der in ihrem Experiment nicht vorgesehen war: Milch mit dem doppelten Gehalt an Kasein, einem weiteren Milcheiweiß.

Lässt man einmal die Tatsache beiseite, dass der bereits erwähnte Ernährungsbiochemiker der Cornell-Universität, T. Colin

Campbell, einen Zusammenhang zwischen dem Verzehr von Kasein und dem Wachstum von Krebszellen hergestellt hat, handelt es sich bei Kasein wie bei BLG um ein bekanntes Allergen. Und doch wird Daisys Milch als »hypoallergen« gepriesen. Hope, die Hündin meiner Schwester, ist hypoallergen. Meiner Schwester bleiben allergische Reaktionen erspart. Ihre ebenfalls allergischen Freundinnen bekommen aber am ganzen Körper einen Ausschlag. Dabei heißt es, praktisch *niemand* reagiert allergisch auf Hope. Selbst wenn BLG ein gängigeres Allergen wäre als Kasein, was nicht der Fall ist, sollte man eine Milch, die frei von dem einen Allergen ist, dafür aber die doppelte Menge eines anderen enthält, nicht als »hypoallergen« bezeichnen.

Manche argumentieren, dass BLG, ein Molkebestandteil, zur Verdauung von Milch unverzichtbar sei, und verdichten somit den Irrsinn, Milchallergikern Daisys mit Kasein vollgepackte Milch als Lösung anzupreisen. Claire Bleakley, Vorsitzende der Organisation Gentechnikfreies Neuseeland, schätzt, dass von den 3 Prozent der Menschen, die allergisch auf Milch reagieren, nur bei 0,1 Prozent BLG der Auslöser ist. Ihre Organisation geht davon aus, dass »Abbauprodukte« und nicht das BLG die meisten Allergien verursachen. Wäre ich Steuerzahler in Neuseeland, würde ich mich fragen, warum meine Regierung ein genetisches Roulettespiel finanziert, bevor die wichtigsten Fragen bezüglich des gesundheitlichen Nutzens geklärt sind. Wenn es stimmt, dass BLG notwendig ist, es sich dabei um einen relativ kleinen Milchbestandteil handelt und nur 0,1 Prozent der Menschen allergisch darauf reagieren, ist Daisy weniger attraktiv, als ihr Name und ihre Züchter sie erscheinen lassen.

Die Wissenschaftler von AgResearch lassen sich nicht von Zweifeln bezüglich der allergenen Wirkung von BLG bremsen. Sie freuen sich darauf, Daisy kalben zu sehen, um die Zusammensetzung und Menge der Milch zu prüfen, die das Tier, um es mit ihren Worten zu formulieren, auf dem Wege der »natürlichen« Laktation produziert.[6] Von »natürlich« sprechen sie vermutlich im Vergleich zu der bei Daisy zunächst hormonell ausgelösten Laktation. Das Oxford-Wörterbuch definiert »natürlich« als »von der Natur geschaffen«.[7] Daisy ist nicht natürlich. Dass sie keinen Schwanz hat, ist nicht natürlich. Ihre Milch ist nicht natürlich. Als von Natur aus unnatürliches Geschöpf kann sie keine »natürliche« Laktation haben. Ersetzen wir das Wort »Natur« in der Wörterbuch-Definition durch »Mensch«, wird deutlich, wie die Wissenschaftler den Begriff »natürlich« verstehen. Sie versuchen, uns in eine neue Welt zu locken, in der es keine Natur mehr gibt, so dass der kleine Prozentsatz von Menschen, die allergisch auf BLG reagieren, weiter Milch trinken kann.

Es gibt eine vernünftigere Alternative. Wenn die, die keine Milch vertragen, die Finger davon lassen, würden sie Wissenschaftlern mit großen Forschungsetats signalisieren, auch die Finger davon zu lassen. Wie Ihnen inzwischen sicher klar sein dürfte, ist Milch alles andere als unverzichtbar für einen gesunden Körper. Kuhmilch mag nicht das »perfekte« natürliche Lebensmittel sein, als das sie den Menschen in einem Jahrhundert Werbung laufend vorgegaukelt wurde, aber eines an der Kampagne stimmt: Sie ist ein *natürliches* Lebensmittel. Es wäre gut, wenn sie dies zum Vorteil aller bliebe, einschließlich der Kühe, die ihren Schwanz brauchen, um die Fliegen zu verscheuchen. Angesichts des konsequenten Beharrens der Milchindustrie auf dem Prädikat »natürlich« in ihren stets neuen Werbekampagnen, sollte selbst sie diesen Standpunkt teilen. »Benenne die Inhaltsstoffe« heißt einer der vielen Werbespots, der den Zusammenhang zwischen Milch und Natur im Denken des Verbrauchers verankern soll. In dem dreißig Sekunden dauernden »TV-Quiz« sollen zwei Teilnehmer die zehn Inhaltsstoffe von »Milch-Imitationen« benennen. Es gelingt ihnen nicht, und der Clip endet mit dem Slogan »Echt. Einfach. Die Milch macht's«.[8] Wenn die Milchindustrie meint, was sie sagt, passen Daisy und ihre Milch nicht ins Bild.

NIMM ZWEI

Während Wissenschaftler, Behördenvertreter und Verbraucheranwälte debattieren und recherchieren, ob Daisy der erste Schritt in eine Zukunft ist, in der jeder Milch trinken kann, wird auf dem australischen und britischen Markt bereits eine Milchsorte speziell für Allergiker und Überempfindliche angeboten. Sie heißt A2-Milch und ist ein Produkt der A2-Milchgesellschaft. Für jeden, der sich mit den Feinheiten der Zusammensetzung von Milcheiweiß auskennt, ist der Name der Milch selbsterklärend: Sie enthält nur eine der beiden Proteinarten – A1 bzw. A2 genannt –, aus denen sich das Kasein der meisten Milchsorten zusammensetzt. Das betrifft auch einen Großteil der Milch der Hochleistungskühe der Holstein-Rasse, die weit verbreitet ist. Eine Studie des Kinderarztes Dr. Bob Elliott aus dem Jahr 1997 stellte einen Zusammenhang zwischen A1-Protein und Diabetes in Mäusen her. Dieses Ergebnis stützte die Theorie, dass eben dieses A1-Protein für die vielen negativen Wirkungen verantwortlich ist, die Milch zugeschrieben werden, von Allergien und Überempfindlichkeiten bis hin zu Autismus, Diabetes und Herzerkrankungen. 2003 brachte die A2-Milchgesellschaft ihre A1-Protein-freie Milch in Neuseeland und Australien auf den Markt. Die Kühe, deren Milch die Firma vertreibt, wurden nach einem Merkmal ausgewählt, das in den Medien als »genetische Spielart« bezeichnet wurde. Passenderweise wirbt Dannii Minogue, Sängerin, für die Milch mit dem fehlenden Protein. Minogue versichert, dass sie auf das Produkt schwört. Nachdem sie ihr Leben lang nach dem Verzehr von Kuhmilch oder daraus hergestellten Produkten ein »ekeliges Gefühl« gehabt und unter Übelkeit gelitten habe, lässt sie sich jetzt Pudding aus A2-Milch schmecken und gibt ihrem Sohn A2-Milch zu trinken.

Seit ihrem Börsengang profitiert die A2-Gesellschaft von dem 2007 erschienen Buch *Teufel in der Milch*, in dem hundert Studien angeführt werden, die McLachlans Ausgangshypothese bestätigen, dass die A1-Komponente von Kasein hinter den gesundheitlichen Beschwerden der Leute steckt.[9] Einen weiteren Popularitätsschub erlebte das Unternehmen 2014, als eine kleine, in dieser Form noch nie durchgeführte Humanstudie an der Fakultät für öffentliche Gesundheit an der australischen Curtin-Universität bei ihren Probanden signifikante Unterschiede in der Verträglichkeit von A1- und A2-Milch feststellte. Kurz gesagt, berichteten die sechsunddreißig Teilnehmer nach dem Trinken von Milch mit dem A1-Protein von einem stärkeren Gefühl des Aufgeblähtseins, mehr Bauchschmerzen und einem weicheren Stuhl als nach dem Verzehr der A1-Protein-freien Variante. Die Ergebnisse veranlassten alle Welt, von den Studienleitern bis hin zu prominenten Ernährungswissenschaftlern, detailliertere Untersuchungen zu fordern.[10] Das Anprangern von A1-Protein als Verursacher von Verdauungsbeschwerden, wie sie Dannii Minogue beschreibt und von den Teilnehmern der Curtin-Studie berichtet werden, stößt jedoch auch auf Kritik. Manche Gesundheitsexperten bezeichnen A2-Milch, die beinahe doppelt so viel kostet wie normale, als ein Modeprodukt, das die auf herkömmliche Weise produzierte Milch auf unfaire Weise dämonisiert. Sie werfen dem A2-Marketing vor, dem bereits im Abwärtstrend befindlichen regulären Milchmarkt einen weiteren Schlag zu versetzen. Sie glauben, dass Minogue und mit ihr Millionen anderer Menschen fehlgeleitet sind, ihre Beschwerden »unbegründet« und sie ein schlechtes Vorbild seien. In einem ihrer vielen Artikel, die sie der

Vermarktung von A2-Milch gewidmet hat, bringt Catherine Collins, leitende Ernährungsspezialistin am Londoner St.-George-Krankenhaus, die Meinung der Skeptiker auf den Punkt: »Um es einfach auszudrücken, diese Produkte sind eine Mode – oft liegen bei Menschen, die meinen, überempfindlich gegen Milch zu sein, keine medizinischen Probleme vor.« Für sie ist das ganze Aufheben künstlich erzeugt: »Aufgeblähtsein ist ein normaler Teil der Verdauung ... Diese Leute scheinen sich zwanghaft darum zu sorgen, dass ihr Taillenumfang nach dem Essen auseinandergeht. Sie suchen daher ihr Heil in pseudo-wissenschaftlichen ›Unverträglichkeitstests‹, die häufig bestätigen, dass sie auf verschiedene Lebensmittel übersensibel reagieren, normalerweise auf die, die wir am meisten verzehren: Milch und Weizen.«[11]

MANGELNDE (ÜBER)SENSIBILITÄT

Jemanden von »diesen Leute« sprechen zu hören, dessen Beruf doch angeblich auf dem Verständnis basiert, dass ein jeder von uns mit seiner eigenen unverwechselbaren Veranlagung auf diese Welt gekommen ist, empfinde ich als beunruhigend. Als meine Nachbarin Kaya krank im Bett lag, hatte sie Appetit auf Lammkoteletts. Ich ging zum Metzger um die Ecke, wählte ihr einige davon aus und dachte mir, wie völlig unterschiedlich wir doch sind. Lammkoteletts kommen mir nicht mal in den Sinn, wenn ich in prächtiger Verfassung bin, und schon gar nicht, wenn ich, wie Kaya, aussähe, als ob ich gleich sterben würde. Unsere Mägen sind eindeutig nicht aus dem gleichen Holz geschnitzt. Meiner verknotet sich beim kleinsten Bissen roten Fleischs. Der von Kaya ist da wesentlich elastischer. Was für den Bauch gilt, gilt auch für die Nase. Bei der Einweihungsparty in der neuen Wohnung meiner Schwester nahm ich beim Essen als Allererstes den lakritzigen

Duft der Fenchelsamen in der Vinaigrette wahr. Für Ina, die ebenfalls mit am Tisch saß, roch das Ganze einfach nach Orange.

Auf die gleiche Weise reagieren keine zwei Menschen identisch auf ein, zwei oder drei Gläser Milch. Meine Schwester litt an chronischen Ohrenentzündungen, bis meine Mutter Kuhmilch ganz aus ihrer Ernährung strich. Ich bekomme Blähungen von nur einem Glas. Julies Körper ist von Ekzemen übersät. Wie Sie im nächsten Kapitel lesen werden, reagiert die zweijährige Tochter meiner Freundin Ghada mit Koliken und Reizbarkeit. Ro, der Allround-Handwerker am Ende unserer Straße, kann Milch trinken, ohne irgendwelche unmittelbaren Beschwerden zu bekommen, tut es aber nicht, weil er Veganer ist. Auch wenn Collins uns alle, die wir überempfindlich auf Milch reagieren, in einen Topf wirft, sind wir kein einheitliches Volk mit dem Namen »diese Leute«. Uns eint nur eines: Dass keiner von uns Milch deshalb nicht trinkt, weil er sich zwanghaft um seinen Taillenumfang sorgt.

In einer am 7. Juli 2012 in der *New York Times* erschienenen Kolumne grenzt sich der Kochbuchautor und Food-Journalist Mark Bittman von den 90 Prozent der asiatischstämmigen Amerikaner und 75 Prozent der Afroamerikaner, mexikanischen Amerikanern und Juden, die an einer Laktoseintoleranz leiden, ebenso ab wie von den »schätzungsweise 1,3 Millionen Kindern«, bei denen eine Milchallergie diagnostiziert wurde. Er zählt sich zu denen, die nicht allergisch, sondern überempfindlich auf Milch reagieren. Da es während seiner Kindheit bei jeder Mahlzeit Milch zu trinken gab, wuchs er mit »chronischer Magenverstimmung« auf. Mit der Zeit kam zu den Verdauungsbeschwerden Sodbrennen hinzu. Da er weder Leinwandheld noch Fernsehstar war, führte man seine Beschwerden nicht auf seine Ernährung zurück. Er wurde »als Neurotiker behandelt«.[12]

Vielleicht fühlen Sie sich angesprochen? Auch Ihnen bekommt der traditionelle Ratschlag für eine gesunde Ernährung nicht?

Die Milch, die einen festen Platz in den Ernährungsrichtlinien vieler Länder hat, löst bei Ihnen Blähungen oder saures Aufstoßen aus. Sie sind sich dessen sicher, aber Ihr Arzt kann es nicht mit einem Test nachweisen. Statt Ihnen zuzuhören und auf Ihre Beschwerden einzugehen, stempelt er Sie unter »überbesorgt« ab und schickt Sie mit ein paar Pillen und vielleicht einer Packung Protonenpumpenhemmer gegen das Sodbrennen nach Hause. Sie gehen aus dem Sprechzimmer, und das rote Neonschild mit der Aufschrift »Ausgang« weist Ihnen den Weg an einen Ort, der schlimmer ist als der, von dem Sie kamen. Vorher: tägliche Magenverstimmung. Nachher: tägliche Magenverstimmung *und* Medikamentenabhängigkeit. Die Sackgasse, aus der Sie eigentlich herauskommen wollten, ist noch auswegloser geworden.

Können Sie sich vorstellen, wohin dieses übliche Verfahren bei der Suche nach einer Lösung für ein medizinisches Problem führen kann, wenn es um Leben und Tod geht? Ich kann es. 2002 wurde bei meiner Mutter ein Hodgkin-Lymphom diagnostiziert. Sie unterzog sich einer Chemotherapie, die sie als extrem belastend empfand. Ein paar Jahre später entdeckte ihr Onkologe ein offenbar nicht mit der Ersterkrankung in Zusammenhang stehendes Nicht-Hodgkin-Lymphom an ihrem Bein. Sie ließ sich bestrahlen, was leichter zu ertragen war. Dann fand derselbe Onkologe 2007 ein weiteres, nach seinem Befund ebenfalls nicht mit der Ersterkrankung in Zusammenhang stehendes Nicht-Hodgkin-Lymphom im Halsbereich. Mit der Aussicht auf eine akzeptable Chance für eine langfristige Genesung schlug er ihr eine erneute Chemotherapie vor. Sie weigerte sich. Wofür, so fragte sie sich, solle sie ein paar weitere Jahre mit schlechter Lebensqualität dahinsiechen? Sie war siebenundsechzig und schmächtig und hatte sich nie ganz von der ersten Chemotherapie erholt. Sie hatte die Nase voll. Bei einem Hausbesuch saß ihr Arzt auf der Bettkante neben ihr. Sie war schwach, aber stark in ihrer Resignation. Das Gewächs in ihrem Hals war inzwischen so groß, dass es ihr die Luftröhre zu blockieren drohte, was, wie er sie warnte, keine angenehme Art zu sterben sei. Sie war bereit, lieber früher als später mit der palliativmedizinischen Behandlung zu beginnen. Sie wusste, dass dies mit der Gabe von Morphinen einherging, die ihre Beschwerden lindern würden. Das Einzige, was sie sich wünschte, war eine sanfte Hand, um ihr bei der Ausführung ihres Plans zu helfen. Stattdessen schlug ihr der Arzt eine heftige Dosis Feindseligkeit um die Ohren. Er musterte sie mit scharfem Blick – ich saß dabei – und sagte in aggressivem Tonfall: »So. Sie sind also bereit, Medikamente zu nehmen, die Sie töten können. Aber die, die Sie am Leben halten würden, wollen Sie nicht.« Das Ganze war nicht als Frage formuliert. Ich war zu schockiert, um angemessen zu reagieren. Das mag extrem unsensibel klingen. Ich habe jedoch in den vergangenen zehn Jahren so oft neben meiner Mutter, meinem Vater und meiner Schwester im Krankenhaus am Bett gesessen, um zu der traurigen Gewissheit zu gelangen, dass mangelndes Mitgefühl, wie dieser Mann es an den Tag legte, nichts Ungewöhnliches ist.

Mark Bittmans Leidenszeit scheint endlich vorüber zu sein. Er brauchte über sechzig Jahre, um zu merken, dass er durch das Meiden von Milch und Milchprodukten, ohne Bauchweh zu bekommen, »eine Stunde vor dem Schlafengehen Linguine puttanesca (*mit* Sardellen) verschlingen« kann, sein Lieblingswintergericht.[13] Er ist nicht nur das Sodbrennen los, das ihn ein Leben lang geplagt hat. Er muss nun auch nicht mehr den Frust erdulden, wie wir ihn alle erleben, wenn Ärzte einen für verrückt erklären, weil sie durch ihre Tests nichts finden können.

2004 verhängte das Gesundheitsdezernat in Queensland eine Strafe von 15.000 Dollar gegen die A2-Milchgesellschaft wegen falscher und irreführender Werbeaussagen bezüglich der gesundheitlichen Vorzüge des von ihr vertriebenen Produkts. Daraufhin warf der Vorstandschef eines multinationalen Unternehmens, das weltweit Milchprodukte herstellt und vertreibt, der A2-Milchgesellschaft vor, die gesamte Milchindustrie zu schädigen, indem sie »normale Milch verunglimpfe« und die Verbraucher verwirre. Gibt man den Akteuren des öffentlichen, privaten und Gesundheitssektors recht, die A2-Milch als bloßes »Designerprodukt« abtun, so haben die sich deren wachsenden Marktanteil teilweise selbst zuzuschreiben.[14] Nehmen wir einmal an, Minogues Arzt oder Gesundheitsberater hätte sie von Anfang an darauf hingewiesen, dass Milch verzichtbar ist, sie ihren Kalziumbedarf auch mit einer Reihe anderer vollwertiger Lebensmittel decken kann und dass man aus allen möglichen Zutaten jede Menge Milch herstellen kann, zum Beispiel aus Mandeln, Cashews und anderen Nüssen, Bohnen oder Samen. Dann hätte sie vielleicht, ohne ein Gefühl des Verzichts zu empfinden, gut ohne Kuhmilch leben können, von der ihr übel wird, wenn sie nur einen einzigen Schluck davon trinkt. Ich denke, sie hat diese Informationen, die das Thema Milch für sie ein für alle Mal erledigt hätten, nie bekommen.

DIE MILCH NEU ERFINDEN

Tom Quaife, der Herausgeber von *Dairy Herd Management*, reagierte 2012 auf die »Flüssigmilchkrise« mit einer zweifachen Forderung: Verpackungen diversifizieren, um überall Milch für jeden Anlass im Angebot zu haben, und dafür sorgen, dass Milch in unterschiedlichen Geschmacksrichtungen und Fettstufen auf verlässliche Weise breitflächig vertrieben wird. Andere traten mit noch radikaleren Ideen auf den Plan, etwa für den japanischen Markt eine Milch herzustellen, die nach Pfirsichen und Äpfeln duftet.[15] Diese unerschrockenen Macher – ob privatwirtschaftliche Unternehmen oder staatlich finanzierte Wissenschaftler – haben sich aufgemacht, nicht nur das Spiel, sondern auch die Spieler neu zu definieren. Während sich Quaife noch mit Verpackungen aufhält, setzen sie auf Biologie und jede Menge Dollars, um jedermann in die Laune und die Lage zu versetzen, Milch zu trinken.

Dr. Scott Spies, Kinderarzt, findet klare Worte an alle, die allergisch, überempfindlich oder mit Abneigung auf Milch reagieren. Vielleicht haben Sie noch nie etwas von Dr. Spies gehört. Mir erging es jedenfalls so, bis ich während meiner Recherche auf einen kleinen Fernsehbeitrag stieß, der die Frage zu klären versuchte: »Wie kann man gesund leben, wenn man keine Milch verträgt?« In seiner Antwort lässt Dr. Spies das »Wie« weg: »Wenn manche Kinder und Erwachsene keine Milch mögen, ist es sehr gut möglich, auch ohne sie sehr gesund zu leben.«[16] Er hat nichts gegen Milch. Er hält sie einfach für nicht notwendig. Diese Bestätigung aus dem Mund eines Arztes und Ernährungsspezialisten zu hören, die in Milch im Allgemeinen ein gesundes Lebensmittel sehen, verleiht ihr einiges Gewicht. Wenn Lobbyisten, wie es direkt oder indirekt laufend geschieht, Milch zum unverzichtbaren Gut erklären, sagen sie uns damit, dass ein gesundes Leben ohne sie nicht möglich ist. Gibt dann einer zu, dass Allergiker auch ohne sie gut zurechtkommen können, bringt das die Fundamente des Milchmarketings zum Einsturz und reißt Daisy und die A2-Milch gleich mit in den Abgrund. Kein Wunder, dass Milchbefürworter sich nicht zu diesem Thema äußern. Kommt dann ein Mann mit der Glaubwürdigkeit eines Dr. Spies daher und spricht die verbotene Frage an, ist das schon eine Nachricht wert. Zumindest eine Minute lang, bis Berichte über die aktuellen Fischfangprognosen an die Stelle seiner Worte treten, die zu wenig Umfang haben und zu selten wiederholt werden, um sich lang auf den Titelseiten zu halten.

Dass Milch mit einem Gesundheitsheiligenschein versehen ist, macht öffentliche Subventionen in ihrem Sinne unangreifbar, ob sie in Form von Mindestpreisen, Fördermitteln zur Optimierung von Produktions- und Verarbeitungsabläufen oder Beihilfen zur Lancierung neuer Milchprodukte geleistet werden. Wenn jedoch mehr Ärzte wie Dr. Spies diesen Deckmantel zerreißen, würden all die Forschungs- und Entwicklungsanstrengungen, die aufgewendet werden, um Milch noch stärker zu platzieren, als das entlarvt, was sie tatsächlich sind: ein Griff in die Taschen des Steuerzahlers. Würde allgemein bekannt, dass Milch, wie Dr. Spies bestätigt, verzichtbar ist, würde sie zu einem ganz normalen Produkt, das wie alle anderen darum kämpfen muss, in dem Haifischbecken der Lebensmittel- und Getränkebranche zu überleben. Es würde aus der Gnade fallen und eines unter vielen Erzeugnissen sein, die um die begrenzten, wenn auch immer umfangreicheren Kapazitäten in den Konsumentenmägen buhlen. Im Zeitalter der Aufklärung, in der die Milch als verzichtbar wahrgenommen wird, hätten Kampagnen wie »Die Milch macht's« ihren Charme verloren, klängen sie doch nach der Mahnung des berühmten großen Bruders, der weiß, was für uns gut und richtig ist. Der Werbeslogan wäre weiter nichts als einer der Sirenengesänge, wie ihn Coca-Cola nutzt, um die Welt von ihrem Produkt zu überzeugen. Haben wir uns erst einmal klargemacht, dass es der Milchindustrie um nichts anderes geht als Coca-Cola und Pepsi, geht es der Branche richtig an den Kragen. Wir sind noch nicht ganz an diesem Punkt angelangt. Aber die Anzahl an Menschen, die sich gegen die Überflutung mit Milch zur Wehr setzen, zwingen Ärzte wie Dr. Spies dazu, kritisch Stellung zu beziehen. Jedes Mal, wenn das geschieht, tun wir einen weiteren Schritt hin zu einer gesünderen Lebensführung. Eine, die uns nicht das Gefühl gibt, ob mit Genuss oder Widerwillen, drei Gläser Milch trinken zu müssen, um fit und gesund zu bleiben.

11 Eine Geschichte der Intoleranz

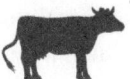

Die Entwicklung der Milch vom fermentierten Lebensmittel zum unappetitlichen Machtsymbol

Khloe, die zweijährige Tochter meiner Freundin Ghada, war reizbarer als sonst. Es war nicht schwer herauszufinden, woran es lag. Ein Atemwegsinfekt reicht aus, um ein kleines Mädchen zum Weinen zu bringen, und bei Khloe hatte sich dieser chronisch verfestigt. Ghada kann nach eigenen Angaben gründlich recherchieren und machte sich ans Werk. Dass sie dabei zu dem Entschluss kam, Milch weitestgehend aus Khloes Ernährung zu streichen, erfuhr ich während eines Telefonats. Wir waren wie so oft auf das Thema Ernährung zu sprechen gekommen. Ich hatte gerade angefangen, ihr mein neuestes Lieblingsrezept zu schildern, als sie mich unterbrach. »Ich habe beschlossen, Khloe keine Milch mehr zu geben. Wir kaufen das Zeug nicht mehr ein.« Die Sache brannte ihr auf der Seele, und so redeten wir über Khloe und ihre mögliche Milchallergie. Obwohl Ghana alles, was Milch enthielt, aus ihrem Haus verbannt hatte, war sie mit sich im Konflikt. Sie sei sich nicht sicher, ob Khloe wirklich allergisch sei. Ihr Mann Malik hingegen vertritt die Meinung, dass es wohl einen wirklich wichtigen Grund geben müsse, Kindern Milch zu geben. Schließlich mache man es seit Urzeiten in allen Kulturen so. Ich war überrascht, aus Ghadas Mund einen so weit verbreiteten Irrglauben zu hören, als wäre irgendetwas an der Behauptung dran. In der langen Geschichte der Menschheit ist das Trinken von Milch eine Anomalie. Wenn Ghada nirgends auf die Information gestoßen war, dass Kuhmilch in den meisten Kulturen niemals Hauptnahrungsmittel war, konnte das nur heißen, dass diese Tatsache im allgemeinen Diskurs über Ernährung und Nahrungsmittel unerwähnt blieb. Wir haben es hier mit einem der bestgehüteten Geheimnisse zu tun. Merkwürdigerweise scheint jeder darum zu wissen – bloß man selbst und die Leute im eigenen Umfeld nicht. Als mir dies klar wurde, begriff ich, dass das Geraderücken unserer Beziehung zu Milch erforderte, den Mythos vom weit verbreiteten Brauch des Kuhmilchverzehrs zu entkräften. Unweigerlich damit verknüpft ist das Thema Laktoseintoleranz.

Auf einer Internetseite des US-amerikanischen Nationalen Gesundheitsinstituts zum genetischen Hintergrund der Laktoseintoleranz heißt es: »Bei etwa 65 Prozent der Menschen ist die Fähigkeit, über das Säuglingsalter hinaus Laktose zu verdauen, reduziert.«[1] Das sind zwei von drei Menschen auf der Welt. In einem 2006 in der Zeitschrift *Pediatrics* veröffentlichten klinischen Bericht wird mit 70 Prozent eine etwas höhere Zahl angegeben. Demgegenüber kann die Mehrheit der Menschen mit nordeuropäischen Vorfahren, eine Gruppe, die nicht zufällig stark in der Milchwirtschaft verwurzelt ist, bis ins Erwachsenenalter Laktose verdauen. In manchen Gruppen sind nur 2 Prozent nicht dazu in der Lage.[2]

MUTIERENDE REAKTIONEN AUF MILCH

Wenn ich bedenke, dass die Mehrzahl der Menschen heute Milch nicht trinken kann, ohne auf den darin enthaltenen Zucker zu reagieren, komme ich zu genau dem gegenteiligen Schluss wie Malik: Es muss einen guten Grund dafür geben, dass sich die meisten Menschen nach dem Milchtrinken unwohl fühlen. Die

Geschichte ist auf meiner Seite: Der Verzehr von Kuhmilch ist ein relativ neues Phänomen. Er wurde erst im neunzehnten Jahrhundert Brauch, und zwar vor allem in Europa und den Vereinigten Staaten. Für Milchprodukte gilt dies nicht. Sie spielen in Zivilisationen rings um den Globus seit langer Zeit eine Rolle. Alles fing vor acht- bis zehntausend Jahren damit an, dass man Auerochsen, die wilden Vorfahren der Kühe, im Nahen Osten domestizierte.[3] In den 1970er-Jahren grub der Archäologe Peter Bogucki, Ph. D., in Nordeuropa die nächsten Puzzleteile der Erklärung dafür aus, wie Milchprodukte den Sprung in die menschliche Ernährung schafften: mit Löchern versehene, etwa fünf Zentimeter breite Tonscherben, datiert um 7.000 v. Chr., die über einen Bereich verstreut gefunden wurden, der sich von der Ukraine bis nach Frankreich und von Ungarn nicht ganz bis hinauf zur Ostsee erstreckte. Bogucki vermutete, dass es sich um die Überreste von Gefäßen handelte, die zur Trennung von Milch und Molke verwendet wurden, der letzten Phase im Herstellungsprozess von Käse. Moderne chemische Analyseverfahren bestätigen seine Hypothese: Im Ton gefundene Rückstände stimmen chemisch mit Kuhmilch überein. Im Licht der Forschungsergebnisse von Mark Thomas, Ph. D., Evolutionsgenetiker am Universitätscollege London, gewinnt Boguckis Theorie weitere Dynamik. Seine DNA-Analysen ergaben, dass die neolithischen Europäer, die die Gefäße hergestellt hatten, keine Laktase produzierten, ihnen also das Enzym fehlte, das zur Aufspaltung des in der Milch enthaltenen Zuckers, der Laktose, benötigt wird.[4] Kurz: Sie waren laktoseintolerant.

Die allgemeine Vorstellung von den Menschen, die keine Laktose verdauen können, ist als Anspielung in dem Begriff enthalten, den man sich zur Beschreibung des Phänomens ausgedacht hat. Gilt man als »laktoseintolerant«, impliziert das, dass man an einem Defizit leidet, an einer Krankheit, die es zu überwinden gilt. Manche Experten sprechen darum lieber von einer »Laktaseimpersistenz«. Das Wort ist neutral und beschreibt zudem korrekter, warum der Betreffende die Laktose in der Milch nicht verdauen kann. Wer »laktaseimpersistent« ist, bei dem wird das Enzym Laktase, das zur Aufspaltung der in der Muttermilch ebenso wie in der Kuhmilch enthaltenen Laktose benötigt wird, im Erwachsenenalter nicht mehr produziert – es ist nicht »persistent«, also »impersistent«. Das Enzym fehlt den Betreffenden nicht. Sie produzieren es lediglich nicht weiter über das Babyalter hinaus. Nachdem dies klargestellt ist, möge man mir verzeihen, wenn ich hier und im Folgenden der Einfachheit halber dennoch manchmal den wertenden, aber gebräuchlicheren Begriff der »Laktoseintoleranz« verwende.

Heutzutage empfehlen Behörden ebenso wie die Milchindustrie und Gesundheitsexperten laktoseintoleranten Menschen, nicht zu schnell aufzugeben. Das USDA hat Vorsichtsmaßnahmen entwickelt wie das Trinken von Milch in kleinen Mengen, das Wählen von Vollmilch und den gemeinsamen Verzehr von Milch mit fester Nahrung, um den Verdauungsprozess in die Länge zu ziehen. Am unbegreiflichsten aber ist der Rat, es mit Schokomilch zu probieren.[5] Abgesehen davon, dass diese signifikante Mengen von Oxalsäure enthält, die sich an Kalzium bindet und dessen Verfügbarkeit verringert, enthalten Kakaobohnen ebenso wie die daraus hergestellten Produkte wie Kakaopulver und Schokolade Koffein, das den Verlust von Kalzium über die Ausscheidungsorgane erhöht.[6] Was für Menschen mit Laktaseimpersistenz noch schwerer wiegt, ist aber die Tatsache, dass Milch mit Geschmack die gleiche Menge Laktose enthält wie Milch ohne. Die Empfehlung erinnert mich an eine weitere gängige Praxis, die mir als Kind Rätsel aufgegeben hat. Wann immer ich während meiner Kindheit zum Arzt oder Zahnarzt musste, drückte mir die Helferin zum Abschied einen Lutscher in die

Hand. Selbst damals verstand ich die Logik dahinter nicht: mir etwas zu geben, das schlecht für mich ist, aber gut schmeckt, weil ich mich nicht gut fühle ...

Inzwischen begreife ich die Pawlow'sche Logik. Der Tierarzt gibt Dixi einen Knochen, wenn er mit der Behandlung fertig ist, weil sie ihren Besuch dann als angenehm in Erinnerung behalten und nicht an die Schmerzen denken wird, wenn sie das nächste Mal zu ihm kommt. Das USDA setzt darauf, dass dieses gleiche Prinzip bei unseren Kindern zum Tragen kommt, wenn es, wie 2013 in einem Newsletter geschehen, verkündet: »Milch für Kinder mit Laktoseintoleranz«: »Bieten Sie Schokomilch an. Sie enthält die gleichen Nährstoffe wie weiße Milch. Aber Kinder mögen Schokomilch und werden sie vielleicht *bereitwilliger* [Hervorhebung hinzugefügt] trinken.«[7] Dahinter steckt in etwa folgende Logik, wenn man überhaupt von »Logik« sprechen kann: Um sicherzustellen, dass dein laktoseintolerantes Kind Milch trinkt, gibt ihm welche mit Schokogeschmack. Es trinkt sie und fühlt sich danach schlecht, aber morgen, wenn es die nächste Portion bekommt, erinnert es sich an den leckeren Geschmack statt an das Bauchweh und die Magenkrämpfe, die es davon bekommen hat. Glückwunsch! In dem unwahrscheinlichen Fall, dass die List funktioniert, ist es Ihnen gelungen, Ihr Kind »bereitwilliger« zu machen, sich krank zu fühlen.

Das USDA könnte von den Bauern früherer Zeiten lernen. Sie lebten in einem von ständigem Mangel geprägten Umfeld. Anders als die meisten von uns heutzutage waren sie wirklich auf eine gute Quelle für Eiweiß, Fett und Mineralien wie Kalzium angewiesen. Sie kämpften nicht gegen ihre DNA an, sondern hörten auf ihren Magen, wie die von Bogucki ausgegrabenen, siebentausend Jahre alten Scherben beweisen. Statt Milch zu trinken und das damit einhergehende Unwohlsein in Kauf zu nehmen, suchten sie nach einer Möglichkeit, Milch genießbar zu machen. Und sie fanden eine: Käse. Ihre Entdeckung war genial. Lässt man Milch zu Käse stocken, löst sich der Milchzucker weitgehend in der ausgeschiedenen Molke. So entsteht ein Produkt, das die hungrigen, laktaseimpersistenten Bauern verdauen konnten. Die Erfindung war ebenso revolutionär wie genial, half sie doch den kurz zuvor zur Landwirtschaft übergegangenen Menschen, Zeiten schlechter Ernte und knapper Vorräte zu überstehen.

»Bieten Sie Käse an«, lautet der fünfte der sechs Tipps, mit denen das USDA Eltern von seinem Leitsatz überzeugen will: »Selbst wenn Ihr Kind laktoseintolerant ist, können Sie Milchprodukte in die Ernährung mit einbeziehen!« Die vier ersten Tipps beziehen sich auf Flüssigmilch. »Bieten Sie Käse an« und »Versuchen Sie es mit Joghurt« erscheinen da als Maßnahmen, die man erst ergreifen sollte, wenn alle Versuche mit Flüssigmilch gescheitert sind.[8] Vor siebentausend Jahren hatten Nordeuropäer weder Schokolade noch Raffinadezucker, um ihre Milch geschmacklich aufzupeppen. Und selbst wenn sie einen Löffel Zucker gehabt hätten, um ihn in die Milch zu rühren, auf dass sie besser rutscht, wären sie klug genug gewesen, es nicht zu tun. Sie konnten es sich nicht leisten, eine kostbare Ressource zu vergeuden, indem sie sie sich erst in geschönter Form schmackhaft machen, bloß um sie anschließend wieder herauszuwürgen.

Auch wenn neolithische Bauern weder Schokolade noch Zucker kannten, verfügten sie über Vollmilch, die das USDA ebenfalls empfiehlt, um laktoseintoleranten Menschen Milch einzuflößen. Bedenkt man aber, welchen Aufwand sie trieben, um diese zu Käse zu verarbeiten, muss es ihnen Schwierigkeiten bereitet haben, sie einfach so zu trinken. Was wir aus der Steinzeit lernen können: Wenn man Laktose nicht verdauen kann, kann man wahrscheinlich auch Milch nicht verdauen. Und wenn einem von Milch schlecht wird, sollte man sie entweder ganz meiden oder zu etwas verarbeiten, das dem Körper bekommt. Sie zu tarnen mag die Sinne täuschen, aber es hilft dem Bauch nicht, sie aufzuspalten.

Es gibt eine Ausnahme von der Regel, dass man Lebensmittel meiden sollte, die man nicht verträgt: wenn man am Verhungern ist. Lautet die Alternative Tod oder Magenverstimmung, würden die meisten von uns wohl mit Letzterer einen Versuch machen. Die Entwicklung von Milch zu Käse erklärt zwar, wie Milchprodukte zu einem wichtigen Bestandteil der Ernährung wurden, nicht jedoch die fundamentalere Frage der menschlichen Evolution: Wie die Nachkommen eines laktoseintoleranten Volkes die Fähigkeit entwickeln konnten, ein Glas Milch zu trinken, ohne es kurz darauf zu bereuen. Mark Thomas, der Evolutionsgenetiker, der mit seiner DNA-Analyse mit ziemlicher Sicherheit bewies, dass neolithische Europäer Käse aßen, hat sich hierzu einige Gedanken gemacht. Mittels Daten aus der Agrargeschichte sowie Genanalysen und Statistiken ist es ihm gelungen, sich eine faszinierende Erklärung dafür zusammenzureimen, warum grob geschätzt 30 bis 35 Prozent der Erwachsenen weltweit – vor allem Menschen aus Europa, Afrika und dem Mittleren Osten – laktasepersistent sind, also Laktose auch über das Säuglingsalter hinaus vertragen können.

Die Geschichte beginnt vor achttausend Jahren in einer Region, die der heutigen Türkei entspricht, just in dem Augenblick, in dem die Menschen auf die Idee kamen, andere Säugetiere zu melken. Zur selben Zeit führten Mutationen in dem Gen, das für die Ausschüttung von Laktase zuständig ist, bei manchen Erwachsenen zu einer Laktasepersistenz. Wir wissen ja, dass die meisten menschlichen Säuglinge Laktase produzieren, jenes Enzym, das ihnen erlaubt, Laktose zu verdauen, also den Zucker, der in der Milch ihrer Mutter ebenso wie in der anderer Säugetiere steckt. Doch bei den meisten Babys stellte der Körper (wie dies auch heute noch der Fall ist) die Produktion dieses Enzyms nach der Entwöhnung ein, so dass Laktaseimpersistenz die Norm war.

Thomas und seine Kollegen können nicht genau sagen, wann genau eine Laktasepersistenz zum allerersten Mal aufgetreten ist.[9] Manche datieren das erste Auftreten der Genmutation auf 5500 v. Chr.[10] Ron Pinhasi, Ph. D., Archäologe am Universitätscollege Dublin, hat eine Vorstellung davon, wann sie zum ersten Mal in Zentraleuropa in der großen ungarischen Tiefebene vorgekommen ist. Er ist Mitverfasser einer Studie, die im Oktober 2014 in der Zeitschrift *Nature Communications* erschien und der zufolge die ersten Nachweise der Mutation vor dreitausenddreihundert Jahren anzutreffen sind. Das sind über viertausend Jahre, nachdem die Menschen, die die große ungarische Tiefebene besiedelten, mit dem Melken von Kühen begannen. Wann immer die Laktasepersistenz sich in Mitteleuropa auszubreiten begann, alle Forscher sind sich darin einig, wie weitreichend die Folgen der Mutation waren. Am unmittelbarsten wirkte sich die Tatsache aus, dass sie den Bauern der Region einen Überlebensvorteil sicherte. Wenn ihre Ernte ausfiel, war die Milch, die sie von ihren Kühen bezogen, ganz offensichtlich die nächstbeste Wahl für ihre Ernährung. Thomas geht davon aus, dass in Zeiten des Mangels selbst diejenigen, die Milch nicht verdauen konnten, sie aus Verzweiflung dennoch zu trinken versuchten. Den bereits unterernährten Laktaseimpersistenten dürfte die Milch jedoch den letzten Stoß versetzt haben. Hunger und Durchfall sind keine gute Kombination zur Sicherung des Überlebens. Nur die Mutanten, in deren Erbgut der Schalter zur lebenslangen Laktaseproduktion umgelegt worden war, konnten von der Milch profitieren, so dass sie überlebten und ihre genetische Abweichung weitervererben konnten. Wissenschaftler haben herausgefunden, dass die Kulturen, in denen Kuhherden gehalten wurden und deren Mitglieder die Mutation erworben hatten, mehr Kinder in die Welt setzten. Das verwundert nicht. Den Angaben zufolge waren es 10 Prozent.[11]

DAS ERSTARKEN DER WELTWEITEN »WEISSEN« REVOLUTION

Die von Genetikern und Archäologen vorgelegten Fakten, Zahlen und Schlussfolgerungen erzählen eine faszinierende Geschichte darüber, wie eine winzige Veränderung am Genom nicht nur das Schicksal einzelner Menschen, sondern auch den Lauf der Menschheit prägte: Der Mutation gebührt ein Großteil des Verdienstes dafür, dass zunehmend in der ganzen Welt zum Frühstück, Mittag- und Abendessen Milch auf den Tisch kommt. So versprach der indische Landwirtschaftsminister Tota Singh hart gegen die in Indien gängige Praxis vorzugehen, Milch zwecks wirtschaftlicher Bereicherung zu panschen. Er redete nicht um den heißen Brei herum, um seine Kampagne zur Beendigung des Unwesens zu rechtfertigen: »Es ist wichtig, um die weiße Revolution aufrechtzuerhalten.«[12] Selbst in China, wo die Milchproduktion noch in den Kinderschuhen steckt und Laktaseimpersistenz die Regel ist, wird Milch als Notwendigkeit gepriesen. Andrea Wiley, Ph. D., Professorin für Anthropologie und Leiterin der Abteilung Humanbiologie an der Indiana-Universität, interessiert sich für den ernährungsbedingten kulturellen Wandel, der derzeit zu beobachten ist. Sie zitiert Staatschef Wen Jiabao, der sich 2006 in einer Pro-Milch-Rede auf den Geist eines der größten amerikanischen Visionäre berief: »*Ich habe einen Traum* [Hervorhebung hinzugefügt], in dem jeder Chinese, insbesondere die Kinder, jeden Tag ausreichend Milch bekommen.«[13] Martin Luthers Rede, die sich gegen die Geisel des Rassismus in

Amerika wandte, ist im Hinblick auf die neu entdeckte Milchvorliebe Chinas relevanter, als es auf den ersten Blick erscheinen mag.

In China fordern Leitfiguren von Sportlern bis hin zu Astronauten dazu auf, Milch zu trinken, um Kraft zu tanken. Die Shanghai Molkerei- und Lebensmittel-Gesellschaft ist einer von Chinas größten Milchprodukteherstellern. Mit seinen zehn Großweiden, 12.000 Kühen und einer jährlichen Produktionskapazität von 500.000 Tonnen setzt das Unternehmen auf die Vorstellung, dass Milch das chinesische Volk robuster machen wird. Wie eine Sprecherin des Unternehmens sagte: »Ein Glas Milch kann eine Nation stärken.«[14] In dem Satz schwingt, ob bewusst oder unbewusst, eine Vorgeschichte westlicher Diskriminierung gegenüber Asiaten mit, die von kleinerem Wuchs als die Menschen im Westen sind. So genehmigte ein kanadisches Ministerium im Zweiten Weltkrieg zum Beispiel eine Werbung mit dem Titel »Männer ohne Milch«. In seiner Dissertation »Ernährung ist kriegsentscheidend: Die Politik und Kultur von Nahrung und Ernährung im Zweiten Weltkrieg«, beschreibt Ian Mosby, Ph. D., dieses Propagandastück:

Die Werbung zeigte einen japanischen Soldaten mit O-Beinen, der auf eine in Trümmern liegende »östliche« Stadt zugeht. »Die Kleinwüchsigkeit der Japaner«, lautet der Text dazu, »ihre O-Beine, ihre oft schlechten Augen sind allesamt auf eine unzureichende Ernährung zurückzuführen – insbesondere auf das Fehlen von Milch!«

Man beachte das Ausrufungszeichen. Keine Spur von Zurückhaltung der Bundesbehörde war zu spüren. Die Anzeige ist darauf angelegt, die Ernährung der Sieger mit der der Besiegten zu vergleichen. Während Japan als ein Land dargestellt wird, in dem sich »Männer ohne Milch« kaum auf den Beinen halten können, streicht sie heraus: »In Kanada wird jede Menge Milch getrunken. Kanada liebt das reiche Aroma und den verlockenden Geschmack, den Milch und die daraus hergestellten Produkte unserem Essen verleihen.« Kanada und seine Verbündeten, so hätte man gleich sagen können, haben den Krieg mit Milch gewonnen.

»Männer ohne Milch« war mehr als ein Relikt der Arroganz des Siegers. Es spiegelte sich darin eine tief verwurzelte Voreingenommenheit gegenüber Kulturen, in deren Ernährung Milch und Milchprodukte keine Hauptrolle spielten. Mosby verweist auf eine Studie aus dem Jahr 1946 an Kindern in British Columbia, die das Vorurteil belegt. Darin wird eine Gruppe von 157 chinesischen Schülern erfasst, deren Ernährung im Vergleich zum Durchschnitt der Provinz als »mangelhaft« bezeichnet wird. Als die beiden wichtigsten Unterschiede zwischen diesen Kindern und ihren Klassenkameraden wurden ein »Mangel an Milch und Milchprodukten in der Ernährung« und »Magerkeit« vermerkt.[15] Nach dieser Studie zu urteilen wurde durch die Männer-ohne-Milch-Kampagne, die etwa zur gleichen Zeit lief, nur eine bereits weit verbreitete Vorstellung untermauert: dass schwach ist, wer keine Milch bekommt.

Die Hymne auf die fit machende Wirkung des Milchtrinkens erschallte nicht nur in Kanada. 1943 erklärte Winston Churchill: »Milch in Babys ist die beste Investition.«[16] In den USA bekennt sich das USDA in einer 1942 herausgegebenen Broschüre mit dem Titel »Mehr Milch für mehr Kinder« zu Schulmilchprogrammen. Angesichts des fortdauernden Krieges und Kampfeinsatzes von Soldaten in Übersee, so wird gewarnt, befände sich auch die Zivilbevölkerung im Belagerungszustand: »Millionen von Jungen und Mädchen trinken nicht genug Milch, um in ihrem im Wachstum begriffenen Körper gesunde Zähne und ein starkes Knochengerüst auszubilden. Eine überraschend große

Zahl trinkt überhaupt keine Milch. Dabei ist sie so wertvoll für das Wachstum und so wichtig als Waffe gegen den gefährlichsten Feind der Demokratie: die Fehlernährung. Derart benachteiligte Kinder sind nicht in der Lage, die ganzen Vorzüge des öffentlich finanzierten Ausbildungsangebots zu nutzen. Sie sind für ihre Rolle als Bürger nicht voll gerüstet.« Durch das Anpreisen der Milch als Schutzinstrument der Demokratie machte das USDA es zur patriotischen Pflicht eines jeden Amerikaners, sicherzustellen, dass seine Kinder täglich ihre Milch tranken. Eine ehemals private Alltagsfrage gewann damit militärstrategische Bedeutung.

Der pauschale Ruf zu den Waffen, der aus den Zeilen von »Mehr Milch für mehr Kinder« spricht, verdeckt, was das USDA eigentlich mit der Befürwortung von Schulmilchprogrammen bezweckt. Nach einer kurzen Übersicht über den Ablauf kommt die Begründung für das Programm: »Der Markt für Flüssigmilch ist die Haupteinkommensquelle des Milchlieferanten. Eine Erweiterung des Marktes bietet Landwirten den Anreiz, genug Milch zu produzieren, um den dringenden Bedarf der Vereinten Nationen zu decken, ob im militärischen oder privaten Sektor.« Ungeachtet der vom USDA geäußerten Sorge, dass »eine große Zahl« von Kindern keine Milch trinken, diente das Schulmilchprogramm in Wirklichkeit der Lösung des drängenden Problems, dass Landwirte nicht genug Milch erzeugten, um die Produktionsziele der Kriegswirtschaft zu erfüllen. Zwar schuf der Krieg eine Nachfrage nach großen Milchmengen zur Weiterverarbeitung in kriegsnotwendige Güter wie Käse und Trocken- oder Kondensmilch. Doch für die Landwirte rechnete sich die Produktion von mehr Milch nur dann, wenn sie einen nennenswerten Teil davon als Flüssigmilch absetzen konnten, für die sie einen höheren Preis erzielten. So kommen die kleinen, aber wachsenden Mägen der nächsten Generation ins Spiel. Bringt man Milch in die Klassenzimmer, kurbelt man damit die Nachfrage nach Flüssigmilch an, so dass die Landwirte zur Steigerung ihrer Produktion bewegt werden, was wiederum im Sinne der Kriegswirtschaft ist. Mit diesem Ziel vor Augen hält die Broschüre fest: »Heute ist erst ein kleiner Teil dieses Marktes erschlossen.«[17] Im Gesamtkontext des Pamphlets liest sich diese kühle Kalkulation jedoch wie ein Ausrutscher inmitten all der hochtrabenden Ausführungen darüber, was für die Kinder der Nation am besten sei und wie sie mithilfe der Milch zu vollwertigen Bürgern heranwachsen würden. Wenn es dem USDA darum ging, die Milchproduktion in Kriegszeiten zu steigern, war ihm klar, dass ihm dies am ehesten gelingen würde, wenn es seinen Plan mit Worten über das Starkmachen von Kindern vergoldete.

WACHSTUMSZIELE

Obwohl der Krieg lang vorüber ist, ist die während seines Verlaufs geschürte Nachfrage nach Flüssigmilch zur Weiterverarbeitung zu Käse und Milchpulver heute größer denn je. »Männer ohne Milch« war einmal. So viele Länder treten inzwischen als Käufer auf, dass die Welternährungsorganisation der Vereinten Nationen (FAO) im Jahr 2000 den Weltschulmilchtag ausgerufen hat. Falls es Sie interessiert: Er ist immer am letzten Mittwoch des Monats September.[18] An den Aktionen und Veranstaltungen nehmen mittlerweile über siebzig Länder teil. Der Zweck des Wahnsinns liegt in der Verbreitung der Botschaft, dass Schulmilchprogramme »die Gesundheit fördern, die Leistung steigern und den sozialen Zusammenhalt stärken«.[19] Auf welchem der drei Punkte der Schwerpunkt liegt, hängt vom jeweiligen Land ab. In asiatischen Ländern wird eher der gesundheitliche Nutzen der Milchvergabe in der Schule betont. In China sagen die Behörden und Moguln der Milchwirtschaft, dass Milch Kinder stark macht. Aus der Sicht Vietnams ist dies nicht alles, was die Milch für China bewirkt hat. 2013 verkündete der stellvertretende Direktor des vietnamesischen Ministeriums für Arbeit, Invaliden und Sozialordnung, er habe dem Premierminister eine Initiative vorgelegt, die zwei Millionen Kindern in Kindergärten und Grundschulen mit jeweils mindestens 200 Milliliter Milch täglich versorgt. Vietnamesische Kinder blieben hinter den weltweiten Normmaßen für die Körpergröße zurück. Er wollte das Steuer herumreißen und es machen wie in China. Dort nämlich waren vietnamesische Regierungsvertreter auf ein ähnliches Fünfjahresprogramm gestoßen, und die Durchschnittsgröße der Kinder war um zwei Zentimeter gestiegen.[20]

Auch Thailand verfolgt den Plan, seine Bürger mit Milch größer zu machen. Nach Aussage des Gesundheitsministers neigen thailändische Jugendliche zu relativ kleinem Wuchs, weil sie nicht so viel Milch trinken wie der Rest der Welt. Im Juni 2013 bekundete Thailands stellvertretender Gesundheitsminister die Absicht seiner Regierung, die Thais zum Trinken von wenigstens einem Glas Milch täglich zu bewegen. Das anvisierte Ziel: Die Durchschnittsgröße thailändischer Achtjähriger um acht Zentimeter zu erhöhen. Es herrschte die übereinstimmende Meinung, dass es angesichts einer Vielzahl abschreckender Faktoren schwierig sein würde, dieses Ziel zu erreichen: Unter Thais ist Laktoseintoleranz weit verbreitet. Milch, deren Bezeichnung in der Sprache der Thais auch »Brust« bedeutet, wird als Getränk für Weichlinge wahrgenommen. Zudem stehen die Schulmilchprogramme des Landes in dem Ruf, Kindern verdünnte oder verdorbene Milch anzudienen. Von solchen Widrigkeiten lassen sich Funktionäre wie Mairi Uotila von der FAO-Niederlassung Bangkok ihren Enthusiasmus nicht nehmen. »Die Leute hier sehen, wie große Europäer und Amerikaner viel Milch trinken. Ich denke, sie wollen wie alle Eltern größere Kinder mit stärkeren Knochen.«[21]

Kommentare wie diese und die Milchkampagnen, in deren Zusammenhang sie geäußert werden, sind in mehr als einer Hinsicht beunruhigend. Erstens offenbart sich in ihnen die Bereitschaft von Behörden, sich an landesweiten Experimenten zu beteiligen, in denen man die Gesundheit von Menschen aufs Spiel setzt, die aufgrund ihrer Veranlagung die in Kuhmilch enthaltenen Nährstoffe nicht verdauen können. Zweitens machen sie deutlich, dass das in Publikationen wie »Männer ohne Milch« zum Ausdruck kommende rassistische Denken bei den Diskriminierten einen bleibenden Eindruck hinterlassen hat.

An einem Abend im Sommer 2014 stieß ich auf Folgendes. Ein »besorgter Taiwanese« hatte im Radio gehört, wie Dr. Zorba Paster den Eltern eines adoptierten chinesischen Kleinkindes riet, diesem bei mangelnder Gewichtszunahme mehr Vollmilch zu geben. Er schrieb daraufhin einen erbosten Brief an den Sender, der im Internet veröffentlicht wurde: »Weit über neunzig Prozent aller Asiaten sind laktoseintolerant. Gibt man ihnen Milch, blähen sie sich auf wie ein Ballon. Sie bescheren dieser Familie eine elende Zeit. Was für mangelernährte Europäer gut ist, ist nicht gut für Menschen mit asiatischen Wurzeln. Bitte korrigieren Sie Ihren entsetzlichen Rat.«[22] Wenn der Mann recht hat, was die hohe Rate von Laktaseimpersistenz bei Asiaten vermuten lässt, führen die Regierungen Chinas, Vietnams und Thailands ihre Bevölkerung auf einen zerstörerischen Pfad. Ihre Milchbegeisterung verspricht eines wachsen zu lassen: das Elend.

SCHULMILCHPROGRAMME SCHLAGEN HOHE WELLEN

Während die Regierungen asiatischer Länder an der Verheißung festhalten, Schulmilchprogramme würden das kollektive Längenwachstum befördern, verfolgt man im Westen eine etwas andere Strategie. Hier werden die intellektuellen und sozialen Vorteile solcher Programme herausgestellt. So kommentierte ein britischer Abgeordneter: »Milch zu trinken ist für Kinder von lebenswichtiger Bedeutung, weil es nicht nur ihre Gesundheit im Allgemeinen fördert, sondern auch die Konzentrations- und die Leistungsfähigkeit in der Schule.« Am selben Tag betonte die Schulleiterin Wendy Stone, welch wichtige Rolle die »Milchzeit« im Schulalltag spiele: »Sie trägt nicht nur zu unserem gesunden Schulethos bei, wir nutzen sie auch, um unsere sozialen Kompetenzen weiterzuentwickeln.«[23]

Es gibt aber auch Kinder wie Lucas, den zehnjährigen Jungen, der früher im Haus neben uns wohnte. Ich brachte seiner Mutter einmal etwas zum Kosten von dem Kakaopulver vorbei, das ich lose gekauft hatte. Sie zögerte, die Tüte über ihre Schwelle gelangen zu lassen, aus Angst, dass darin Spuren von Milcheiweiß enthalten sein könnten. Lucas ist allergisch gegen Milch. Gelangt er – ob über die Luft, die Haut oder den Mund – in Kontakt damit, könnte das für ihn tödlich sein. Kein Wunder, dass sie Lebensmittel niemals lose kauft. Das Risiko einer Kreuzkontamination ist zu groß. Der Fall von Lucas ist nicht ungewöhnlich. Im Licht der riesigen Zahlen von Kindern, die Milch nicht vertragen, ist schwer zu begreifen, wie dieselben Regierungsvertreter und Beamten, die die von der Milch ausgehende reale, konkrete Gefahr erkannt haben, sie gleichzeitig als soziales Bindemittel anpreisen können. Wenn überhaupt, ist sie das Gegenteil, drohen durch sie doch mehr Krankheitsfälle, eine Schwächung der Leistungsfähigkeit und eine stärkere soziale Isolation im schulischen Umfeld.

Versetzen Sie sich doch einmal in folgenden hypothetischen Fall hinein, den ich anhand von Fakten und eines Fotos konstruiert habe, das mir beim Lesen von Texten zum Weltschulmilchtag in die Hände fiel: Sie sitzen an einem Tisch, auf dem eine karierte Plastikdecke liegt. Ihr Name ist Nam. Sie sind sechs Jahre alt. Dies ist Ihr erstes Jahr an der Blidworth Oaks Grundschule im englischen Nottinghamshire. Heute ist ein besonderer Tag. Es ist der 15. Oktober 2012, und Mark Spencer, der Unterhausabgeordnete des Wahlkreises Sherwood County, kommt zu Besuch. Genauer gesagt kommt er, wenn auch mit etwas Verspätung, anlässlich des Weltschulmilchtags, der eigentlich am 26. September gewesen ist. Der blonde Matthew und die blauäugige Naomi sitzen links und rechts von Ihnen. Sie warten gespannt darauf, dass der Fotograf Sie drei dabei ablichtet, wie Sie mit dem Abgeordneten Milch trinken. Sie wollen es nicht. Milch bekommt Ihnen nicht. Das Letzte, worauf Sie Lust haben, ist dabei fotografiert zu werden, wie Sie das Zeug trinken. Vielleicht verziehen Sie unwillkürlich das Gesicht. Aber Sie sagen nichts. Sie fühlen sich sowieso ein wenig anders. Der Fotograf bittet »Pam«, ein bisschen näher heranzurücken, um sie aufs Bild zu bekommen. Sie wissen, dass er mit »Pam« Sie meint, aber Sie rücken etwas zur Seite aus dem Blickfeld heraus. Er hat Sie ja nicht *wirklich* angesprochen.

Matthew und Naomi trinken brav und begeistert ihre Milch aus. Sie werden von dem Abgeordneten und Ihrer Lehrerin gelobt. Sie sitzen abseits. Ihre Abneigung gegen Milch ist irgendwie zum Ausdruck von schlechtem Benehmen geworden – ein Zeichen für Ihre soziale Unverträglichkeit. Sie bilden sich die stummen Vorwürfe nicht ein. Noch Monate nach dem Weltschulmilchtag wird in den Lokalzeitschriften Großbritanniens von den

Besuchen diverser Unterhausabgeordneter in den Schulen ihrer Wahlkreise berichtet. Dabei wird auf die kostenlose Ausgabe von Milch an Kinder in Tagesstätten oder Grundschulen hingewiesen und darauf, dass dieses Programm für Schulkinder von fünf bis elf Jahren staatlich subventioniert sei. Es werden die vielen Vorzüge der Schulmilch aufgezählt: Sie »hilft Kindern in ihrer sozialen Entwicklung einschließlich der Stärkung von Verantwortlichkeit, Selbstständigkeit und guten Manieren« und trägt dazu bei, »die Konzentrationsfähigkeit zu verbessern«. Der Geschäftsführer von Cool Milk, einem führenden Lieferanten von kostenloser Schulmilch in Großbritannien, fügt hinzu: »Milch ist in Schulen weiterhin unglaublich populär und leistet einen enorm erfolgreichen Beitrag zur gesunden Entwicklung *aller* [Hervorhebung hinzugefügt] Kinder.«[24]

Er hat recht, wenn er in der Popularität von Milch in Schulen einen ungebrochenen Trend erkennt. Ähnliche Schulmilchprogramme ziehen sich seit Jahrzehnten über alle Kontinente hinweg. Er irrt jedoch, wenn er die Milch als gesund für »alle« Kinder bezeichnet. Für Nam ist sie es nicht. Sie war es nicht für meine Schwester und einen Großteil meiner weitläufigen Familie. Meine Schwester gehört zu den etwa 75 Prozent der Juden, die Laktose nicht verdauen können. Auch Suko tut Milch nicht gut, deren Vater Afroamerikaner ist, eine weitere Bevölkerungsgruppe, die mehrheitlich laktaseimpersistent ist.

Ungeachtet all der vielen Kinder, denen es wie Suko und Lucas ergeht, gibt es immer wieder Leute, die sich hinstellen und unbeirrt behaupten, dass die Milch neben all den darin enthaltenen Nährstoffen »eine Vielzahl von sozialen Chancen bietet«.[25] Den Befürwortern von Schulmilchprogrammen gilt Milch als Wundernahrung für Kinder, die dazu beiträgt, die »soziale Integration« zu fördern, »Sozialkompetenzen« zu entwickeln und »soziale Chancen« zu schaffen. Sozialstudien kommen jedoch zu einem ganz anderen Schluss. Man braucht nicht tief zu schürfen, um auf eine soziale Chance zu stoßen, die Schulmilchprogramme definitiv schaffen: Mobbing. Eine Befragung von 350 Eltern von Kindern mit Lebensmittelallergien aus dem Jahr 2010 ergab, dass 35 Prozent der Kinder über fünf, auf die sich die Studie konzentrierte, gemobbt wurden. Bei 86 Prozent davon kam es zu mehr als einem Zwischenfall. Obwohl es sich bei den Tätern meist um Klassenkameraden handelte, waren in manchen Fällen auch Lehrer und Schulmitarbeiter an den Übergriffen beteiligt. In über der Hälfte aller Fälle kam es zu physischen Angriffen. Einmal wurde das allergische Kind mit der allergieauslösenden Substanz beworfen. Ein andermal wurde es gezwungen, das Allergen anzufassen. Am schlimmsten war, dass man den Kindern, wie manche Eltern berichteten, das Allergen ins Essen mischte, mit anderen Worten, sie einem tödlichen Gift aussetzte.[26]

Solche Zwischenfälle sollten in der Diskussion von Schulmilchprogrammen mit berücksichtigt werden. Aber nichts dergleichen geschieht. Stattdessen schaffen die Sponsoren solcher Programme mit der Fokussierung auf den Klassenliebling ein Klima, in dem die Kinder, die keine Milch vertragen, sich der Gefahr von Schikanen ausgesetzt sehen. Die Kammer der kalifornischen Milchverarbeiter schrieb 2012 einen Fotowettbewerb zum Thema »Die Milch macht's. Frühstücks-Werbung Fotowettbewerb« aus. Alex Ohlendorf, Schüler der kalifornischen Bonita Vista High School, gewann den ersten Preis. In ganz Kalifornien waren in diesem Zusammenhang Schüler von dreizehn bis neunzehn Jahren aufgerufen, Fotos einzureichen, die zeigen, warum Milch wichtig für ihre Gesundheit und ihre schulischen Leistungen ist. Alex' Siegerfoto zeigt ein paar kräftige Kerle aus seiner Football-Schulmannschaft, in Kampfaufstellung Seite an Seite, mit je einem aufgeschlagenen Buch unter der stützenden Hand und einem Milchkarton auf dem Rücken, bereit, sich der nächsten großen Herausforderung zu stellen. Der Slogan dazu lautet: »Die Milch macht's. Sie hält dir den Rücken frei!« Die Kammer fand den Beitrag witzig und belohnte Alex mit einem Preisgeld von 1.000 Dollar, die er seinem Football-Team spendete.[27]

Alex nutzte die sich ihm bietende Gelegenheit, um seine Kreativität auszuleben. Seine Großzügigkeit und die Tatsache, dass er die Aufgabe so ernst genommen hatte, dürfte ihm wohl einiges an Lob eingetragen haben. Bedenkt man aber, wie viele Kinder nach dem Konsum von Milch Ausschlag bekommen, sich einfach »ekelig« fühlen oder eine anaphylaktische Reaktion erleiden, sollte man den Wettbewerb noch einmal unter die Lupe nehmen. Die Chancen stehen gut, dass es an Alex' Schule mehr als eine Handvoll Kinder gibt, die keine Milch vertragen. Darf ich Ihnen Leo vorstellen? Sein Name ist fiktiv, aber seine Geschichte ist es nicht. Er ist im neunten Schuljahr. Er hat Milch immer gemieden, weil sein Körper sich zu wehren beginnt, sobald er sich in ihre Nähe wagt. Aber jetzt ist er an der Highschool, und da ist er einem anderen Druck ausgesetzt. Alex' Foto lacht ihn im Großformat überall in der Stadt an, und er bekommt mit, wie viel Zuspruch sein milchtrinkender Schulkamerad dafür bekommt. Er fragt sich, was mit ihm nicht stimmt. Wäre das Trinken von Milch nicht das Ticket zur persönlichen Bestleistung, sowohl im schulischen wie im sportlichen Umfeld? Wer ja zur Milch sagt, hat die Starken und Erfolgreichen an seiner Seite. Wer es nicht tut, dem hält keiner den Rücken frei.

Leo ist in einem Dilemma. Trinkt er Milch, muss er sich womöglich übergeben. Trinkt er sie nicht, wird er vielleicht gemobbt. Vielleicht, so mögen Sie jetzt sagen, kann Leo sich verteidigen. Mag sein, dass ihm das gelingt. Aber was, wenn Mekh, der Sohn meiner Freundin Ghada und Bruder von Khloe, weniger Glück hat. Momentan fängt seine Nase zu laufen an, wenn er Milch trinkt. Geht er erst einmal zur Highschool, wird sie vielleicht blutig gehauen, wenn er keine Milch trinkt. Macht man die Milch, eines der häufigsten Allergene, zum Must-have, leistet man damit im schulischen Umfeld der Ausgrenzung und Konfrontation Vorschub. Irgendjemand wird zwangsläufig den Preis dafür zahlen.

Wenn Alex Milch mag, soll er sie um Himmels willen trinken. Aber Alex ist nicht jeder. Während man in Schulen Wert darauf legt, Schülern einen respektvollen Umgang mit der Tatsache zu vermitteln, dass es uns in allen möglichen Formen und Größen gibt, schafft man dort gleichzeitig eine Brutstätte für Intoleranz, indem man den Kampagnen der Milchindustrie Tür und Tor öffnet. Lucas wird nie das gleiche Taillenmaß wie Alex haben. Er hat nicht die Gene, um je in Alex' große Jeans zu passen. Da macht es keinen Sinn zu erwarten, dass er Alex' Magen hat. Schulmilchprogramme und die Spiele, die die Milchindustrie sich ausdenkt, um sie in den Fokus zu rücken, schaffen keine ebenen Spielfelder. Nicht jeder Schüler der Bonita Vista High School sieht wie Alex aus. Nicht jeder zieht sich an wie er. Und genauso wenig sollte jeder essen, was er isst, wie es sein Siegerfoto von Gleichaltrigen fordert. So wie es Alex freisteht, seine Kraftdepots mit Milch aufzutanken, so sollte es Lucas freistehen, seinen Flüssigkeitsbedarf mit Wasser zu decken, ohne Angst haben zu müssen, ausgeschlossen, ausgelacht oder in Grund und Boden gestampft zu werden. Kein Lebensmittel taugt als Vehikel zur sozialen Inklusion.

Ghadas Mann Malik hat recht. Es gibt einen wirklich triftigen Grund, warum so viele Menschen überall auf der Welt ihren Kindern Milch zu trinken geben. Aber der hat mehr mit Geschäft als mit Ernährung zu tun. Schauen wir uns nur die Überschrift eines Artikels zum Weltschulmilchtag an: »Die Fundamente für künftige *Milchmärkte* [Hervorhebung hinzugefügt] legen«. Lesen wir weiter, erfahren wir, was Michael Griffin von der Welternährungsorganisation zu dem Tag zu sagen hat, den er auszurufen half: »Durch die Schaffung von Nachfrage können Schulmilchprogramme der Entwicklung des Milch- und Milchproduktemarkts unmittelbaren Nutzen bringen. In Japan beispielsweise trug ein Schulmilchprogramm dazu bei, die dortige jährliche Jahreskonsummenge von 5 Liter pro Person Anfang [der] 1960er-Jahre auf heute 80 Liter zu erhöhen. Stellen Sie sich vor, das gleiche Resultat würde in China erzielt?«[28] Griffins Frage verleiht dem Traum von Staatschef Wen Jiabao eine neue Dimension. Wird er wahr, wird sich die Milchwirtschaft in China zu wahrhaft beeindruckenden Höhen aufschwingen.

Griffin kommt zu dem Schluss: »Schulmilch ist kein einfacher Markt, aber aus dem gesamtwirtschaftlichen Blickwinkel betrachtet muss die Branche erkennen, dass Schulkinder die Konsumenten von morgen sind. Eines der Ziele, die mit dem Weltschulmilchtag und auch dem im Juni stattfindenden Weltmilchtag verfolgt werden, ist, die Gewohnheit des Milchtrinkens bei Kindern zu verankern. Wenn Kinder in jungen Jahren weder Milch trinken noch Milchprodukte verzehren, werden sie dies in späteren Jahren als Konsumenten ebenfalls nicht tun.« Er lässt damit die viel zu oft übersehene Tatsache durchblicken, dass der übergeordnete Zweck von Schulmilchprogrammen, wie in der Zeit des Zweiten Weltkriegs, in der Schaffung einer höheren Nachfrage liegt. Malik braucht sich keine Sorgen zu machen. Ob allergisch, überempfindlich, laktaseimpersistent oder nicht – Khloe wird ohne Milch keinen Mangel leiden, ob sie sie nun einen Tag lang oder zeitlebens nicht zu trinken bekommt. Nur die Milchindustrie hat etwas zu verlieren, wenn Eltern wie Ghada sich bei der Ernährung ihrer Kinder gegen die Milch entscheiden: die Mägen, in denen ihre Zukunft liegt.

12 Der große Fehler

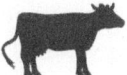

Das Gesunde an der sinkenden Laktaseaktivität

Als sich der chinesische Staatschef Wen Jiabao 2006 in seiner Rede zum Thema Milch auf Martin Luther King berief, spielte er darauf an, dass sich das bisher von Vorurteilen geprägte Verhältnis mit dem Westen durch die Milch auf eine Augenhöhe heben ließe. Während die Regierungen asiatischer Länder aber weiter davon träumen, dass die Milch ihre Bürger und ihre Wirtschaft wachsen lässt, gehen in Amerika mittlerweile viele davon aus, dass Macht und Wohlstand nur bewahrt werden können, wenn man die Wachstumsraten bremst. Die Sorge über den Zustand der heranwachsenden Generation bewegte das USDA dazu, zum ersten Mal seit dreißig Jahren neue Standardempfehlungen für die an Schulen angebotenen Pausensnacks herauszugeben. Nach den im Februar 2013 vorgestellten Regeln müssen auf Schulgeländen verkaufte Imbisse fortan gesünder sein und dürfen maximal 200 Kalorien enthalten.[1] Angesichts der Tatsache, dass ein Drittel der Kinder und Jugendlichen mittlerweile fettleibig oder übergewichtig sind, galt die Reform der Ernährungsrichtlinien als längst überfällig. Besonders begrüßt wird sie von einem Zusammenschluss von Admirälen und Generälen im Ruhestand. Sie beschönigen das Problem nicht. Im September 2012 gab die Organisation einen Bericht mit dem Titel »Zum Kämpfen noch immer zu fett« heraus. Darin wird im Detail der degenerierte Zustand des US-amerikanischen Militärs beschrieben: Einer von vier Amerikanern sei zu schwer, um in die Streitkräfte aufgenommen zu werden, und von denen, die aufgenommen würden, brächten viele so viel Gewicht auf die Waage, dass ihre Einsatzfähigkeit im Kampf beeinträchtigt sei. Übergewicht, so der Bericht, erhöhe das Risiko von weitgehend vermeidbaren Zerrungen und Knochenbrüchen, aufgrund derer mehr Soldaten aus dem Irak und Afghanistan hätten heimgeholt werden müssen als durch Kampfverletzungen.[2]

DER EVOLUTIONÄRE VORTEIL VON MENSCHEN MIT LAKTASEIMPERSISTENZ

Schneller größer zu werden scheint kein Rezept für mehr Kraft und Stärke zu sein. Diejenigen, die sich am vehementesten gegen den gesundheitlichen Nutzen von Kuhmilch für den Menschen verwehren, also Veganer und Tierschützer, sagen dies seit Jahren. Auf der langen Liste der Gründe, warum man Kuhmilch meiden sollte, steht auch einer, der sich aus einer einfachen Beobachtung ableitet: Kuhmilch zu trinken mag für Kälber angemessen sein, die ihr Körpergewicht innerhalb von fünfundvierzig Tagen verdoppeln. Im Vergleich zu Menschen-Babys – wir brauchen dazu viermal so lange: 108 Tage – wachsen sie im Turbo-Tempo. Was die Gehirnleistung anbelangt, ist es genau umgekehrt. Sie legt beim Menschen schneller zu als bei den behornten Bodybuildern.

Die unterschiedlichen Wachstumsmuster schlagen sich in der chemischen Zusammensetzung von Kuhmilch und menschlicher Muttermilch nieder. Muttermilch ist reich an mehrfach ungesättigten Fettsäuren wie Linolsäure, die in der Entwicklung des Gehirns eine entscheidende Rolle spielen. Kuhmilch dagegen enthält weniger von diesen Fettsäuren, dafür aber mehr gesättigte Fette und Eiweiß, die einem schnellen Aufbau von Körpergewicht zugutekommen. Kuhmilch, so das Argument der Milchgegner, ist für Kühe gemacht, die einen siebenmal schwereren Körper und ein dreimal leichteres Gehirn ausbilden als Menschen. Wir Menschen brauchen einerseits mehr und andererseits weniger – mehr von den zur Gehirnentwicklung notwendigen ungesättigten Fettsäuren und weniger Bodybuilding-Ballast in Form von gesättigten Fetten. Und Kuhmilchproteine sind für manche Menschen regelrechte Killer.[3] Würde man Kuhmilch als das vermarkten, was es ist – als Lebensmittel zur Gewichtszunahme –, würde es bald nicht mehr ganz oben auf den Einkaufslisten stehen.

Wenn die chinesische Regierung will, dass ihre Bürger schneller fett werden, ist das Propagieren des allgemeinen Milchtrinkens eine gute Strategie. Geht es ihr aber um Kraft und Stärke, sollte sie es sich vielleicht doch noch einmal anders überlegen und auf das hören, was amerikanische Veteranen sagen: Dass Amerika nicht automatisch besser ist, weil es in die Breite geht. Pfunde zuzulegen bringt es nicht. Betrachtet man die Zusammensetzung der Milch, ist »Männer ohne Milch« vielleicht eher eine Lösung. Auch wenn der Slogan sich einmal auf Männer bezog, die in jeder Hinsicht – ob Sehkraft, Körpergröße oder Beweglichkeit – körperlich unterlegen waren, sind es heute eher »Männer mit Milch«, die ein jämmerliches Bild abgeben: Kerle, die durch XXL-Taillenweite unbeweglich und durch adipös bedingten Diabetes des Typs II blind geworden sind. Wenn Kuhmilch macht, wozu sie da ist, und das Körpergewicht seiner Säugetier-Konsumenten exponentiell wachsen lässt, erscheinen »Männer ohne Milch« plötzlich als Inbegriff von Gesundheit im Amerika des einundzwanzigsten Jahrhunderts.

In unserer heutigen dick machenden Welt gewinnt die genetische Veranlagung zur Laktaseimpersistenz eine neue Bedeutung. In grauer Vorzeit war Laktaseverträglichkeit ein genetisches

Merkmal zur Sicherung des Überlebens. Das ist es längst nicht mehr. Denn bei uns herrscht eher ein tödliches Nahrungsüberangebot als bittere Nahrungsknappheit. US-Veteranen sind nicht die Einzigen, die sich Sorgen machen. Nach Angaben der Amerikanischen Zentren für Krankheitsbekämpfung und Prävention ist über ein Drittel aller Amerikaner fettleibig.[4] Nimmt man das sich laufend vergrößernde Angebot an Diätratgebern und -produkten als Indikator, kämpft eine noch größere Zahl von Menschen dagegen an, es zu werden. Das heißt, dass über 30 Prozent aller Amerikaner den Verzehr von kalorienreichen Lebensmitteln reduzieren müssen, wenn sie lange leben und sich ihre Leistungsfähigkeit bewahren möchten. Der Rat, dreimal täglich Milch zu trinken, wäre grandios, würde man ihn an unterernährte, laktasepersistente Bauern richten, die vor 8.000 Jahren lebten. In der heutigen westlichen Welt allerdings herrscht nicht der Mangel, sondern der niedrige Preis gemeinsam mit der allgemeinen Verfügbarkeit von Kalorien. Angesichts des grassierenden Übergewichts können wir uns den Luxus leisten, ja sind gezwungen, wählerisch zu sein. Just die Eigenschaften, die die Milch dereinst zur lebenserhaltenden Kostbarkeit machte, lassen sie für eine Gesellschaft tödlich erscheinen, in der der Schlüssel zum Überleben nicht in der Speicherung von Kalorien, sondern in deren Verbrennung liegt.

Bedenkt man, dass sich unser Nahrungsangebot und unsere Ernährungsbedürfnisse um 180 Grad gewendet haben, seit der Mensch zum ersten Mal auf die Idee kam, Kuhmilch zu trinken, könnte sich die Laktaseimpersistenz neuerdings als evolutionärer Vorteil erweisen. Würden alle laktoseintoleranten Amerikaner statt der empfohlenen 3 Gläser Milch am Tag drei Gläser Wasser trinken, würde jeder in einem Jahr, ohne sonstige Veränderungen in seinem Lebensstil, 12,5 kg an Gewicht verlieren.[5] Bei 145 Millionen laktaseimpersistenten Amerikanern macht das 17 Milliarden Kilos weniger.[6] Eine riesige Zahl, die man nicht ignorieren darf, was das USDA jedoch tut.

Gemeinsam mit der US-Akademie für Ernährung und Diätetik und ihren Doktoranden sowie der Milchindustrie setzt es weiterhin darauf, laktaseimpersistente Menschen zu Milchtrinkern zu machen.[7] Zu diesem Zweck wartet es mit Vorschlägen wie dem Trinken von Vollfett-Schokomilch auf, wobei die empfohlenen Tricks nach Meinung des USDA nicht nur bei Kindern wirken: »Auch für Sie! Wenn Sie laktoseintolerant sind, können diese Tipps auch Ihnen helfen. Vergessen Sie nicht, Ihre Knochen brauchen das in der Milch enthaltene Kalzium, um stark und gesund zu bleiben.«[8] Wie es bei den gewieftesten Politikern Tradition ist, ist die Aussage sowohl wahr als auch falsch. Ja, die Knochen brauchen Kalzium, um stark und gesund zu bleiben. Ja, in der Milch ist Kalzium enthalten. Nein, unsere Knochen sind nicht auf das in der Milch enthaltene Kalzium angewiesen, um stark und gesund zu bleiben. Es gibt nur eine vernünftige Vorgehensweise für Menschen mit Laktaseimpersistenz: zu akzeptieren, dass ihr Körper Milch nicht verdauen kann, und sich für weniger kalorienlastige Kalziumquellen zu entscheiden.

EINE SCHMACKHAFTE IDEE

Obwohl Menschen mit Laktaseimpersistenz oder Milchallergie vom USDA wie auch von traditionell ausgebildeten Ernährungsberatern und Ärzten immer noch behandelt werden, als wäre dies ein Handicap, sind sie gut aufgestellt, um die Rollenvorbilder von morgen zu werden. Mehr als alle anderen haben sie Anlass, ihren kompletten Nährstoffbedarf mit Lebensmitteln außerhalb der Milch- und Milchprodukte-Gruppe zu stillen. Sie brauchen bei Ihrer Suche nach Alternativen wahrlich nicht im Dunklen zu tappen. Die Supermärkte sind hell erleuchtet und bieten eine große Auswahl. Die Mitglieder der Familie der Pflanzen mit hohem Kalziumgehalt sind nicht nur reich an Nährstoffen, sondern zugleich arm an Kalorien. Peppen Sie beim Mittagessen den Geschmack und Nährwert Ihres Salats oder Ihrer Suppe mit 17 Gramm getrocknetem Bohnenkraut auf. Auf diese Weise bekommen Sie mehr Kalzium ab, als wenn Sie ein Glas Milch dazu trinken würden. Gießen Sie 17 Gramm zerriebene, getrocknete Bohnenkrautblätter mit kochendem Wasser auf und genießen Sie untertags den würzigen Tee. Vergessen Sie nicht, einen Teelöffel bereitzuhalten, um am Ende die Blättchen auszulöffeln, die sich auf dem Tassenboden abgesetzt haben. Jedes einzelne zählt. Geben Sie abends 17 Gramm des getrockneten Krauts an gedünstetes Gemüse, oder rühren Sie die Blätter in Senf ein und bestreichen Sie damit Tofu oder Hühnchen. Mit dreimal täglich 17 Gramm Bohnenkraut liegen Sie um etwa 125 Milligramm über dem 1.000-Milligramm-Tagesbedarf an Kalzium. Die Tagesration kostet Sie 70 Cents, hat 144 Kalorien und liefert 1.250 Milligramm Kalzium. Sie sparen eine Menge Geld und Kalorien. Da fettfreie Milch etwa 300 Milligramm Kalzium pro Glas à etwa 240 Milliliter enthält, müsste man fast vier Gläser trinken, um auf die gleiche Menge Kalzium zu kommen, wie sie in 50 Gramm Bohnenkraut steckt. Wenn Sie gern zunehmen würden, ist getrocknetes Bohnenkraut für Sie vielleicht nicht die ideale Kalziumquelle, da es pro Milligramm des Minerals nicht einmal halb so viele Kalorien wie fettfreie Milch enthält. Gehören Sie jedoch zur Mehrheit derer, die versuchen, den Gürtel enger zu schnallen, ist es ein gutes Geschäft, weniger zu zahlen und die Hälfte an Kalorien einzusparen. Es gibt noch einen Bonus obendrauf: 50 Gramm Bohnenkraut bieten nicht nur mehr als den Tagesbedarf an Kalzium, sondern auch:

- etwas mehr als 100 Prozent des Tagesbedarfs an Eisen, an dem es der Milch mangelt,
- 50 Prozent des Tagesbedarfs an Vitamin A,
- 90 Prozent des Tagesbedarfs an Ballaststoffen, die knapp bemessen sind in unserer Ernährung, und
- 3,5 Gramm Eiweiß, etwa gleich viel wie in einem halben Glas Milch.

Auch das, was Bohnenkraut im Gegensatz zur Milch nicht hat, macht es wertvoll: 50 Gramm der getrockneten Ware enthält null Zucker, null Cholesterin, weniger als 12 Milligramm Natrium und weniger als 3 Gramm gesättigte Fette. Das ist ein herzfreundliches Profil, selbst im Vergleich zu »fettfreier« Milch: In etwa 980 Milliliter, die man trinken müsste, um auf den Kalziumgehalt von 50 Gramm Bohnenkraut zu kommen, stecken 50 Gramm Zucker, 20 Milligramm Cholesterin, 412 Milligramm Natrium und ein Gramm gesättigte Fette. Das sparsame Haushalten ist mir in die Wiege gelegt und anerzogen worden. Darum decke ich meinen Kalziumbedarf lieber mit Bohnenkraut, da es für mich in jeder Hinsicht günstiger ist. Warum sollte ich Geld für die fade wässrige Flüssigkeit ausgeben, wenn ich es auch preiswerter, kalorienärmer, nährstoffreicher, haltbarer und aromatischer haben kann?

Es ist nicht meine Absicht, Bohnenkraut als magisches Wundermittel zur Deckung des Kalziumbedarfs hinzustellen. Kein Lebensmittel sollte die ausschließliche Quelle für irgendeinen Nährstoff sein. Nicht einmal die eingefleischtesten Fleischesser oder engagiertesten Rinderlandwirte würden darauf setzen, 100 Prozent ihres Eiweißbedarfs mit Rindfleisch zu decken. Warum sollten wir unser gesamtes Kalzium aus Milch beziehen? Meine Mutter sagte immer, wenn sie meine Schwester und mich mischen könnte, hätte sie das ideale Kind. Das Gleiche ließe sich vom Essen sagen. In der Mischung und der richtigen Kombination liegt der Schlüssel zur Perfektion. So wie kein einzelner Mensch auf allen Gebieten Hervorragendes leisten kann, so kann kein Lebensmittel jedem Menschen alles bieten. Kurkuma ist eine ausgezeichnete und unverzichtbare Zutat zu jedem Curry. Doch Kurkuma allein reicht nicht aus. Ohne Koriander, Senfsamen, Kreuzkümmel, Bockshornklee, Paprika, Cayenne, Kardamom, Muskatnuss, Zimt, Nelken, Ingwer und schwarzen Pfeffer gibt es keinen Curry. Für sich genommen entfaltet das aus der gelblichorangefarbenen Wurzel von *Curcuma longa* gewonnene Pulver wenig Charme, da es bitter schmeckt. Das Geheimnis liegt in der Kombination. Je vielfältiger unsere Ernährung ist, desto größer ist die Freude für Gaumen, Sinne und den Körper insgesamt. Der Vergleich zwischen Bohnenkraut und Milch soll nur verdeutlichen, dass es mit ein bisschen Umdenken viele einfache und bekömmliche Möglichkeiten gibt, um Kalzium auch ohne Milch in unserer Ernährung einen Platz zu verschaffen. Wenn Sie mit grünen Kalziumquellen experimentieren, haben Sie nichts zu verlieren außer einer Menge Kalorien.[9]

SIEGEN OHNE MILCH

1995 lag die Zahl der laktoseintoleranten Amerikaner bei 30 bis 50 Millionen.[10] Neuere Statistiken weisen einen sprunghaften Anstieg aus und gehen von annähernd 150 Millionen Betroffenen aus.[11]

So wie unsere Welt bunter und vielfältiger wird, so wächst die Auswahl an pflanzlichen nährstoffreichen Lebensmitteln, die außerhalb der weiß-in-weißen Milchgruppe verfügbar sind. Und Menschen, die keine Milch verdauen können, werden in Zukunft einen noch größeren Anteil an unserer Gesellschaft haben. Weder die Milchindustrie noch die Landwirtschaftsministerien haben ein Interesse daran, den in die Wirtschaft fließenden Strom der Milcheuros versiegen zu lassen. Dass sie alle Register ziehen, um laktoseintolerante Menschen zum Durchhalten zu bewegen, ist da kein Wunder. »Die Milch macht's.« Dieser Ausspruch wird mit immer größerer Dringlichkeit vorgetragen.

Wenn Sie zur Mehrheit der Laktaseimpersistenten gehören, lassen Sie sich von solcher Propaganda nicht beeindrucken. Die Menschen, die das zur Aufspaltung von Laktose erforderliche Enzym Laktase noch im Erwachsenenalter produzieren, sind die eigentliche Laune der Natur. Ja, es stimmt, Milch fördert das Längenwachstum des Menschen. Aber wie ehemalige hochrangige Militärs es so treffend auf den Punkt bringen: Mehr Masse ist nicht besser. Anders als unsere neolithischen Vorfahren, die auf jede Kalorie gleich welcher Herkunft angewiesen waren, kämen die meisten unter uns heute mit weniger Fett und weniger Kalorien gut zurecht. Ob Sie es glauben oder nicht, auch wenn man Sie bisher in die Ecke derer stellte, die mit einem »Mangel« behaftet sind, und Sie als »laktoseintolerant« zum Außenseiter stempelte: Sie halten den Trumpf in der Hand! Wenn Sie das begreifen und ihn ausspielen, gehört der Sieg Ihnen.

13 Die volle Wahrheit

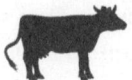

Die Fakten über den reduzierten Milchfettanteil

Die US-Ernährungsrichtlinien sehen »dreimal täglich« Milch vor. Dass Milch für Fettleibigkeit und Herzkrankheiten mitverantwortlich sein kann, wird verschwiegen. Die technologischen Möglichkeiten des einundzwanzigsten Jahrhunderts, die es Milchprodukteherstellern erlauben, ihr problemlos das Fett zu entziehen, haben den verantwortlichen Institutionen einen Ausweg eröffnet, um sich vor einer radikalen Neubewertung des Themas zu drücken. Statt die bevorzugte Milch in den Fokus zu stellen, werden die Vorzüge der Verwendung von fettarmen bzw. fettfreien Produkten anstelle von Vollmilcherzeugnissen betont. Das erhebt den Anschein, als ob es ausreichen würde, das Fett aus der Milch zu entfernen. Eine Vielzahl von Gründen, Beobachtungen, harten Fakten und neueren wissenschaftlichen Untersuchungen deutet jedoch darauf hin, dass dies nicht der Fall ist.

VOLL HEUCHLERISCH

Vollmilch ist ungesund. Das ist, wenn auch indirekt geäußert, die Meinung von USDA und FDA. Sie kommt etwa in der bereits erwähnten »Kernbotschaft für Konsumenten« von Choose MyPlate.gov zum Ausdruck, in der es heißt: »Stellen Sie Ihre Ernährung auf fettfreie oder -arme (1-prozentige) Milch um.«[1] Nicht einmal die 2-Prozent-Variante erfüllt die Kriterien. Das

USDA ist nicht die einzige Behörde, die sich dagegen sträubt, Vollmilch und Gesundheit in einem Atemzug zu nennen. Nach den Vorschriften der Bundesbehörde zur Überwachung von Nahrungs- und Arzneimitteln (FDA) darf kein Produkt mit einem gesundheitlichen Nutzen werben, das mehr als 4 Gramm gesättigte Fette pro »üblicherweise verzehrter Referenzmenge« enthält – bei Flüssigmilch wären das etwa 240 Milliliter. Mit 4,5 Gramm Fett pro üblicherweise verzehrter Referenzmenge überschreitet Vollmilch diese 4-Gramm-Marke. Sie darf darum weder »ausdrücklich noch implizit« in Packungsaufschriften auf einen Zusammenhang zwischen Vollmilch und einer »Krankheit oder einem anderen gesundheitsrelevanten Zustand« hinweisen.[2]

Die gesamte Werbung, die den hohen Kalziumgehalt der Milch und ihre Bedeutung für die Knochengesundheit herausstellt, ist nach diesen FDA-Vorschriften für Vollmilchprodukte tabu. Nur Produkte aus fettfreier und fettarmer Milch, die meistens mit Geschmacksaromen und Zucker versetzt werden, um sie trinkbar zu machen, dürfen auf der Verpackung mit gesundheitlichen Vorzügen werben.

Vollmilchprodukte dürfen nicht nur weder ausdrücklich noch implizit damit werben, dass sie gegen Krankheiten wie Osteoporose wirken. Von ihnen darf noch nicht einmal behauptet werden, dass sie »gesund« seien. Punkt. Die Anwendung dieser Regel auf Milchprodukte führt zu absurden Konsequenzen. So darf aus Vollmilch hergestellter Naturjoghurt die Bezeichnung »probiotisch« nicht für sich beanspruchen. Joghurt mit Erdbeer-Käsekuchen-Geschmack aus fettfreier Milch mit einer großzügig bemessenen Portion Zucker aber erhält hierfür grünes Licht. Ich wollte mich beim FDA rückversichern, dass ich die Vorschriften auch richtig interpretiere und keine Ausnahmeregelungen übersehen hatte, doch meine Anfrage blieb unbeantwortet.

Die FDA-Regularien sind keinesfalls rein akademischer Natur. Sie beschneiden die Profite enorm erfolgreicher Produkte. Die Firma CytoSport ist mit ihren unter dem Namen »Muscle Milk« vertriebenen Protein-Drinks und -Riegeln unter die Räder dieser Verordnungen geraten. Es handelt sich um eine führende Marke für Sportlernahrung in den USA, mit der das Unternehmen einen Jahresumsatz von über 300 Millionen Dollar erwirtschaftet und fast ein Viertel des Marktes für Spezialnahrung für Athleten beherrscht. Gerade als CytoSport zum Sprung über den Atlantik ansetzen wollte, um den britischen Markt zu erobern, flatterte ihm ein Verwarnungsschreiben des FDA ins Haus. Der Name »Muscle Milk« sei eine Fehlbezeichnung. Es folgte die Klage eines Kaliforniers, der CytoSport vorwarf, die Verbraucher mit der Behauptung, die Drinks und Riegel würden »gesunde, lang anhaltende Energie« und »gesunde Fette« liefern, in die Irre geführt zu haben. Muscle-Milk-Eiweißshakes enthalten über 3 Gramm Fett pro Portion. Als solche entsprechen sie nicht der FDA-Definition von »fettarm« und dürfen darum nicht das Wort »gesund« auf dem Etikett führen. Gleiches gilt für die Muscle-Milk-Proteinriegel, die über 3 Gramm Gesamtfett und 1 Gramm gesättigte Fette pro Portion enthalten.

Im Herbst 2013 endete das Verfahren damit, dass ein kalifornischer Richter bei einem Vergleich zwischen Kläger und CytoSport eine vorläufige Regulierungssumme von 5,3 Millionen Dollar festsetzte. CytoSport verpflichtete sich, Konsumenten nicht mehr mit dem Versprechen von »gesunder, lang anhaltender Energie« zu locken und 85.000 Dollar an die Amerikanische Gesellschaft für Kardiologie zu spenden.[3] Das Urteil enthält die Botschaft, dass Konsumenten nicht die volle Verantwortung dafür tragen können, zu erkennen, welche Fette in allen möglichen Lebensmitteln stecken. Produktanbietern sagt es, seid auf der Hut! »Gesundheit« und »fettreich« dürfen nicht in Zusammenhang gebracht werden. Und was noch wichtiger ist: Nach Auffassung der FDA signalisiert es, dass nichts von alledem, was wir über die Bedeutung von Milch und Milchprodukten in einer gesunden Ernährung lesen, auf fettarme, fettreduzierte und Vollmilcherzeugnisse zutrifft. Merkwürdig, merkwürdig. Einerseits hebt das USDA Milch aus den vielen nährstoffreichen vollwertigen Nahrungsmitteln, die es auf diesem Planeten gibt, heraus und gesteht ihr eine eigene Nahrungsgruppe zu. Andererseits verwehrt die FDA dem wahrsten, echtesten Ursprungsprodukt das Recht, die Ehrenmedaille »gesund« zu tragen. Die Abneigung von FDA und USDA gegen Vollmilch wirft die Frage auf: Wie kann es sein, dass die Milch und Milchproduktefamilie es verdient, dreimal täglich an 365 Tagen Logenplätze im Magen zu erhalten, wenn dieselben hinter der Dreimal-täglich-Empfehlung stehenden Behörden den Familiengründer zum Schmuddelkind erklären?

WAS IST MIT DER VOLLMILCH PASSIERT?

Zu einer Zeit, als die Milch noch an die Tür geliefert wurde, waren sich Milchhersteller, Vertreiber und Behörden einig: Milch ist die perfekte Nahrung, die uns die Natur bietet. Die Hauptsorge lag darin, wie man sie vor Verunreinigungen bewahren kann, statt sich Gedanken darüber zu machen, dass irgendetwas an ihr selbst womöglich schlecht sein könnte. Die Debatte, die man landauf, landab in den lokalen Gerichtssälen führte, kreiste um die Frage, ob man Milch pasteurisieren oder zertifizieren müsse, um die Sicherheit von uns Verbrauchern zu gewährleisten. Ärzte setzten sich für Programme zur Inspektion von Landwirten ein und argumentierten, die Pasteurisierung zerstöre einen Großteil der Nährstoffe in der Milch. Doch die Umsetzung solcher Pläne erwies sich als zu teuer. Nach und nach ließ sich ein US-Staat nach dem anderen von der Effizienz der Technologie überzeugen, so dass für hochrangige Experten in der Ökonomie des Reinheitsschutzes für die Milch kein Platz mehr blieb. Die Pasteurisierung wurde zur Norm, und Vollmilch war der Standard.[4] Während ihrer Kindheit in den frühen 1940er-Jahren kannten weder mein Vater in Toronto noch meine Mutter in Brooklyn etwas anderes als Vollmilch.

Vorbei sind die Zeiten, in denen sich mein Vater, wie er gern erzählte, mit seinen Brüdern um den Rahm stritt, der sich oben auf der vom Milchmann gelieferten Flasche mit der seidigen, nahrhaften Flüssigkeit sammelte. Der Milchmann verschwand, die Vollmilch blieb. Bis weit in die 1970er-Jahre tranken alle meine Freunde Vollmilch. Meine Erinnerungen werden von den Statistiken bestätigt. Der Verkauf von fettarmer und fettfreier Milch erreichte bis 1988 zusammengenommen nicht das Verkaufsvolumen von Vollmilch.[5] Die massive Aufholjagd, die Letztere zu einem Produkt für besondere Anlässe machte, das man sparsam für reichhaltige Gerichte, Nachspeisen und vielleicht ab und zu den Luxus einer Tasse Kaffee verwendet, vollzog sich in der Länge eines Herzschlags im Vergleich zu all den Jahren, in denen Nordamerika sie uneingeschränkt genoss. 1980 lernte meine Freundin Amy gerade, wie man Käse-Makkaroni von Kraft zubereitet. Deren auf der Packung aufgedruckte Zubereitungsanleitung erforderte doch ein gewisses Lesevermögen und verlangte nach ein wenig Vollmilch und einem Stich Butter als Extra-Zutat. In dieser Zeit verfolgte das USDA mit Vollmilch und Butter noch andere Pläne, die nichts mit dem Abendessen zu tun hatten. Gemeinsam mit dem Ministerium für Gesundheit und Dienstleistungen am Menschen gab es die ersten US-Ernährungsrichtlinien heraus.

Auf Seite eins der Richtlinien von 1980 wird deutlich, dass eine Reduktion des Anteils der gesättigten Fette seit Langem zu den Zielen des fortgesetzten Experiments der Behörden gehört, eine effiziente nationale Ernährungsstrategie zu entwickeln.

»Meiden Sie zu viel Fett, gesättigte Fette und Cholesterin« ist eine von sieben Ernährungsempfehlungen der ersten Ausgabe, die von dem Hinweis begleitet wird, dass es zwar umstritten sei, wie eine angemessene, gesunde Ernährung für Amerikaner auszusehen habe, aber für die Bevölkerung insgesamt eine Reduzierung der verzehrten Fettmengen »vernünftig« sei, z.B. durch eine Einschränkung des Konsums von Butter und Sahne. Doch wenn die Ampel auch zunächst auf Rot stand, schaltet sie dann auf Gelb um: »Die Empfehlungen bedeuten nicht, dass irgendein spezielles Nahrungsmittel verboten sei oder Sie davon abgehalten werden sollen, eine abwechslungsreiche Kost zu sich zu nehmen. ... Wenn Ihnen Vollmilch lieber als Magermilch ist, können Sie Fett auch an anderer Stelle einsparen.«[6] Offensichtlich war Vollmilch 1980 in den Augen des USDA noch akzeptabel, solange man das Fett an anderer Stelle einsparte. Etwa, indem man auf die Butter im Cheeseburger verzichtete. 1980 galt Vollmilch bei den meisten Eltern noch als ein gesundes Lebensmittel, das allzeit verfügbar sein sollte. Jeder wusste, dass man es nicht wie mein Großvater halten sollte, dem wir noch sagten: »Nimm doch ein Stück Brot zur Butter«, wenn er am Sonntagvormittag zum Frühstück bei uns mit am Tisch saß. Ja, Amy und ich hielten uns an die unausgesprochene Regel, dass wir uns nach dem Abendessen eine oder zwei Kugeln Eis aus dem Gefrierschrank nehmen durften, aber nie die ganze Packung. Eine Obergrenze für den Konsum von Vollmilch festzulegen entsprach jedoch nicht dem Zeitgeist der späten 1970er- und frühen 1980er-Jahre. Amys Mum freute sich, wenn sie und ihre Brüder sich unaufgefordert zum Frühstück, Mittag- und Abendessen ein Glas Vollmilch einschenkten. Wenn sie es nicht taten, erinnerte sie sie daran.

Ich wusste 1980 nichts von der Existenz der US-Ernährungsrichtlinien, aber eines kannte ich in- und auswendig: Becker's, den Kaufladen am Ende unserer Straße. Alle Kinder in der Nachbarschaft kauften dort im Sommer ihre Eis-Lollys und ganzjährig ihre Süßigkeiten. Ich wurde Zeugin, zu welchem Sortimentswechsel es innerhalb von wenigen Jahren bei den Milchprodukten im Kühlregal im hinteren Bereich des Ladens kam. Bereits Anfang der 1980er-Jahre war Vollmilch nicht mehr die einzige im Angebot und nicht mehr der unangefochtene Inbegriff für alles, was rein und gesund war. Sie stand nun in Konkurrenz mit Magermilch und 2-Prozent-Milch, die mehr und mehr auf den Markt zu drängen begannen. Nach meiner Erinnerung gab es die vierte Option – fettfreie Milch – noch nicht, aber ihre Einführung stand unmittelbar bevor. Meine Eltern machten generell einen Bogen um den Laden. Sie bevorzugten weiterhin Vollmilch, wenn möglich direkt vom Bauernhof. Diese neumodischen Milchsorten, die in großen Mengen in unterschiedlichen Fettstufen in Kartons abgepackt angeboten wurden, empfanden sie als suspekt. Aber meine Eltern waren untypisch in ihrem Verhalten. Becker's repräsentierte die Durchschnittsbevölkerung. In dem Angebot spiegelte sich wider, was die Mehrheit der Kunden abzunehmen bereit war, nicht nur an Waren, sondern auch von *Health Canada* und dem USDA: dass man gesättigte Fette und Cholesterin meiden sollte. Diese wurden zum Feind Nummer eins und zwei im Kampf gegen Herzkreislauferkrankungen und Bluthochdruck erklärt.

Der Umbau der Milchabteilung bei Becker's hielt Schritt mit der Entwicklung der US-Ernährungsrichtlinien. Legt man die Ausgaben von 1985 und 1980 nebeneinander, scheinen dazwischen nicht nur fünf, sondern ganze Lichtjahre zu liegen. Auch wenn sich an den sieben Empfehlungen der Richtlinien von 1980 im Prinzip nichts änderte, wurde die Darstellungsweise einer radikalen Veränderung unterzogen. War man in der Ausgabe von 1980 noch bereit zu diskutieren und zu verhandeln, wählt man in der 1985er-Version einen sehr viel strengeren, unnachgiebigeren Ton. Das Pamphlet hört sich eher nach einem strengen Schulmeister als nach einer milden Erzieherin im Kindergarten an. Für all die Amys in Amerika, die ihre Vollmilch lieben, findet sich kein einziges tröstendes Wort. Stattdessen steht 1985 ganz oben auf der Liste der vielen Ratschläge dazu, wie man »zu viel Fett, gesättigte Fette und Cholesterin vermeiden« kann, die folgende Anweisung: »Verwenden Sie magere oder fettarme Milch und Milcherzeugnisse.«[7] Damit war das Ende der Ära eingeläutet, in der Vollmilch bei Becker's noch in Massen erhältlich war und man sie in einem großen Glas zu einem Stapel Oreo-Kekse, mit Cornflakes oder zum Abendessen reichte.

Mit jeder der im Fünfjahresturnus erscheinenden Überarbeitungen wurden die US-Ernährungsrichtlinien militanter in ihrer Ablehnung von gesättigten Fetten und Cholesterin und immer strikter gegenüber Vollmilch und den daraus erzeugten Produkten. Auch das Volumen ändert sich von einer schmalen Broschüre hin zu einem Handbuch. Am 27. Mai 2000 widmete Präsident Bill Clinton seine Rundfunkansprache zum Volkstrauertag-Wochenende der Veröffentlichung ihrer neuesten Fassung. Zwar ginge es an dem Wochenende darum, diejenigen zu ehren, die für die Freiheit gekämpft hätten. Dennoch wolle er von dem Essen reden, das bei den aus diesem Anlass veranstalteten Picknicks und Grillpartys auf den Teller käme. Obwohl die Etiketten auf den Nahrungsmittelverpackungen schon zu einer verbesserten Ernährung beitrügen, sei doch ein alarmierender Trend zu beobachten: Eine ständig wachsende Zahl von Amerikanern sei übergewichtig oder fettleibig. Die zunehmende Körperfülle der Bevölkerung sei deswegen so besorgniserregend, weil, wie er sagte: »Fettleibigkeit und schlechte Essgewohnheiten an den vier führenden Todesursachen beteiligt seien: Herzkrankheiten, Schlaganfall, Krebs und Diabetes«. Ungeachtet dieser betrüblichen Nachrichten erklärte er optimistisch: »Heute gebe ich die neuen Ernährungsrichtlinien 2000 der [US-]Bundesregierung zur Veröffentlichung frei.« Diese entsprächen dem »Goldstandard der Ernährungsempfehlungen«, und weiter: »Sie bestimmen unter anderem die Nährstoffzusammensetzung des Schulmittagessens, das sechsundzwanzig Millionen unserer Schulkinder täglich auf den Tisch bekommen.«[8] Dies ist unbestritten der Fall, und zwar in einer zugleich krank machenden und gesundheitsfördernden Art und Weise.

VERSCHÜTTETE MILCH

Es besteht kein Zweifel daran, dass die US-Ernährungsrichtlinien zu einer Verbesserung der Schulmahlzeiten beitragen. Ich habe den Dosenmais in weißer Sauce und die platten, quadratischen, grünlichen Hamburger, die es in meiner Schule noch zum Mittagessen gab, in keiner guten Erinnerung. Als krönender Abschluss wurde hinterher noch eine Portion gelber Wackelpudding oder, wenn wir Glück hatten, ein aus Fertigpulver zusammengerührter Schokopudding gereicht. Das Ganze taugte einzig zum Füllen des Magens. Durch das Zusammenbringen der US-Ernährungsrichtlinien und der Schulmilchprogramme wollte man erreichen, aus den Mahlzeiten, die einmal lediglich dazu dienten, die Kinder satt über den Schultag zu bringen, eine Aufbaukost für die Gegenwart und Zukunft zu machen. Nimmt eine Schulköchin heute die Richtlinien in die Hand, liest sie darin von der Bedeutung einer abwechslungsreichen Kost für die »Entwicklung gesunder Ernährungsmuster«, wie es im Titel von Kapitel 6 der Ausgabe von 2010 heißt. Im Verlauf sämtlicher sechs Kapitel tauchen vierzig Mal Worte auf, die Abwechslungsreichtum und Vielfalt in der Ernährung fordern: »Essen Sie *vielfältig*. Wählen Sie *verschiedene* eiweißreiche Lebensmittel. Erhöhen Sie die Menge und *Vielfalt* der Meeresfrüchte, die auf den Teller kommen. Wählen Sie aus einer *Vielzahl* von Strategien aus, um die körperliche Aktivität zu steigern. Die vom USDA herausgegebenen Ernährungsvorschläge empfehlen, bei den Lebensmitteln innerhalb der einzelnen Nahrungsgruppen für *Abwechslung* zu sorgen.« Und der Knaller: »Amerikaner sollten eine *Vielzahl* von Nahrungsquellen für Kalium nutzen, um die empfohlenen Bedarfsmengen zu erreichen, statt auf Nahrungsergänzungsmittel zurückzugreifen.«[9] Eine gute Idee, wenn sie nur konsequent umgesetzt würde. Dass die Behörden ausdrücklich darauf hinweisen, wie sehr die auf den Tisch kommenden Mahlzeiten von Abwechslung profitieren, steht im Gegensatz zu der Neigung vieler, ihren täglichen Kalziumbedarf aus einem einzigen Nahrungsmittel – Milch – zu decken. Abwechslung bei den Lebensmitteln macht das Essen lebendig. Sie bringt Farbe auf den Teller und sorgt dafür, dass unsere elementarste tägliche Aktivität spannend bleibt. Abwechslung ist für das Essen, was eine kuschelige Decke für das Zu-Bett-Gehen ist. Sie hauchen dem Funktionalen Seele ein.

Leider wird der unausgesprochene Leitsatz, dass Essen interessant sein muss, um dem Wohlbefinden förderlich zu sein, von dem mit Priorität verfolgten Vorsatz untergebuttert, uns vor den Versuchungen der Vollmilch zu warnen. Ein 2010 beschlossenes Gesetz für »gesunde, nicht hungernde Kinder« gibt Schulen vor, »eine Auswahl an Flüssigmilchsorten anzubieten«, mit dem Zusatz: »Diese Milchsorten müssen im Einklang mit der jeweils aktuellen Fassung der US-Ernährungsrichtlinien stehen und fettarm oder fettfrei sein.«[10] Die Ausgabe von Vollmilch in Schulen ist verboten. Selbst 2-Prozent-Milch ist nicht erlaubt. Dies ist die offizielle Regelung. Milch, die mehr als Spuren von Fett enthält, steht auf der schwarzen Liste. Hielten die Behörden ihre Augen wirklich offen, hätten sie es sich vielleicht noch einmal anders überlegt, als sie die Vollmilch aus den Schulen verbannten. Sie hätten nur einen Blick in die Statistiken werfen müssen, die im USDA bereits erstellt worden waren. 1997 veröffentlichte der Wirtschaftsforschungs-Dienst des USDA einen Bericht mit dem Titel: »Schätzung der Nahrungsmittelverluste in Amerika und Ansätze zu deren Minimierung«, demzufolge ein Großteil der Verluste an Nahrungsmitteln in den USA im Zusammenhang mit Milch entstand. Von den 24.709 Millionen Litern Flüssigmilch, die 1995 für den menschlichen Verzehr zur Verfügung standen, gingen 7.906 Millionen Liter verloren.[11] Diese Zahl überrascht nicht. Immer wieder höre ich, wie sich Eltern beklagen, dass ihre Kinder ihre Cerealien in Milch ertränken, dann aber jedes Mal den letzten Löffel in der Schüssel übrig lassen. Die frustrierten Tischabräumer beschweren sich über all die Milch und all das viele Geld, das sie Morgen für Morgen in den Ausguss schütten. Auch wenn dieses Verhalten mittlerweile gang und gäbe ist, ist das nicht immer so gewesen. Wenn ich als Kind bei Amy übernachten durfte, kamen morgens regelmäßig Cerealien und Milch auf den Tisch. Und mit ebensolcher Regelmäßigkeit schlürften wir bis zum letzten Tropfen die süße Cerealienmilch, die am Ende in der Schüssel blieb. Sie war das Leckerste von allem. Wir waren nicht etwa besonders bewusst, was das Vermeiden von Abfall anbelangte. Die Vollmilch machte den Unterschied. Ich mache den heutigen Kindern keinen Vorwurf, wenn sie vom Tisch aufspringen, noch bevor sie ihre Milch ganz getrunken haben. Die fettfreie Milch ohne Geschmack, die man ihnen vorsetzt, ist einfach grässlich. Man kann nur eine gewisse Menge davon hinunterbekommen, bevor man sich als Konsument dessen bewusst wird. Dann weigert man sich, ein Produkt zu sich zu nehmen, das nicht mehr ist als eine Handvoll Nährstoffe in einer wässrigen, halb durchsichtigen Lösung.

Milch ist nicht nur ein Abfallprodukt am Frühstückstisch. Insider berichten, wie schlimm Schulcafeterien nach dem Mittagessen aussehen, weil auslaufende, randvolle, da nicht getrunkene, ja manchmal sogar ungeöffnete Milchpackungen die Mülleimer zum Überquellen bringen. Ich muss kein Schulgebäude betreten, um solchen Berichten Glauben zu schenken. Es reicht ein Blick auf den Müll, der sich auf dem Gehweg vor der Highschool türmt, an der mich mein Weg jeden Tag vorbeiführt. Überall liegen Trink-Milchkartons herum, und ihr Inhalt sammelt sich in Pfützen auf dem Beton und dem Asphalt. Ich habe sie mir angeschaut, aber unter all den achtlos weggeworfenen Kartons keinen einzigen gefunden, auf dem das Wort »Vollmilch« stand. Wenn der Bericht stimmt, fließen 32 Prozent der zum Trinken zur Verfügung stehenden Flüssigmilch gar nicht in Amerikas gierigen Schlund. Demnach wäre die Milch auf Platz zwei der Lebensmittel, die die höchsten Verlustraten zu verzeichnen haben.[12] Literweise versickert völlig unverdorbene, aber grässlich schmeckende Milch im Boden. Ich frage mich, ob weniger Milch vergeudet wurde, als Amy und wir alle noch die Erlaubnis hatten, Vollmilch zu trinken.

DER EKELFAKTOR VON FETTFREIER MILCH

Im Dezember 2014 bringt Samantha Perry, Chefredakteurin einer Tageszeitung in West Virginia, in einem Leitartikel auf den Punkt, was viele von fettfreier Milch halten. Als Reaktion auf die Flut von Kolumnen nach dem Motto »So essen Sie gesund«, die während der Weihnachtszeit die Zeitungen überschwemmen, geht sie in die Rolle des Teufels Advokat und hält ein Plädoyer für die Vollmilch: »In jungen Jahren, als ich noch zu Hause bei meiner Familie lebte, schenkte mir meine Mutter einmal ein Glas dieser Betrugsmilch ein. Ich nahm einen Schluck, spuckte das Zeug aus und nannte es fortan ›Teufelssaft‹. Seitdem ich geheiratet und meinen eigenen Haushalt habe, weigere ich mich, irgendeines dieser ›gesunden‹ Produkte über meine Schwelle kommen zu lassen. Ich bekenne mit Stolz, dass in unserem Kühlschrank in den letzten einundzwanzig Jahren ausschließlich Vollmilch stand.«[13] Perrys Geständnis erklärt, warum Kinder und Jugendliche ihre Milch selbst dann nicht trinken, wenn man sie kostenlos an sie ausgibt. Dass sie in und neben den Mülltonnen landet, spricht für sich: Den Geschmack von fettfreier Milch empfindet nicht nur Perry als widerlich. Doch sie hat das Gefühl, außerhalb der Norm zu stehen, wenn sie nur Vollmilch in ihre Wohnung lässt. Wie alle anderen Amerikaner ist auch sie der Indoktrination durch Lebensmittelpyramiden, Musterteller und Lehrmaterialien erlegen, die ihr einzureden versuchen, der Verzehr von Vollmilch sei Ausdruck eines süchtigen, gestörten Essverhaltens.

Es ist nicht übertrieben, wenn Perry das Maß an Herablassung beschreibt, mit dem man heutzutage auf Vollmilch herabschaut. In dem Maße, wie die US-Ernährungsrichtlinien zunehmend detaillierter wurden und von elf Seiten in der Ausgabe von 1980 auf fünfundneunzig Seiten und sechzehn Anhänge im Jahr 2010 anschwollen, ist die Ablehnung von Vollmilch und Vollmilchprodukten immer deutlicher zutage getreten. In der Ausgabe von 2010 gibt es »Beispiele für den Kaloriengehalt von Nahrungsmitteln in nicht nährstoffdichter Darbietungsform und derselben Nahrungsmittel in nährstoffdichter Darbietungsform«. An sechs ausgewählten Nahrungsmitteln wird gezeigt, dass eins nicht wie das andere ist. Aufgeführt werden: Rindfleisch, Hühnchen, Cornflakes, Kartoffeln, Apfelmus und Milch. Anhand von Balkendiagrammen werden jeweils paarweise die Kalorien in der »nährstoffdichten« bzw. »nicht nährstoffdichten« Form gegenübergestellt. Nacheinander werden Burger aus extra magerem Rinderhack mit normalen Hackfleischburgern, im Ofen gegarte

Hühnerbrust mit panierten Hühnchenstreifen, Cornflakes mit zuckerglasierten Cornflakes, Ofenkartoffeln mit Pommes frites, Apfelmus mit gezuckertem Apfelmus und zuletzt fettfreie Milch mit Vollmilch verglichen.[14] Wenn sich Vollmilch zu fettfreier Milch verhält wie Pommes frites zu Ofenkartoffeln, wie die Grafik zu verstehen gibt, besteht kein Zweifel, wie das USDA sie sieht: als ungesund. Vollmilch ist demnach die böse Zwillingsschwester der fettfreien Milch.

Was aber, wenn Perry recht hätte? Was, wenn jede Form von Kuhmilch, die nicht den vollen Fettgehalt besitzt, tatsächlich »Teufelssaft« wäre? Dass das »Gesetz für gesunde, nicht hungernde Kinder« Kindern eine Milch aufzwingt, der praktisch das komplette Fett entzogen wurde, lässt sich kaum mit dem Ziel vereinbaren, Kinder zur bevorzugten Wahl von Lebensmitteln anzuleiten, die eine gute Nährstoffversorgung auch über das Jugendalter hinaus gewährleisten können. Um als Beitrag zur Erziehung durchzugehen, fehlt es fettarmer und fettfreier Milch an mehr als bloß dem Fett. Um es platt zu formulieren: Milch, der man das Fett entzogen hat, ist fad, sie ist für die Augen, den Mund, das Gemüt und den Magen unangenehm und absolut inakzeptabel. Ohne Zusätze von Farb- und Geschmacksstoffen sowie Zucker sieht sie nicht besser aus und schmeckt nicht besser als das Abwasser aus einer Industrieanlage. Kindern beizubringen, sich ein gesundes Essverhalten anzueignen, indem man den Rahm abschöpft und ihnen den übriggebliebenen Rest gibt, macht ebenso wenig Sinn, als wollte man ihnen anhand der Buchstaben X, Y und Z das Lesen beibringen. Unser Vokabular wäre arg begrenzt, würden wir uns nicht auch mit A, B, C und all den anderen Buchstaben dazwischen vertraut machen. Vollwertige Lebensmittel sind das Abc eines sinnvollen, sprühenden Lebens. Sie kennen und schmecken zu lernen ist entscheidend, um an eine gesunde Ernährungsweise herangeführt zu werden.

Wenn die Behörden die US-Ernährungsrichtlinien in die Planung des Schulessens einfließen lassen, so tun sie dies in guter Absicht und knüpfen daran hohe Erwartungen. Das übergeordnete Ziel: »Durch Unterstützung und Förderung einer gesunden Ernährung und körperlicher Bewegung die Gesundheit heutiger und künftiger Generationen unserer Bürger zu verbessern, indem diese Verhaltensweisen zur allgemeinen Norm werden.«[15] Auch wenn Experten das Rätsel noch nicht lösen konnten, was genau man essen sollte, um in den Genuss größtmöglicher Gesundheit und maximalen Wohlbefindens zu gelangen, weiß jeder, dass eine tägliche Kost aus Fettgebackenem, Ketchup, Keksen und Cola, wie sie die meisten Kinder wählen würden, dafür ungeeignet ist. Die gemeinsamen Bemühungen von gesetzgebenden Organen und Behörden, aus Schulen die klebrig-süßen kohlensäurehaltigen Getränke zu verbannen, die als Mitverursacher von Krankheiten wie Fettleibigkeit und Diabetes bis hin zu Krebs und chronischen Entzündungen gelten, stoßen darum auf keine breite Kritik. Wenn sie aber Milch als unverzichtbaren Teil von Schulmahlzeiten betrachten, gleichzeitig aber verbieten, sie in ihrer vollwertigen Form zu reichen, ist dies nicht nur verwirrend, sondern ärgerlich.

Sie kennen die Statistiken. Sie haben den Müll gesehen. Niemand, der einigermaßen bei Sinnen ist, hat Lust, sein Sandwich mit einer Flüssigkeit hinunterzuspülen, die nach Kreidewasser schmeckt. Nicht einmal Jugendliche, die es bei der Wahl ihres Essens eher an das wenig intensive Ende der Geschmacksskala zieht. Durch die Verbannung von Vollmilch aus Schulmilchprogrammen bleibt Kindern kaum etwas übrig, als nach einer Milch zu greifen, die beinahe ebenso viel Zucker enthält wie die Softdrinks, die man eilends aus den Getränkeautomaten von Schulen zu vertreiben sucht. Knapp über 70 Prozent der Milch, die in Schulen gereicht wird, sind Sorten mit Geschmack, und das bedeutet: Sie sind gesüßt, in der Regel mit Zucker oder Maissirup mit hohem Fruktoseanteil. Fettarme Schokomilch enthält 25 Gramm oder etwa 4 Teelöffel Zucker pro 240 Milliliter, verglichen mit 12,5 Gramm in der gleichen Menge einfacher Milch. In 240 Milliliter Coca-Cola stecken 26 Gramm Zucker. Bringen die Behörden die Schulen dazu, ihren Schülern Milch mit Geschmack zu servieren, tauscht man im Prinzip nur Zucker gegen Zucker aus: Man nimmt ihn aus den Dosen mit den Süßgetränken und gibt ihn in die Kartons mit der geschmacklich aufgepeppten Milch.[16]

DIE ZUCKERSÜSSE MASKERADE

Dr. Walter Willett, der von manchen als »meistzitierter Ernährungsexperte der Welt« gehandelt wird, ist von dieser Vorgehensweise wenig beeindruckt. Er steht einer Eliminierung von Fett als Ansatz zur Reformierung der Essgewohnheiten, wie sie in den behördlichen Verordnungen verfolgt wird, kritisch gegenüber: »Oft wird Zucker als Ersatz für Fett eingesetzt, und oft sind die neuen fettarmen Produkte schlechter als die ursprüngliche Vollfettversion.« Allen Milchtrinkern rät er, die Vollfettsorte zu wählen, unter anderem aus folgendem Grund: »Leider ist in vielen fettarmen Milchprodukten das Fett durch Zucker ersetzt worden, und dies wird mit ziemlicher Sicherheit zu einer höheren Gewichtszunahme führen als der Verzehr der Vollfetterzeugnisse.« Genau dies geschieht im Fall von fettarmer Milch mit Geschmack. Fett wird durch Zucker ersetzt. Und Dr. Willett führt weiter aus: »Entfernt man überwiegend gutes Fett und ersetzt es durch raffinierte Stärken oder Zucker, ist das nicht von Vorteil für die Balance des langfristigen Wohlbefindens. Es ist mit einem höheren Gewichts-Plus als -Minus zu rechnen, wenn man fettreiche Milchprodukte gegen fruktosereichen Maissirup tauscht.[17] Doch genau das wird empfohlen: Fett durch Kohlenhydrate zu ersetzen, obwohl es sich nach aktuellem Forschungsstand als falsch erwiesen hat.

Aber das ist nicht anders zu erwarten, wo Dr. Willett doch freimütig zugibt: Die Milchlandschaft ist »sehr komplex«. Der »Zusammenhang von Ernährung und Gesundheit ist ungewöhnlich schwer zu erforschen, und das ist wahrscheinlich der Grund, warum wir noch nicht alle Fragen schlussendlich beantwortet haben«.[18] Angesichts solcher Ungewissheiten wäre es töricht, sich auf irgendjemanden, etwa das USDA, zu verlassen, das letzte Wort über etwas derart Spezifisches wie eine Dreimal-täglich-Verordnung für fettfreie Milch zu sprechen.

Die Milchindustrie hat etwas begriffen, was die Regierung noch nicht zur Kenntnis genommen hat: Produkte zu liefern, in denen man das Fett einfach durch Kohlenhydrate ersetzt, taugt nicht als Formel für eine starke, gesunde Zukunft. Wissend, dass ihre junge Kundschaft den Verzehr von nicht aromatisierten Milchsorten verweigert, die den behördlich festgesetzten Grenzwerten für Fett entsprechen, und mit einem offenem Ohr für den Ruf von Eltern und Gesundheitsexperten, dass man ein Zuviel an Zucker aus der Ernährung von Kindern streichen sollte, hat die milchverarbeitende Industrie vorgeschlagen, dass es Milchverarbeitern erlaubt sein müsse, Milch künstlich zu süßen, ohne dass dies vorne auf der Packung angegeben werden muss. Genauer gesagt verlangen sie, dass das FDA die Standarddefinition von Milch ändert, um »optionale, charakterisierende Geschmackszutaten, wie sie in der Milch verwendet werden (z.B. Schokoladenzusätze zur Milch), mit einem sicheren und geeigneten Süßungsmittel süßen zu können, darunter auch nährwertfreie Süßstoffe wie Aspartam«. Konkret heißt das, dass sie Milch, die mit Aspartam gesüßt wurde – demselben Süßstoff, wie er in Diät-Softdrinks zum Einsatz kommt –, »Milch« nennen wollen. Zurzeit dürfen sie das nicht. Wenn sie Milch mit Geschmack mit einem nährwertfreien Süßstoff süßen, müssen sie dies angeben, etwa mit der Aufschrift »kalorienreduziert« auf dem Etikett. In der Rechtfertigung ihrer Petition führen die Milchverarbeiter aus, dass »Milchsorten mit Geschmack, die weniger Kalorien enthalten, insbesondere für Schulkinder von Vorteil sind, die … in der Schule eher zu Milch mit Geschmack als zu einfacher Milch greifen«. Sie haben nichts dagegen, den nährwertfreien Süßstoff auf der Packungsrückseite unter den Inhaltsstoffen aufzuführen. Wogegen sie sich vehement wehren, ist, den Zusatz vorne auf der Packung anzugeben. Sie argumentieren, dass Kinder keine Milch wählen, die als »kalorienreduziert« vertrieben wird.[19]

Die Milchindustrie hat ein starkes Interesse daran, dass fettarme und -freie Milch auch weiterhin ihren Spitzenplatz in der Milchpolitik der Regierung behält. Für sie sind das Wohl und die Gesundheit der Kinder nicht das Einzige, was zählt. Wenn das USDA über all die Jahre tatsächlich falschlag und Vollmilch wirklich besser ist als Magermilch, dann muss die Empfehlung »dreimal täglich« fallen, denn sie bedeutet etwa 450 Kalorien. Das sind zu viele, um einer ohnehin überfütterten Nation noch gutzutun. Die Empfehlung »dreimal täglich« zu reduzieren oder ganz zu streichen ist eindeutig nicht im Sinn der Milchindustrie. Es verwundert also nicht, wenn sie einen Kompromiss ersinnt, der für sie die Chance birgt, die Nahrungsgruppe »Milch« am Leben zu erhalten.

Die Lösung der Regierung, die von Kindern zu trinkende Milchmenge zu erhöhen, ohne mehr Fett in ihren Magen gelangen zu lassen, widerspricht allem, was wir über die Ursachen von Fettleibigkeit wissen. Es ist keine gute Idee, Schulkindern jede Menge Milch aufzunötigen, der die gesättigten Fette entzogen, die aber dafür mit Zucker gesättigt ist, und zwar nicht nur angesichts all dessen, was man mittlerweile über die schnelle Umsetzung von Nahrungszucker in Körperfett weiß. Dass die Regierung den Absatz von Milch mit mehr Zucker und weniger Fett fördert, passt nicht zu dem, was Ärzte wie Walter Willett über den Zusammenhang zwischen Ernährungsfett/Körperfett sagen: »Viele Studien stützen nicht die Theorie, dass sich mehr Fett in der Ernährung unmittelbar in mehr Körperfett niederschlägt.«[20] Aber die von der Milchindustrie ersonnene Lösung ist auch nicht besser. Die Situation, die sie in Schulcafeterien geschaffen hat, könnte nicht verworrener sein. Zuerst lieferte sie riesige Mengen Vollmilch. Dann entzog sie der Milch das Fett. Dann setzte sie Zucker und Geschmacksstoffe zu. Jetzt will sie den Zucker weglassen und stattdessen nährwertfreien Süßstoff nehmen. Letzterer Ansatz ist besonders unerfreulich, wenn man ihn im Licht einer in der Zeitschrift *Nature* veröffentlichten israelischen Studie betrachtet, über die im September 2014 berichtet wurde. Darin heißt es, dass künstliche Süßstoffe die Mikroorganismen im Darm so verändern, dass es zu einer Glukoseintoleranz kommen kann. Sie können die Zahl der Darmbakterien erhöhen, die mit Darmentzündungen in Verbindung gebracht werden, und sie können wie Zucker zu einem schnellen Anstieg der Blutzuckerwerte führen. Die Studie kommt zu dem Schluss, dass künstliche Süßstoffe »direkt zur Förderung der Epidemie beitragen, die zu bekämpfen sie entwickelt worden sind«. Experten rufen nach weiteren Untersuchungen, um die Wirkungen von künstlichen Süßstoffen auf die Darmgesundheit und Glukosetoleranz zu erforschen.[21] Dessen ungeachtet will die Milchindustrie statt Zucker Aspartam einsetzen, einen der Zuckerersatzstoffe, die in der Studie getestet wurden. Und sie verlangt, diese Tatsache vor Konsumenten zu verbergen, mit dem Argument, dass Kinder keine Milch wählen würden, die nach Diätnahrung klingt. All diese mentalen Spiele und Körperexperimente finden noch dazu unter dem Vorwand statt, Kinder dazu überreden zu wollen, drei Gläser Milch täglich zu trinken. Eines stimmt an der Behauptung, dass Milch die perfekte Nahrung ist, die die Natur zu bieten hat. Sie ist perfekt für Kälber. Aufgemotzte Milch, die chemisch aufbereitet wurde, ist jedoch für niemanden bekömmlich. Sie hat nichts mit Natur zu tun, und ob Rind, ob Mensch – perfekt ist sie für kein Säugetier auf Erden.

Michael Pollans Buch »Lebens-Mittel« hat es bei seinem Erscheinen in den USA 2008 auf die Sachbuch-Bestsellerliste der *New York Times* geschafft. Auf dem gelben Band, das sich um den Salatkopf auf dem Einband spannt, steht: »Eine Verteidigung gegen die industrielle Nahrung und den Diätenwahn«, und dies nimmt die Botschaft vorweg, die den Leser zwischen den Buchdeckeln erwartet: »Essen Sie Lebensmittel, nicht zu viel und vorwiegend Pflanzen.«

Dies ist die kurze Antwort auf die Eine-Milliarde-Dollar-Frage, was der Mensch essen sollte, um gesund zu sein. Pollan erklärt zunächst, was er meint, wenn er sagt »Essen Sie Lebensmittel«, nämlich: »… es wird Ihnen besser gehen, wenn Sie frische, intakte Lebensmittel essen statt weiterverarbeitete Nahrungsmittelprodukte.«[22] Damit bringt Pollan auf den Punkt, was eine vollwertige Ernährung ausmacht. Sie besteht nicht aus den Waren, die urbane Schickimickis mit dicken Brieftaschen im Biomarkt kaufen. Er rät vielmehr, anders zu essen, als es in unserem zu Übergewicht verleitenden Umfeld üblich ist. Das bedeutet, das schnelle, dick machende und verlockende Essen stehen zu lassen, das überall zum Zugreifen nahe vor uns ausgebreitet liegt. Das ganzheitliche Essen, das ebenso vielfältig daherkommt wie die Menschen, die es zubereiten, basiert auf einigen wenigen Prinzipien: Essen Sie nicht das Übliche. Halten Sie sich an die frischen Lebensmittel, die in den Randbereichen der Supermärkte angeboten werden. Ersetzen Sie die von Nahrungsmittelherstellern zubereiteten Pflanzen durch solche, die Sie zu Hause in Ihrer eigenen Küche zubereitet haben.

Michael Pollan ist nicht der Einzige, der die Vorzüge von einem Essen preist, bei dessen Zubereitung man mehr Zeit damit verbringt, selbst Hand anzulegen, als im Auto herumzufahren. Insofern ist er sich mit den US-Ernährungsrichtlinien einig. Im Mittelpunkt der Ausgabe von 2010 stehen Empfehlungen für »Lebensmittel und Lebensmittelzutaten, die zu reduzieren sind« und »Lebensmittel und Lebensmittelzutaten, die vermehrt zu verzehren sind«. Stark weiterverarbeitete Lebensmittel, insbesondere raffiniertes Getreide, fällt in erstere Kategorie: »Begrenzen Sie den Verzehr von Lebensmitteln, die raffiniertes Getreide enthalten, und zwar insbesondere, wenn diese feste Fette, Zuckerzusätze und Salz enthalten.« An anderer Stelle unterstreichen die Richtlinien ihre negative Einstellung gegenüber weiterverarbeiteten Nahrungsmitteln: »Verzehren Sie mehr frische und weniger weiterverarbeitete Lebensmittel mit hohem Salzgehalt«, und unterstreichen das Gewicht von vollwertigen Lebensmitteln: »Essen Sie mehr Gemüse und Obst. Essen Sie eine Vielzahl verschiedener Gemüsesorten, besonders dunkelgrüne, rote und orangefarbene Sorten sowie Bohnen und Erbsen. Nehmen Sie mindestens die Hälfte Ihres Getreides in Form von Vollkorngetreide zu sich.« Auch die Kehrseiten des Verarbeitungsprozesses werden beschrieben: Er führe zu einem »Verlust an Vitaminen, Mineralien und Ballaststoffen«. Das Verfahren, solche Substanzen künstlich zuzusetzen, könne dieses Problem nur teilweise lösen, indem es »manche, aber nicht sämtliche der Vitamine und Mineralien wieder zur Verfügung stellt, die im Verarbeitungsprozess entzogen wurden«.[23] Raffiniertem Getreide, dem Vitamine und Mineralien wie zum Beispiel Eisen, Thiamin, Riboflavin und Niacin zugesetzt wurden, fehlt es weiterhin an Ballaststoffen und anderen Nährstoffen, die in Vollkornprodukten enthalten sind. Was für Vollkorngetreide gilt, gilt auch für Vollmilch. Man kann sie raffinieren und mit Zusatzstoffen versehen und mit Zucker vollpumpen, wie man will – was herauskommt, ist immer schlechter als das Original. Kinder haben Besseres verdient.

14 Leben ohne Milch

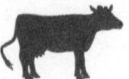

Bunte Rezepte, die ganz ohne Milch auskommen

»Da 73 Prozent des im Nahrungsangebot enthaltenen Kalziums von der Milch und Milchprodukten geliefert werden … ist es schwierig, die empfohlenen Mengen an Kalzium aus milchfreien Quellen zu beziehen.« Selbst wenn diese Aussage der Milchlobby korrekt wäre, selbst wenn Milch und Milchprodukte im Nahrungsangebot einen Großteil des verfügbaren Kalziums stellen würden, wirft das nicht unbedingt ein positives Licht auf sie. Käme Kalzium überwiegend in der Milch vor, müsste die Milchindustrie uns schon erklären, warum der Mineralstoff dann trotz des vielfältigen und allgemein verfügbaren Angebots an Milchprodukten immer noch als »kritischer Nährstoff« eingestuft wird.[1]

So wie die Empfehlungen für Kalzium und Milch derzeit aussehen, ist der konstatierte Mangel an Kalzium gleichbedeutend mit einem zu geringen Konsum von Milch. Wenn aber ungenügend Milch verzehrt wird, so liegt das nicht an einem zu knappen Angebot. Wie Joe Satran während seines einwöchigen Experiments mit MyPlate feststellte, führte die dort explizit vorgesehene Deckung des Tagesbedarfs an Kalzium mit Milch und Milchprodukten zu dem, was er als »Milchprodukte-Problem« bezeichnete.[2] Das »Problem« war, kurz gefasst, dass er mehr Milch und Milchprodukte zu sich nehmen sollte, als ihm lieb war. Die Tatsache, dass die amerikanische Bevölkerung insgesamt ihren Kalziumbedarf nicht ausreichend deckt, lässt vermuten, dass Satran nicht der Einzige ist, der den Verzehr von drei Portionen Milch und Milchprodukten täglich wenig verlockend findet. Mangelt es Amerikanern an Kalzium, liegt das daran, dass die Empfehlung, das Mineral einzig aus Milch und Milchprodukten zu beziehen, einfach nicht funktioniert.

Mein Teller sieht anders aus als der Musterteller von MyPlate. Er enthält jede Menge kalziumreiche Lebensmittel, obwohl bei mir weder Kuhmilch noch irgendein daraus hergestelltes Erzeugnis auf den Tisch kommt, und damit auch nicht der Zucker, der für die meisten unverdaulich ist, und das Kasein, dessen Geruch allein vielen schon den Atem nimmt, geschweige denn, dass sie es schlucken könnten.

MEIN GROSSER, SCHÖNER TELLER

Der Juni ist der offizielle US-Milchmonat. Am ersten Juni ist Weltmilchtag. Der September ist eigentlich auch Milchmonat. Der letzte Mittwoch im September ist Weltschulmilchtag. Höchste Zeit, dass wir einen Monat ausrufen, in dem wir von alledem nichts hören. Ich erkläre hiermit den Mai zum »Monat der milchfreien Montage«. Ich lade Sie ein, an der »Aktion milchfreier Montag« teilzunehmen. Es gibt nur eine Regel: Versuchen Sie, jeden Montag Ihren Kalziumbedarf ohne Milchprodukte, Nahrungsmittel mit Kalziumzusatz oder Kalziumpräparate zu decken. Selbst wenn Sie Milch und Milchprodukte nicht komplett aus Ihrer Ernährung streichen möchten, wird es Ihnen guttun, wenn Sie mitmachen. Warum? Stillen Sie Ihren Kalziumbedarf ohne Milchprodukte, Nahrungsmittel mit Kalziumzusatz oder Kalziumpräparate, werden Sie feststellen, wie gesund Sie sich ernähren. Vielleicht nehmen Sie sogar ab. Ich habe die Aktion so gestaltet, dass sie einfach durchzuführen ist. Mit den vier Menüs und zahlreichen Tipps und Vorschlägen für Snacks und Nachspeisen wird das Ganze mit Sicherheit ein Erfolg. Wenn Sie erst einmal sehen, wie viele kalziumreiche Lebensmittel es außer Milch gibt, so meine Hoffnung, werden Sie es Ihren Freunden und den Freunden Ihrer Freunde berichten. Und irgendwann ist keiner mehr da, der noch staunt, wenn ich ihm sage, dass getrocknetes Basilikum, Gramm für Gramm genommen, eine bessere Kalziumquelle und reicher an anderen unverzichtbaren Nährstoffen ist als die meisten anderen Lebensmittel einschließlich Milch.

Bevor Sie sich ans Werk machen, will ich noch einige grundsätzliche Dinge erklären. Erstens, wenn man Ihnen sagt, Sie sollen Ihr Essen auf einem kleineren Teller anrichten, vergessen Sie es! Hinter diesem Ratschlag steckt der Gedanke, dass man weniger isst, wenn nur kleinere Portionen auf dem Teller Platz haben. Wer immer sagt, dass man kleinere Portionen zu sich nehmen soll, um abzunehmen, der irrt. Eine großartige Möglichkeit, um abzunehmen oder einfach gesund zu bleiben, besteht darin, große Mengen an voluminösen, ballaststoffreichen Gemüsesorten zu verzehren. Die im Folgenden beschriebenen Menüs enthalten überwiegend pflanzliche Lebensmittel, insbesondere Gemüse. Der große Grünkohlsalat (siehe Menü 4) passt zum Beispiel nicht in eine typische kleine Salatschüssel hinein. Da pflanzliche Lebensmittel im Allgemeinen sehr viel Raum einnehmen, brauchen Sie mindestens einen großen Teller und eine Salatschüssel in Familiengröße, um daraus zu essen. Sollte Ihnen nicht der Sinn danach stehen, ein und denselben Teller und ein und dieselbe Schüssel ständig zu spülen, wäre es gut, ein paar davon im Schrank zu haben. Neben diesem Geschirr sind folgende Utensilien hilfreich: ein Pürierstab, ein Standmixer, ein Kaffeemühle, eine Küchenmaschine, eine Vierkantreibe und eine Zestenreibe. Den Pürierstab brauchen Sie, um eine Suppe mit groben Zutaten auf die Schnelle in eine Creme zu verwandeln und um eine Paste aus Chia- und Leinsamen herzustellen. Der Standmixer ist ideal zur Zubereitung von Nussmilch. In der Kaffeemühle werden Samen und Körner zu Mehl gemahlen. Die Küchenmaschine ist praktisch zur Zubereitung von Pestos und herzhaften Saucen. Mit der Vierkantreibe lässt sich im Nu Gemüse raspeln. Und die Zestenreibe – meine ist etwa 20 Zentimeter lang und 2,5 Zentimeter breit – eignet sich ebenso gut zum Reiben von Muskatnuss wie von Zitrusschalen. Natürlich brauchen Sie außerdem die Küchengrundausstattung wie Topf, Pfanne, Herd und zumindest einen Mini-Backofen, wenn Sie keinen richtigen Backofen haben.

Ich werde im Laufe des ganzen Kapitels immer wieder Tipps einflechten, aber einen will ich vorwegnehmen: Carob. Mehr als nur ein Hippie-Ding! Carob schmeckt süß, erdig, leicht nussig und enthält sehr viel Kalzium und Ballaststoffe, Letztere auch ein »kritischer Nährstoff«[3]. Carob ist zu Unrecht in die Rolle als gesunder Schokoladenersatz gedrängt worden. Das wird ihm nicht gerecht. Die Bohnen haben einen ganz eigenen Charakter. Um Carob lieben zu lernen, darf man keine Schokolade erwarten. Auf die Gefahr hin, dass ich wie ein Hippie klinge, ich kann jeden nur dazu ermuntern, Carob und all den anderen in den folgenden Menüs vorgestellten pflanzlichen Lebensmitteln eine Chance zu geben.

Was die Rezepte allgemein anbelangt, sie enthalten weder Weizen noch Zuckerzusätze, dafür Zutaten mit niedriger glykämischer Belastung. Sie sind so zusammengestellt, dass sie sich in der Single- und Familienküche problemlos zubereiten lassen, und sie sind nährstoff-, aber nicht kalorienreich. Schätzwerte für die Kalorienzahl, den Gehalt an Kalzium und Magnesium – einem Mineralstoff[4], der für den Knochenaufbau genauso wichtig ist wie Kalzium – sowie Eiweiß sind jedem Rezept beigefügt. Bei den genannten Zahlen ist zu berücksichtigen, dass es sich um nach bestem Wissen ermittelte Annäherungswerte handelt, die nicht im Labor nachgeprüft wurden. Die Summen sind den Nährstofftabellen von Online-Plattformen[5] und den Angaben auf den Lebensmittelverpackungen entnommen. So steht zum Beispiel auf der 300-Gramm-Packung schwarze Chia-Samen aus biologischem Anbau in meinem Vorratsschrank, dass eine Portion à zwei Esslöffeln 77 Kalorien enthält und mit 150 Milligramm den Tagesbedarf an Kalzium zu 15 Prozent und mit 96 Milligramm den an Magnesium zu 24 Prozent deckt. Auf diese Zahlen habe ich mich bei der Berechnung der Nährstoffgehalte für alle Rezepte mit Chia-Samen verlassen. Mag sein, dass auf den Chia-Samen, die Sie kaufen, etwas anderes steht, es handelt sich hier nicht um eine exakte Wissenschaft. Eine Gewissheit gibt es aber: Denken Sie bei den Zahlen daran, dass der Tagesbedarf an Kalzium bei 1.000 und für Magnesium bei 400 Milligramm liegt.[6]

Die Rezepte sind so gestaltet, dass sich einzelne Zutaten durch andere ersetzen lassen. So enthalten getrocknete Feigen zum Beispiel mehr Kalzium als Rosinen und getrocknete Datteln. 120 Gramm Feigen liefern mit 120 Milligramm Kalzium 12 Prozent des Tagesbedarfs.[7] Möchten Sie Ihren Kalziumverzehr erhöhen, empfehle ich Ihnen, statt Rosinen und Datteln in den Rezepten getrocknete Feigen zu verwenden. Schneiden oder hacken Sie sie einfach in rosinengroße Stücke und verarbeiten Sie sie wie im Rezept angegeben. Wenn Sie Feigen als Ersatz für Datteln nehmen, dann weichen Sie sie ein, wie Sie es auch mit den Datteln machen würden.

Zuletzt sei darauf hingewiesen, dass die Rezepte so aufeinander abgestimmt sind, dass sie sich möglichst optimal ergänzen und der anfallende Abfall so gering wie möglich gehalten wird. Die Eierschalen, die als Nebenprodukt einer Frittata anfallen, werden zu einem Eierschalenpulver verarbeitet, das als Extra-Kalzium-Kick in einen Frühstückskeks Eingang findet. Und die Süßkartoffelschalen, die bei der Zubereitung der Lachsbratlinge übrig bleiben, verwandeln sich in eine Beilage zum Chili. Wenn die Rezepte in diesem Kapitel auch für die milchlosen Montage gedacht sind, können Sie sie natürlich auch an jedem anderen Wochentag genießen. Sie werden sehen, es ist ganz einfach, ohne Milch auszukommen.

SELBST GEMACHTE MANDELMILCH

Mandeln sind eine gute Kalziumquelle, und dies gilt auch für die daraus hergestellte Milch.

Zutaten für 750 ml Mandelmilch und 120 g Mandelmehl

150 g rohe Mandeln
750 ml Wasser plus 500 ml Wasser zum Einweichen der Mandeln

Sie können statt der Mandeln auch Ihre Lieblingsnüsse oder -samen nehmen. Cashews, Haselnüsse, Leinsamen und Sonnenblumenkerne sind alle gute Alternativen, wenn auch weniger kalziumreich als Mandeln.

Zubereitung

1. Die rohen, ungeschälten Mandeln über Nacht oder mindestens 4 Stunden lang in 500 ml Wasser einweichen. Nach der Einweichzeit das Wasser abgießen und die Mandeln mit kaltem Wasser abspülen.

2. Die eingeweichten Mandeln in den Mixer füllen. 750 ml Wasser hinzufügen und das Ganze durchmixen, bis es eine gleichmäßige Konsistenz hat.

3. Wenn Sie mit einem Pürierstab arbeiten, geben Sie die eingeweichten und gespülten Mandeln in ein Gefäß mit breiter Öffnung, in das 1 Liter Flüssigkeit passt. 240 ml Wasser hinzufügen und das Ganze auf der höchsten Stufe durchmixen, bis die Mischung eine gleichmäßige Konsistenz hat. Nach und nach die restlichen 500 ml Wasser hinzufügen und mit dem Mixer einarbeiten.

4. Ein Küchensieb mit einem Mulltuch auslegen und in eine große Schüssel hängen. Die Mandelmischung in das Sieb gießen, das Mulltuch so an den Seiten fassen, dass es einen Beutel bildet, und diesen auspressen, so dass sich die »Milch« in der Schüssel sammelt. Was im Tuch zurückbleibt, ist das Mehl.

Bewahren Sie die Mandelmilch in einem Glaskrug im Kühlschrank auf. Sie hält sich bis zu einer Woche. Heben Sie das Mandelmehl für andere Rezepte auf, zum Beispiel die Smoothies, die Carob-Bananen-Muffins und den Lachsbratling.

Nährwert

Eine Portion (240 ml) enthält:
Kalorien: 92
Kalzium: 84 mg
Magnesium: 84 mg
Eiweiß: 7 g

Sehen Sie, wie viel mehr Eiweiß Sie im Vergleich zu kommerziellen Verarbeitungsbetrieben aus Mandeln herauspressen können, wenn Sie die Milch selbst zubereiten? Es sind 7 Gramm gegenüber 1 Gramm bei fertig gekaufter Mandelmilch. Wenn Sie sich für Mandelmilch aus dem Karton entscheiden, achten Sie darauf, immer zu den ungesüßten Sorten zu greifen. Alles andere ist bloß Zuckerwasser mit Kalziumzusatz.

MENÜ 1

Frühstück
Frühstücksbrei für Champions

Mittagessen
Azteken-Tabbouleh im Salatnest mit Hummus aus weißen Bohnen und Wurzelgemüsefinger

Abendessen
Kräuter-Lachs-Amaranth-Bratling mit amerikanischem Krautsalat

MENÜ 2

Frühstück
Carob-Bananen-Muffins

Mittagessen
Drei-Schwestern-Chili

Abendessen
Frittata aus Spinat und Waldpilzen mit
Brokkoli und Romesco-Sauce

MENÜ 3

Frühstück
Cookie-Monster

Mittagessen
Großer Grünkohlsalat mit Tahin-Zitronen-Dressing
und gerösteter Roter Beete

Abendessen
Miso-Ingwer-Tofu-Pfanne mit Gomasio

MENÜ 4

Frühstück
Carob-Mandel-Smoothie

Mittagessen
Tortillas mit Rutenkohl und schwarzen Bohnen
mit mexikanischer Mole und frischer Salsa

Abendessen
Suppe aus Blattkohl und weißen Bohnen mit knusprigen
Salbeiblättern und eine Knoblauch-Ofenkartoffel mit
Brennnessel-Pesto

MENÜ 1

Frühstück

FRÜHSTÜCKSBREI FÜR CHAMPIONS

Chia-Samen sind bei Ausdauersportlern sehr beliebt. Der Legende nach nahmen die Krieger im Altertum in Mittelamerika und Mexiko sie mit Wasser gemischt als Mittel zur Steigerung ihres Durchhaltevermögens.[8] Ich esse diesen Frühstücksbrei jeden Tag. Die aromatische Mischung aus Samen und Gewürzen hebt zuverlässig die Stimmung. Mit diesem Frühstück geht es Ihnen wie dem VW-Käfer, der läuft und läuft und läuft.

Zutaten für 1 Portion

2 Esslöffel Leinsamen
2 Esslöffel Chia-Samen
1 gehäufter Teelöffel Zimt
¼ Teelöffel gemahlene, getrocknete Steviablätter*
2 ganze Nelken
¼ Teelöffel geriebene Muskatnuss
¼ Teelöffel Anissamen
1 Kardamom-Kapsel
½ Teelöffel abgeriebene Orangenschale
½ cm langes Stück frischer Ingwer, in feine Scheiben
geschnitten oder gerieben, oder 1 Teelöffel getrockneter,
gemahlener Ingwer
240 ml Wasser (Raumtemperatur, heiß oder kochend)
oder 240 ml hausgemachte Mandelmilch

80 ml Wasser**

zerkleinerte Früchte nach Wahl

* Am besten, Sie nehmen grünes Steviapulver, das einfach aus getrockneten und gemahlenen Steviablättern hergestellt wird.

** Oder brühen Sie Ihren Lieblingskräutertee auf – Ingwer passt zum Beispiel sehr gut – und ersetzen damit das Wasser ganz oder zum Teil.

Zubereitung

1. Nelken und Kardamom-Kapsel fein mörsern und in eine Schüssel à 1 Liter geben.

2. Alle anderen Zutaten mit Ausnahme der Flüssigkeiten hinzufügen und mit einem Löffel vermischen.

3. 240 ml heißes oder kochendes Wasser oder Mandelmilch hinzufügen, das Ganze mit dem Löffel durchrühren und die Mischung mindestens 20 Minuten quellen lassen.

4. Wenn die Quellzeit vorbei ist, alles mit dem Pürierstab auf niedriger Stufe durchmixen und dabei nach und nach die restlichen 80 ml Wasser zufügen, bis die gewünschte Konsistenz erreicht ist. Ich mag den Brei etwas flüssiger und nehme darum das ganze Wasser und manchmal noch einen Schuss extra, wobei ich darauf achte, dass es wirklich heiß bzw. kochend und nicht abgekühlt ist.

5. Den Pürierstab herausnehmen und die zerkleinerten Früchte unterheben. Ein paar Scheiben Apfel geben dem Brei Biss und

ein süß-säuerliches Aroma, gewürfelte Orangenstücke machen ihn würzig und saftig. Gut passen auch ein paar Scheiben Banane und eine Handvoll frische (oder gefrorene und aufgetaute) Preiselbeeren, Erdbeeren und Himbeeren.

Nährwert

Eine Portion Frühstücksbrei mit 240 ml hausgemachter Mandelmilch enthält:
Kalorien: 285
Kalzium: 314 mg
Magnesium: 266 mg
Eiweiß: 15 g

Eine Portion Frühstücksbrei nur mit Wasser enthält:
Kalorien: 193
Kalzium: 230 mg
Magnesium: 182 mg
Eiweiß: 8 g

Mittagessen

AZTEKEN-TABBOULEH

Die Azteken kannten kein Tabbouleh. Sie konnten es nicht kennen, denn eines der charakteristischen Zutaten des Gerichts kannten sie nicht: Zitrone. Aber hätten sie sie gekannt, sie hätten sie sicher zu verwenden gewusst. Wahrscheinlich aßen sie etwas, das dem hier beschriebenen Gericht sehr nahe kam.

Zutaten für 4 Portionen

100 g Quinoa, gespült
200 g getrocknete Linsen, gespült
500 ml Wasser
250 g frische Tomaten, gewürfelt, wenn sie groß sind, oder halbiert, wenn es Cherry-Tomaten sind
50 g Chia-Samen
120 g Frühlingszwiebeln, gehackt
1 Bund frische Petersilie, gehackt
1 Teelöffel getrocknete Minze
1 Knoblauchzehe oder Schalotte, fein gehackt oder durch die Presse gedrückt
Saft einer frisch gepressten Zitrone
2 Teelöffel abgeriebene Zitronenschale
2 Esslöffel natives Olivenöl extra
¼ Teelöffel plus eine Prise Meersalz
½ Teelöffel schwarzer Pfeffer aus der Mühle

8 bis 12 ganze Romana-Salatblätter, gewaschen und getrocknet
1 Avocado, geschält und geviertelt
1 unbehandelte Zitrone, geviertelt

Zubereitung

1. Quinoa, Linsen und Wasser in einem mittelgroßen Topf bei großer Hitze mit der Prise Salz zum Kochen bringen. Dann bei mittlerer bis schwacher Hitze mit geschlossenem Deckel 15 Minuten köcheln lassen. Den Herd ausschalten und weitere 5 Minuten ziehen lassen, bis alles Wasser aufgesogen ist. Den Deckel abnehmen, umrühren und abkühlen lassen.

2. In einer großen Schüssel die Linsen-Quinoa-Mischung mit Tomaten und Chia-Samen mischen.

3. In einer kleinen Schüssel Frühlingszwiebeln, Kräuter, Knoblauch, Zitronensaft und -schale, Olivenöl, Salz und Pfeffer zu einem Dressing verrühren.

4. Das Dressing über die Linsen-Quinoa-Chia-Mischung gießen und mit Salz und Pfeffer abschmecken.

Die Salatblätter auf vier Teller verteilen und das Tabbouleh drauflöffeln. Mit je einem in Scheiben geschnittenen Avocado-Viertel garnieren und mit Olivenöl beträufeln. Mit Hummus aus weißen Bohnen (Seite 226) sowie Karotten- und Radieschenfingern (Seite 229) garnieren.

Nährwert

Eine Portion Tabbouleh enthält:
Kalorien: 235
Kalzium: 147 mg
Magnesium: 122 mg
Eiweiß: 11 g

Eine Viertel Avocado der Sorte »Hass« enthält:
Kalorien: 81
Kalzium: 6 mg
Magnesium: 15 mg
Eiweiß: 1 g

HUMMUS AUS WEISSEN BOHNEN

Jeder weiß, dass die Kombination aus Bohnen und Getreide ein perfekter Eiweißlieferant ist. Nicht ganz so bekannt ist, dass Bohnen mit Samen eine nicht minder gute Proteinquelle ergeben. Darum macht die für Hummus charakteristische Tahin-Bohnen-Kombination im Hinblick auf den Nährstoffgehalt sehr viel Sinn.

Hummus ist nicht nur gesund, sondern auch herrlich vielseitig. Mischt man ein paar Esslöffel davon mit einigen Esslöffeln Apfelessig oder Zitronensaft, erhält man ein schmackhaftes Dressing für Salate oder gedämpftes Gemüse.

Zutaten für ca. 300 g

2 Knoblauchzehen, geschält und durch die Presse gedrückt
2½ Esslöffel Olivenöl
½ Teelöffel gemahlener Kreuzkümmel
3 Esslöffel Zitronensaft
400 g weiße Bohnen aus der Dose, abgetropft und gespült
3 Esslöffel Tahin (Sesampaste)
¼ Teelöffel Meersalz
1 Esslöffel Wasser

Zubereitung

1. In der Küchenmaschine oder dem Blitzhacker Knoblauch, Olivenöl, Kreuzkümmel und Zitronensaft mischen.

2. Weiße Bohnen, Tahin, Salz und Wasser hinzufügen und so lange rühren, bis eine glatte Paste entsteht. Um eine weichere Konsistenz zu erhalten, einfach einen oder zwei Teelöffel mehr Wasser hinzufügen.

Den Hummus auf dem großen Grünkohlsalat (Seite 255) verteilen. Oder als Snack in eine Schüssel geben, mit etwas Paprika und Za'atar (Seite 228) oder gerösteten Sesamsamen bestreuen, etwas Olivenöl darüberträufeln und mit rohem Gemüse servieren.

Nährwert

Eine Portion von 2 Esslöffeln enthält:
Kalorien: 78
Kalzium: 29 mg
Magnesium: 27 mg
Eiweiß: 3 g

Ein Esslöffel geröstete Sesamsamen enthält:
Kalorien: 52
Kalzium: 88 mg
Magnesium: 32 mg
Eiweiß: 2 g

ZA'ATAR

Verleiht einem so schlichten und typisch amerikanischen Gericht wie der Ofenkartoffel das Aroma des Mittleren Ostens.

Zutaten für ca. 75 g

4 Esslöffel getrockneter, gemahlener Thymian
2 Teelöffel getrockneter, gemahlener Sumach, auch Sumak (Gewürzladen, ersatzweise 1 TL geriebene Zitronenschale oder Tamarinde)
1 Teelöffel getrockneter, gemahlener Oregano
1 Esslöffel geröstete Sesamsamen
¼ Teelöffel Meersalz

Zubereitung

In einer kleinen Schüssel alle Zutaten mischen.

In einem luftdichten Behälter ungekühlt bis zu einem Monat haltbar.

Nährwert

Ein Esslöffel enthält:
Kalorien: 22
Kalzium: 96 mg
Magnesium: 15 mg
Eiweiß: 1 g

GEMÜSEFINGER

Es gibt mehr Wurzel- und Knollengemüse als Karotten und Kartoffeln. Unwiderstehlich sind knackige, zarte Kohlrabis oder scharfe Radieschen oder Pastinaken mit ihrer ausgewogenen Mischung an Süße und Würzigkeit. Wenn Sie das Glück haben, das Gemüse noch mit intaktem Krautbüschel zu entdecken, werfen Sie dieses nicht weg. Schneiden Sie das Kraut ab und heben Sie es eingepackt im Kühlschrank auf. Es passt gut in pfannengerührtes Gemüse und in Suppen oder lässt sich gedämpft als grüne Beilage zu Hauptgerichten servieren. Wenn Sie noch nie Karottengrün gegessen haben, werden Sie eine positive Überraschung erleben. Es ist sehr aromatisch und schmeckt beinahe noch »karottiger« als die Wurzel selbst.

Zutaten für 1 Portion

150 g Radieschen, gewaschen und halbiert
1 kleines Mairübchen, geschrubbt und in ca. 5 cm lange Streifen geschnitten
½ mittelgroßer Kohlrabi, geschält und mit abgeschnittenen Stängeln (für die Zubereitung von Gemüsefonds aufheben) in ca. 2½ cm lange Streifen geschnitten
1 mittelgroße Karotte, geschrubbt oder geschält und in ca. 2 ½ cm lange Streifen geschnitten

Mit Hummus servieren.

Nährwert

4 große Radieschen enthalten:
Kalorien: 4
Kalzium: 9 mg
Magnesium: 4 mg
Eiweiß: 0,4 g

1 kleines Mairübchen enthält:
Kalorien: 17
Kalzium: 18 mg
Magnesium: 7 mg
Eiweiß: 0,5 g

Ca. 100 g Kohlrabi enthalten:
Kalorien: 27
Kalzium: 24 mg
Magnesium: 19 mg
Eiweiß: 2 g

1 mittelgroße Karotte enthält:
Kalorien: 25
Kalzium: 20 mg
Magnesium: 7 mg
Eiweiß: 1 g

Abendessen

KRÄUTER-LACHS-AMARANTH-BRATLINGE

Wenn Lachs nicht total frisch ist wie die Fische, die mein Großvater und mein Onkel Ian vom Fliegenfischen mit nach Hause brachten, ist Tiefkühllachs eine gute Alternative. Bitte darauf achten, dass der Lachs aus nachhaltiger Fischerei stammt.

Das folgende Rezept ist inspiriert von einem Abendessen, das Helena, die schwedische Freundin meiner Eltern, eines Abends aus dem Hut zauberte, als sie zum Teenager-Sitting bei mir war. Seitdem ist das für mich pure Wohlfühlkost.

Zutaten für 8 Bratlinge

ca. 850 g (Wild-)Lachsfilet (TK)
2 große Eier
1 mittelgroße Süßkartoffel, gebacken, geschält und zerstampft*
60 gemahlene Mandeln (oder Mandelmehl, das Sie von der Herstellung von Mandelmilch übrig behalten haben)
3 Esslöffel frische Petersilie, fein gehackt
2 Teelöffel getrockneter Dill
2 Esslöffel Zwiebeln, fein gehackt
2 Teelöffel frischer Zitronensaft
½ Teelöffel Meersalz
1 Teelöffel gemahlener Kreuzkümmel
1 Teelöffel Paprikapulver
1 Teelöffel Pfeffer, frisch aus der Mühle
115 g gekochter Amaranth**
2 Esslöffel Olivenöl zum Sautieren

Zubereitung

1. Den Tiefkühllachs auftauen lassen und würfeln. Mit der Hand alle Flüssigkeit aus dem Lachs pressen und ihn in eine große Schüssel geben.

2. Eier aufschlagen und zum Lachs geben. Alle anderen Zutaten außer dem Öl hinzufügen. Mit den Händen oder einem Holzlöffel alles gut vermengen.

3. Einen Teller mit Pergament- oder Backpapier auslegen. Aus der Mischung 8 Bratlinge formen, auf den Teller legen und mindestens 30 Minuten, höchstens 8 Stunden im Kühlschrank ruhen lassen.

4. Den Teller aus dem Kühlschrank nehmen und die Bratlinge mit Küchenkrepp trocken tupfen.

5. Öl portionsweise in einer großen, beschichteten Pfanne bei mittlerer Hitze erhitzen, aber nicht zum Rauchen bringen. Die Bratlinge in zwei Durchgängen braten: Vorsichtig in die Pfanne setzen und warten, bis sie außen goldbraun und innen gar sind, ca. 3-6 Minuten pro Seite braten.

6. Die Bratlinge auf einen mit Küchenkrepp ausgelegten Teller legen und sofort servieren oder bei ca. 120 °C im Backofen warm halten.

* Zum Backen der Süßkartoffel den Backofen auf 220 °C vorheizen. Wo er schon einmal an ist: Warum rösten Sie nicht gleich eine Rote Beete für einen Salat zum Mittagessen mit? Die Kartoffel und eine mittelgroße Rote Beete (ca. 200 g) waschen. Etwaige dunkle Stellen von Süßkartoffel und Beete entfernen. Die Kartoffel oben flach einschneiden und die Rote Beete mit etwas Olivenöl beträufeln. Alles auf Backpapier in den Ofen geben und 50 bis 60 Minuten garen, bis es weich ist (zum Prüfen mit dem Messer einstechen) und der aus der Süßkartoffel austretende Zucker auf dem Backblech zu karamellisieren beginnt. Haben Sie keine Angst vor zu langen Garzeiten. Je länger die Kartoffel und die Rote Beete im Ofen bleiben, desto mehr karamellisiert der natürlich enthaltene Zucker. Wenn alles gar ist, aus dem Ofen nehmen und abkühlen lassen. Danach das Fruchtfleisch für die Lachsbratlinge aus der Kartoffel schaben und die Schale und die Rote Beete getrennt im Kühlschrank aufbewahren – gibt man sie zusammen in eine Schüssel, färbt sich die Kartoffelschale rot. (Die Kartoffelschalen auf einem Backblech ca. 5 Minuten rösten, bis sie dunkel und knusprig sind. Lecker als Snack für zwischendurch oder als Beilage zum Drei-Schwestern-Chili aus Menü 2.)

** Zum Kochen des Amaranths 250 ml Wasser in einen kleinen Topf gießen. 75 g Amaranthsamen mit einer Prise Salz einrieseln lassen und aufkochen. Bei mittlerer bis schwacher Hitze mit geschlossenem Deckel 15 Minuten köcheln lassen. Die Platte ausschalten und weitere 5 Minuten quellen lassen, bis alles Wasser aufgesogen ist. Deckel abnehmen, umrühren und abkühlen lassen. Ergibt ca. 150 g gekochten Amaranth. Reste einfrieren oder im Kühlschrank aufbewahren. Passt zu Suppen, Chilis und Pfannengemüse oder kann zum Andicken von Frühstücksbrei oder Smoothies verwendet werden.

Servieren Sie die Lachsbratlinge mit amerikanischem Krautsalat und Gewürz-Saucen: Dijon- oder Körnersenf, Brennnesselpesto (Seite 235) oder Tofu-Mayo (Seite 279). Das passt alles super dazu! Übrig gebliebene Bratlinge lassen sich nach dem Abkühlen einfrieren. Für eine schnelle Mahlzeit aus dem Tiefkühler nehmen, auftauen lassen und im Backofen bei 120 °C erwärmen.

Nährwert

Ein Lachsbratling enthält:
Kalorien: 250
Kalzium: 300 mg
Magnesium: 70 mg
Eiweiß: 26 g

AMERIKANISCHER KRAUTSALAT

Von dieser Beilage, die bei üblicher Zubereitungsart relativ kalorienreich ist, können Sie sich bedenkenlos einen Nachschlag genehmigen.

Zutaten für 2 Portionen à 150 g

225 g auf einer Gemüsereibe fein gehobeltes Rotkraut*
1 geriebene Karotte
1 Frühlingszwiebel, fein geschnitten
2 Esslöffel frische Petersilie, grob gehackt
1 Esslöffel frischer Dill, fein gehackt
3 Esslöffel Tofu-Mayo (Seite 235)
1 Teelöffel Zitronensaft
¼ Teelöffel Meersalz

* Weißkraut geht auch

Zubereitung

Alle Zutaten in einer mittelgroßen Schüssel gut durchmischen, bis das Gemüse gleichmäßig benetzt ist. Je länger man den Salat ziehen lässt, desto weicher und aromatischer wird er.

Als Beilage zu Lachsbratlingen (Seite 231) servieren.

Nährwert

Eine Portion à 250 g enthält:
Kalorien: 63
Kalzium: 34 mg
Magnesium: 19,2 mg
Eiweiß: 1,6 g

TOFU-MAYO

Nehmen Sie Mayonnaise, denken Sie sich das Cholesterin und die gesättigten Fette weg, bewahren Sie den feinen Geschmack und die cremige Konsistenz, und fügen Sie Eiweiß hinzu: Die Tofu-Mayo lässt ihre traditionelle Schwester alt aussehen. Wenn Sie sie einmal gekostet haben, werden Sie sie nicht mehr missen wollen.

Zutaten für 100 ml Tofu-Mayo

400 g Seidentofu*
2 EL Apfelessig
½ Teelöffel Dijonsenf
1 Esslöffel Olivenöl
¼ Teelöffel Meersalz
etwas Pfeffer

* Von Ming Yu, der auf meinem Wochenmarkt hausgemachten Tofu anbietet, weiß ich, dass in der traditionellen chinesischen Zubereitungsart als Gerinnungsmittel für Tofu *Nigari* eingesetzt wird – aus Meersalz gewonnenes Magnesiumchlorid. In abgepackter Form ist auf diese Weise hergestellter Tofu nicht schwer zu finden. Halten Sie einfach Ausschau nach *Nigari* oder Magnesiumchlorid.

Zubereitung

Alle Zutaten in eine Schüssel geben. Mit dem Pürierstab auf kleiner Stufe pürieren, bis die Mayo ihre cremige Konsistenz angenommen hat. Oder alle Zutaten in eine große Schüssel geben und mit dem Schneebesen schnell zu einer glatten Creme aufschlagen.

Nährwert

Eine Portion à 2 Esslöffel enthält:
Kalorien: 50
Kalzium: 8 mg
Magnesium: 7 mg
Eiweiß: 2 g

MENÜ 2

Frühstück

CAROB-BANANEN-MUFFINS

Als Beweis dafür, wie ungesund sie sich früher ernährte, erzählte uns meine Mutter immer, dass sie zum Frühstück Kuchen aß. Vielleicht träumen Sie davon, dies auch einmal zu tun und dabei noch nicht einmal ein schlechtes Gewissen zu haben. Diese Muffins sind wie Krümelkuchen, und sie machen Ihren Traum und den aller Kinder wahr.

Zutaten für 12 Muffins

50 g Kokosfett oder -öl
30 g Carobpulver
50 g Chia-Samen
60 ml plus 2 Esslöffel Wasser
90 g gemahlene Mandeln (oder Mandelmehl, das Sie vom Milchzubereiten übrig haben)
50 g Sesam-Samen
1 Esslöffel Zimt
50 g ungesüßte Kokosflocken
½ Teelöffel Backpulver
2 kleine reife Bananen, geschält (je ca. 100 g Fruchtfleisch)
1 Esslöffel Vanilleextrakt
60 ml Olivenöl
½ Teelöffel Salz
50 g Walnüsse, grob gehackt

Zubereitung

Ofen auf 220 °C vorheizen

1. Eine 12er-Muffin-Form einfetten. Wenn das Kokosfett hart ist, zum Verflüssigen in eine Schüssel geben und diese in ein Gefäß mit heißem Wasser stellen.

2. In einer Rührschüssel Kokosöl und Carobpulver glatt verrühren. Die Mischung auf ein Blatt Pergamentpapier streichen und im Tiefkühler fest werden lassen (dauert ca. 15 Minuten).

3. Chia-Samen in einer kleinen Schüssel mit dem Wasser übergießen und zehn Minuten quellen lassen. Carob-Kokosfett-Platte aus dem Tiefkühler nehmen und mit den Händen in kleine Stücke zerbrechen (ca. 0,5 x 0,5 cm).

4. In einer mittelgroßen Schüssel Mandelmehl, Sesamsamen, Zimt, Kokosflocken und Backpulver mischen.

5. In einer größeren Schüssel die Bananen mit Vanille, Chia-Samen, Olivenöl und Salz mischen. Die Mandelmehl-Mischung zugeben und gut verrühren. Zuletzt die Walnuss- und Carob-Kokosfett-Stückchen einarbeiten.

6. Den Teig gleichmäßig in die zwölf Vertiefungen füllen und die Muffins 16 bis 18 Minuten im Ofen (Mitte) backen, bis sie goldbraun sind und beim Einstechen eines Zahnstochers in die Teigmitte nichts mehr hängen bleibt.

7. Muffins abkühlen lassen, dann aus der Form stürzen. Mit 240 ml hausgemachter Mandelmilch servieren.

Die Muffins halten sich im Kühlschrank eine Woche lang. Sie können sie auch im gut verschlossenen Tiefkühlbeutel einfrieren.

Nährwert

Ein Muffin enthält:
Kalorien: 124
Kalzium: 88 mg
Magnesium: 51 mg
Eiweiß: 3 g

240 ml hausgemachte Mandelmilch enthält:
Kalorien: 92
Kalzium: 84 mg
Magnesium: 84 mg
Eiweiß: 7 g

Mittagessen

DREI-SCHWESTERN-CHILI

In der guten alten Zeit, als der amerikanische Kontinent noch nicht von McDonald's regiert wurde, waren die drei Schwestern – Mais, Bohnen und Kürbis – Herrscherinnen im Land. Diese Chili ist der Weisheit dieses Trios gewidmet, die unter dem Bullshit der industriellen Rinderzucht begraben liegt.

Zutaten für 6 Portionen

400 g getrocknete schwarze Bohnen
2 Liter Wasser plus 1,2 Liter zum Einweichen der Bohnen
2 Esslöffel Olivenöl
1 mittelgroße Zwiebel, fein gehackt
3 Knoblauchzehen, geschält und durch die Presse gedrückt
1½ Esslöffel Chilipulver
1 Teelöffel gemahlener Kreuzkümmel
1 Esslöffel getrocknetes, gemahlenes Oregano
½ Teelöffel Chiliflocken
250 g Hokkaido-Kürbis, gewaschen und gewürfelt*
250 g grüne Paprika, gewaschen, entkernt und gehackt
1 Teelöffel Meersalz
1 große Dose Tomaten**
250 g Mais
2 Esslöffel Apfelessig, separat
30 g Schalotten oder Koriandergrün
Tofu-Schmand (Seite 243) nach Geschmack und geröstete Kürbiskerne zum Drüberstreuen

* Schale dranlassen. Sie ist dünn und enthält viele Nährstoffe.

** Ich halte mich an den Rat meiner Mutter und nehme immer die Dosen mit den ganzen Tomaten, die einfach noch mehr Geschmack haben. Sie können sie mit den Händen zerdrücken, bevor Sie sie in das Chili geben, oder Sie zerquetschen sie beim Umrühren mit dem Löffel. Wenn Sie Wert auf eine gleichmäßige Konsistenz legen, können Sie aber natürlich auch passierte Tomaten nehmen.

Zubereitung

1. Bohnen spülen und mit 1,2 Liter Wasser in einen Topf geben. Über Nacht zugedeckt bei Raumtemperatur einweichen.

2. Wenn Sie mit dem Kochen anfangen, die Bohnen abgießen und noch einmal abspülen. Zur Seite stellen.

3. In einem großen Topf Öl bei mittlerer Hitze erhitzen. Zwiebeln und Knoblauch zufügen und unter gelegentlichem Umrühren glasig werden lassen (3 bis 5 Minuten).

4. Chilipulver, Kreuzkümmel, Oregano und Chiliflocken zufügen. Unter häufigem Umrühren rösten, bis die Gewürze braun zu werden beginnen (2 bis 3 Minuten).

5. Bohnen, Kürbis und grüne Paprika zufügen. Umrühren, bis sich die Gewürze gut verteilt haben. Mit Wasser aufgießen, Salz dazugeben und aufkochen. Dann Hitze reduzieren und bei geschlossenem Deckel auf kleiner Flamme köcheln lassen, bis die Bohnen gar sind (ca. 50 Minuten).

6. Tomaten mit Saft, Mais und der Hälfte des Essigs mit offenem Deckel etwas kräftiger einköcheln lassen, bis das Chili dickflüssig ist (ca. 10 Minuten). Dabei alle paar Minuten umrühren, damit nichts am Topfboden ansetzt. Unmittelbar vor dem Ausschalten des Herds den verbleibenden Esslöffel Essig einrühren.

Das Chili in Schüsseln löffeln und mit Tofu (Seite 243), gehackten Schalotten oder Koriandergrün und gerösteten Kürbiskernen bestreuen. Wenn Sie Süßkartoffelschalen im Kühlschrank haben, können Sie sie in diesem Rezept gut verwenden: Toasten Sie sie etwa 5 Minuten im Backofen, bis sie knusprig sind, und essen Sie sie zum Chili.

Der Geschmack des Chilis wird mit der Zeit immer besser. Bewahren Sie es ein paar Tage im Kühlschrank auf. Sie können es auch in einem großen Glasgefäß oder mehreren Einzelportionen einfrieren. Zum Auftauen über Nacht in den Kühlschrank stellen. Dabei einen Teller unterstellen, um das Wasser aufzufangen, denn der Behälter schwitzt. Wenn Sie es eilig haben, etwas kaltes Wasser in die Spüle einlassen und das Gefäß hineinstellen. Sobald der Inhalt so weich ist, dass man mit dem Messer hineinstechen kann, nehmen Sie die gewünschte Menge heraus, geben Sie sie in einen Topf und erhitzen Sie sie bei niedriger Hitze auf dem Herd. Ich persönlich friere den nicht erhitzten Rest wieder ein, aber wahrscheinlich ist es besser, ihn in den Kühlschrank zu stellen und innerhalb von ein paar Tagen aufzubrauchen.

Nährwert

Eine Portion, ca. 450 g, enthält ohne Tofu-Schmand und Kürbiskerne:
Kalorien: 295
Kalzium: 125 mg
Magnesium: 135 mg
Eiweiß: 17 g

TOFU-SCHMAND

Limetten sind großartig! In diesem Rezept machen sie aus Seidentofu einen perfekten Ersatz für Crème fraîche.

Zutaten für 120 g

100 g Seidentofu
1 Teelöffel Limettensaft
½ Teelöffel abgeriebene Limettenschale
1 Esslöffel Olivenöl
¼ Teelöffel Meersalz
½ Teelöffel Paprikapulver, nach Wunsch

Zubereitung

Alle Zutaten in eine kleine Schüssel geben und mit dem Pürierstab pürieren, bis eine glatte Creme entsteht. Nach Wunsch ½ Teelöffel Paprikapulver unterrühren.

Nährwert

Eine Portion à 2 Esslöffel enthält:
Kalorien: 50
Kalzium: 8 mg
Magnesium: 6 mg
Eiweiß: 2 g

Abendessen

FRITTATA AUS SPINAT UND WALDPILZEN

Als ich noch nicht alt genug war, um mir mein Frühstück selbst zu machen und die Zubereitung des Essens für die Familie zu übernehmen, war meine Mutter, eine ausgezeichnete Köchin, für die Mahlzeiten verantwortlich. Außer wenn es um Eier ging. Dann übernahm mein Vater das Zepter. In den vielen Jahren, die er in Paris lebte, hatte er viel gelernt, auch die Feinheiten bei der Zubereitung von Eiern. Von ihm habe ich gelernt, dass man ein Omelett am besten *baveuse* serviert, also wenn es noch ein wenig glibberig ist. Und eine Frittata sollte man beim Garen sich selbst überlassen. Dieses Rezept sei dir gewidmet, Papa.

Zutaten für 6 Portionen

15 g getrocknete Waldpilze
240 ml kochendes Wasser
12 Eier (L)
1 Esslöffel Olivenöl

1 große Zwiebel, gewürfelt
450 g roher Spinat, gewaschen
1 Bund glatte Petersilie, gehackt
4 Basilikumblätter, gehackt
¼ Teelöffel Salz
1 Teelöffel im Mörser zerstoßener schwarzer Pfeffer

Zubereitung

1. Pilze in eine kleine Glasschüssel geben, mit kochendem Wasser überbrühen und 20 Minuten quellen lassen, bis sie weich sind.

2. Pilze abtropfen lassen, Einweichwasser aufheben. Mit der Hand restliches Wasser aus den Pilzen drücken und sie in ½ cm breite Streifen schneiden.

3. Eier in einer großen Schüssel aufschlagen und beiseitestellen. Eierschalen mit heißem Wasser auswaschen und in einem Gefäß im Kühlschrank aufbewahren, um daraus Kalzium-Pulver herzustellen (optional).

4. Öl in einer schweren, backofengeeigneten Pfanne auf mittlerer Stufe erhitzen. Zwiebeln zugeben und 3–4 Minuten glasig werden lassen. Pilze, Spinat und Kräuter hinzufügen und 3–5 Minuten garen, bis der Spinat zusammengefallen ist. Herd ausschalten.

5. Backofengrill einschalten. Eier mit 120 ml Einweichwasser, Salz und Pfeffer mit dem Schneebesen aufschlagen.

6. Die Pfanne mit dem Spinat, den Pilzen und den Zwiebeln noch einmal auf mittlerer bis schwacher Stufe erhitzen. Die Eier darübergießen und garen, bis die Frittata an den Rändern fest zu werden beginnt (ca. 3 Minuten). Die Eier sollten noch etwas flüssig sein.

7. Die Pfanne vom Herd nehmen und unter den Grill schieben, bis sich eine goldbraune Kruste gebildet hat. Dann abkühlen lassen und in 6 Portionen schneiden.

Warm mit gedämpftem Brokkoli (Seite 249) und Romesco-Sauce (Seite 246) servieren. Reste der Frittata im Kühlschrank aufbewahren. Sie ergeben eine schnelle, einfache kalte Mahlzeit.

Nährwert

Eine Portion ($1/6$ der Frittata) enthält:
Kalorien: 213
Kalzium: 35 mg
Magnesium: 19 mg
Eiweiß: 6 g

ROMESCO-SAUCE

Fischer sind erfinderisch. Sie haben viele gute Ideen, besonders wenn es darum geht, heikle Esser zu ködern. Übergießen Sie einen großen Teller mit verschiedenen gedämpften Gemüsesorten verschwenderisch mit dieser an der Nordostküste Spaniens erfundenen Sauce, und Sie sind auf dem besten Wege, selbst den hartnäckigsten Gemüsehasser – und von denen kennt jeder von uns einen oder zwei – in kürzester Zeit zum begeisterten Fan zu machen.

Zutaten für 6 Portionen

2 große rote Paprikaschoten
2 Eiertomaten, längs halbiert
4 Knoblauchzehen, ungeschält
60 ml Olivenöl
60 g Mandeln plus zehn einzelne zum Garnieren
1 Esslöffel Apfelessig
1½ Teelöffel Paprikapulver
¼ Teelöffel Salz
3 Esslöffel glatte Petersilie, gehackt

Zubereitung

1. Den Backofen auf 220 °C vorheizen. Backblech mit Backpapier auslegen. Die ganzen Paprikaschoten, ungeschälten Knoblauchzehen und Tomaten (mit der Schnittseite nach unten) aufs Backblech legen und alles mit einem Esslöffel Olivenöl bestreichen. Eine Stunde auf der mittleren Schiene rösten. Die Paprikaschoten alle 20 Minuten wenden, damit sie gleichmäßig garen.

2. In der Zwischenzeit, während Paprikaschoten, Knoblauch und Tomaten rösten, Mandeln auf einem weiteren mit Backpapier ausgelegten Blech verteilen. Auf die oberste Schiene über das Gemüse in den Backofen schieben und 8 bis 10 Minuten rösten, bis sie ein wenig dunkler sind. Aus dem Ofen nehmen und abkühlen lassen.

3. Nach einer Stunde sollten die Paprikaschoten weich sein und die Haut schwarze Stellen aufweisen. Ofen ausschalten, Gemüse herausnehmen und in eine große Schüssel geben. Mit einem Teller abgedeckt 20 bis 30 Minuten stehen lassen. Durch den Dampf lässt sich die Haut leichter abziehen. Teller abnehmen und mit den Händen die Haut von den Tomatenhälften und Paprikaschoten abziehen. Die Haut wegwerfen oder für einen Gemüsefond aufbewahren.

4. Paprikaschoten halbieren und entkernen. Aus den Schoten tritt dabei heißer Saft aus. Die Paprikaschoten wieder in die Schüssel zu den Tomaten und dem Knoblauch geben.

5. Knoblauchzehen schälen und in eine Küchenmaschine oder einen Blitzhacker geben. Das übrige Öl, Mandeln, Essig, Paprikapulver und Salz dazugeben und mit dem Knoblauch zu einer glatten Paste verrühren. Den aufgefangenen Saft dazugeben und noch einmal glattrühren.

Warm oder bei Zimmertemperatur zu gedämpftem Brokkoli (Seite 249) servieren. Mit den gerösteten, beiseitegelegten Mandeln und der gehackten glatten Petersilie bestreuen.

Nährwert

Eine Portion à 115 g enthält:
Kalorien: 220
Kalzium: 45 mg
Magnesium: 47 mg
Eiweiß: 5 g

GEDÜNSTETER BROKKOLI

Ich liebe Brokkoli. Wenn er auf den Punkt gegart wird, verwandelt sich seine stumpfe Farbe in ein sattes, leuchtendes Grün. Selbst Kinder finden die kleinen gegarten Bäumchen unwiderstehlich. Ich hatte mehr als einmal das Vergnügen zuzusehen, wie zwischen dem Gemüse und einem kleinen Menschenwesen Liebe auf den ersten Biss entstand.

Zutaten für 4 Portionen

1.800 g Brokkoli (3 große)*
120 ml Wasser

*Mag sein, dass Ihnen 450 g Brokkoli pro Person sehr viel erscheinen, aber wenn es als einziges Gemüse auf den Tisch kommt und daneben eine Schale mit Romesco-Sauce oder Tahin-Zitronen-Dressing steht, werden Sie sich wundern, wo der ganze Brokkoli so schnell hingekommen ist.

Zubereitung

1. Brokkoli waschen und gegebenenfalls die unteren Enden der Stiele schälen, wenn sie holzig wirken. Stiele in ca. 2½ cm dicke Scheiben schneiden. Brokkoli-Köpfe halbieren.

2. Wasser zum Kochen bringen, dann erst die Brokkoli-Stiele und dann die halben Köpfe hineingeben.

3. Sobald das Wasser kocht, Herd ausschalten. Den Topf 2½ Minuten mit geschlossenem Deckel auf der Herdplatte stehen lassen.

4. Deckel abnehmen und mit einem Messer prüfen, ob der Brokkoli gar ist. Er sollte intensiv dunkelgrün aussehen und sich leicht einstechen lassen. Das fertig gegarte Gemüse mit der Zange aus dem Topf nehmen und auf einem Servierteller arrangieren. Den Deckel wieder auf den Topf setzen, um alles, was noch zu hart ist, weitergaren zu lassen. Sie brauchen den Herd nicht einzuschalten, das heiße Wasser genügt zum Garen.

5. Wenn aller Brokkoli gar ist, das im Topf verbleibende Wasser in eine Tasse gießen und gleich darauf als nährstoffreichen Aperitif trinken.

Nährwert

Eine Portion enthält:
Kalorien: 153
Kalzium: 212 mg
Magnesium: 96 mg
Eiweiß: 13 g

MENÜ 3

Frühstück

COOKIE-MONSTER

Sie sind allein in der Küche, wenn Sie mit dem Backen anfangen? Gut möglich, dass das nicht mehr der Fall ist, wenn Sie die Cookies aus dem Ofen nehmen.

Zutaten für knapp 1 Kilogramm Kekse oder Müsli,
je nachdem, wie Sie die fertig gebackene Masse
zerteilen und essen wollen

115 g Rosinen*
225 g rohe Mandeln
115 g Haselnüsse
360 g grobe Haferflocken
225 g rohe Sonnenblumenkerne
225 g rohe Kürbiskerne
55 g Sesamsamen
50 g Chia-Samen
2 Esslöffel gemahlene Leinsamen
2 Esslöffel Zimt
½ Teelöffel gemahlene oder geriebene Muskatnuss
½ Teelöffel gemahlener Piment
¼ Teelöffel Meersalz
1 Esslöffel Eierschalenpulver (optional, Rezept auf Seite 254)
½ Teelöffel Vanilleextrakt
1 Tasse Apfelwein oder -most

* Je nachdem, wie süß Sie es mögen, können Sie die Rosinen entweder weglassen oder die Menge auf 1 Tasse verdoppeln.

Zubereitung

1. Den Ofen auf 220 °C vorheizen. Die Rosinen 15 Minuten in 120 ml kochendem Wasser einweichen. Mandeln und Haselnüsse hacken.

2. Alle trockenen Zutaten in einer großen Rührschüssel vermischen. Vanille, Apfelwein und Rosinen mitsamt dem Einweichwasser hinzufügen und mit einem Holzlöffel durchrühren, bis alles gut gemischt ist. Wenn es noch trockene Stellen gibt, so viel Wasser zugeben, dass die ganze Mischung feucht ist.

3. Den Teig auf ein gefettetes Backblech geben. Mit der Gabel verteilen und flach drücken, so dass das ganze Blech bedeckt ist. Die Gabel zwischendurch immer wieder in Eiswasser tauchen, damit nichts anklebt.

4. 50 bis 60 Minuten backen, bis alles goldbraun ist. Backblech aus dem Ofen nehmen und zum Auskühlen mit einem Metallspatel auf ein großes Abkühlgitter setzen. Vielleicht klappt das Umheben, ohne dass die Platte bricht und Sie ein einziges Riesencookie haben. Mir ist es schon gelungen. Aber wenn es doch mehrere Stücke geben sollte, ist das auch nicht weiter schlimm.

Nach dem Abkühlen die Cookie-Stücke in ein Keksglas füllen oder in einem Tiefkühlbeutel verpacken. Selbst direkt aus dem Tiefkühler schmecken Kekse und Müsli gut. Zwischendurch essen oder in einer Schüssel zerkrümeln und mit hausgemachter Mandelmilch als Müsli servieren.

Nährwert

Eine Portion à 100 g mit Eierschalenpulver enthält:
Kalorien: 405
Kalzium: 324 mg
Magnesium: 165 mg
Eiweiß: 14 g

Eine Portion à 100 g ohne Eierschalenpulver enthält:
Kalorien: 405
Kalzium: 124 mg
Magnesium: 159 mg
Eiweiß: 14 g

Tipp: Die Cookie-Masse können Sie auch als Kruste für einen Apple Crisp verwenden (Seite 253).

SCHNELLER APPLE CRISP

Vier Äpfel entkernen und mitsamt der nährstoffreichen Schale in Scheiben schneiden und in eine Backform geben. Eine Handvoll frische oder gefrorene Preiselbeeren, 60 ml Apfelwein, 1 Esslöffel Zitronensaft und 1 Teelöffel Zimt darübergeben. Mit den Händen mischen und 300–400 g rohen Cookie-Monster-Teig darauf verteilen. Im Backofen bei 220 °C 50 Minuten backen, bis die Kruste goldbraun ist und die Früchte blubbern.

EIERSCHALEN-KALZIUM-PULVER

Heben Sie Eierschalen nicht nur als Dünger für den Garten auf. Sie tun Ihnen selbst genauso gut.

Zutaten

Schalen von 12 Eiern
1 Topf Wasser
Backblech
Kaffeemühle

Zubereitung

Ofen auf 100 °C vorheizen.

1. Eierschalen waschen. Wasser zum Kochen bringen. Die Eierschalen ins kochende Wasser geben und 10 Minuten kochen lassen, um sie zu sterilisieren.

2. Die Eierschalen mit dem Schaumlöffel aus dem Wasser heben, auf dem Backblech verteilen und im Backofen bei 100 °C 10 Minuten lang trocknen.

3. Wenn die Schalen trocken sind, Ofen ausschalten, Backblech herausnehmen und die Schalen mit den Händen in kleine Stücke zerbrechen. Die Schalenstückchen nach und nach in der Kaffeemühle zu Pulver zermahlen und im luftdichten Behälter kühl und dunkel lagern.

Nährwert

Ein Teelöffel Eierschalenpulver enthält:
Kalzium: 800 mg
Magnesium: 2 mg

Mittagessen

GROSSER GRÜNKOHLSALAT

Der Salat für gesunde Knochen!

Zutaten für 1 Portion

1 mittelgroße, geröstete Rote Beete (roh 100 g), in Spalten geschnitten*
360 g roher Grünkohl
¼ Teelöffel Meersalz
1 Esslöffel getrocknetes, gemahlenes Basilikum
1 Teelöffel getrockneter, gemahlener Oregano
1 halbe Karotte (50–60 g), gewaschen, geputzt, mit der groben Seite der Vierkantreibe geraspelt
½ kleine Zucchini (50–60 g), gewaschen, mit der groben Seite der Vierkantreibe geraspelt
30 g frische Kräuter: Petersilie, Dill oder halb, halb gemischt
225 g frische Tomate, gehackt
2 Esslöffel Chia-Samen
2 Esslöffel rohe oder geröstete Kürbiskerne (optional)

2 Esslöffel Tahin-Zitronen-Dressing (Seite 257) oder Kräutervinaigrette (Seite 258)

* Anleitung zum Rösten der Roten Beete siehe Lachsbratlinge (Seite 231). Wenn keine geröstete Rote Beete zur Hand ist, können Sie auch 115 g geraspelte rohe Rote Beete nehmen.

Zubereitung

1. Grünkohl waschen, die Stiele abschneiden. Die rohen Grünkohlblätter in ca. 1 cm breite Streifen schneiden und in eine mittelgroße Servierschüssel geben.

2. Meersalz, getrocknetes Basilikum und Oregano zufügen und in den Grünkohl einkneten, bis er weich zu werden beginnt. Er verändert seine Farbe von hell- zu dunkelgrün und beginnt, etwas von seinem Wasser auszuschwitzen.

3. Die Grünkohlstiele in dünne Scheiben schneiden und mit in die Schüssel geben. Alle anderen Zutaten außer den Chia-Samen hinzufügen und alles gut mischen. Mit Chia-Samen bestreuen.

4. Mit einem Dressing nach Wahl (Rezepte für Tahin-Zitronen-Dressing Seite 257 und Kräutervinaigrette 258), bestreut mit einer Handvoll roher Kürbiskerne und einer Portion Hummus aus weißen Bohnen servieren.

Nährwert

Eine Portion Salat mit gerösteter Roter Beete enthält ohne Dressing:
Kalorien: 306
Kalzium: 675 mg
Magnesium: 298 mg
Eiweiß: 20 g

TAHIN-ZITRONEN-DRESSING

Zutaten für 350 g

1 Zehe Knoblauch, geschält und fein gehackt
180 ml Wasser
170 g Tahin
2 Esslöffel Zitronensaft
knapp ½ Teelöffel Meersalz
1 Teelöffel geröstete Sesamsamen

Zubereitung

Alle Zutaten in einer großen Schüssel mit dem Pürierstab auf niedriger Stufe durchmixen, bis das Dressing eine gleichmäßige Konsistenz hat. Alternativ alles im Blender der Küchenmaschine verrühren.

Nährwert

Eine Portion à 2 Esslöffel enthält:
Kalorien: 69
Kalzium: 53 mg
Magnesium: 6 mg
Eiweiß: 2 g

KRÄUTERVINAIGRETTE

Meine Mutter versuchte jahrelang, meinem Vater auszureden, was er in Paris gelernt hatte – dass in der Vinaigrette 3:1 das richtige Mischungsverhältnis von Essig und Öl ist. Der Gaumen meiner Mutter verlangte eher nach einer Mischung 1:1. Bei der Erarbeitung dieses Rezepts merkte ich, dass es mir wie ihr ergeht. Ob Sie den »Vinaigre« in der »Vinaigrette« nun betonen wollen oder nicht, sie ist ein ideales Medium für getrocknete Kräuter, in denen oft im Gramm-für-Gramm-Vergleich mehr Kalzium als in Kuhmilch steckt. Dies gilt auch für die in diesem Rezept vorgesehenen Sorten.

Zutaten für 600 ml

60 ml Apfelessig
135 ml Zitronensaft
knapp ½ Teelöffel Meersalz
60 g zerstoßener schwarzer Pfeffer
200 ml natives Olivenöl extra
1 Esslöffel Fenchelsamen, in der Pfanne trocken geröstet
1 Esslöffel Senfsamen, mit den Fenchelsamen geröstet

30 g frische Petersilie, fein gehackt
30 g frische Minze, fein gehackt
1 kleine Schalotte (6 cm lang), Knolle und Grün, grob gehackt
1 Esslöffel getrocknetes, gemahlenes Basilikum
1 Esslöffel getrockneter, gemahlener Thymian
1 Esslöffel getrocknete, gemahlene Salbeiblätter
1 Teelöffel getrockneter, gemahlener Oregano
1 Teelöffel abgeriebene Zitronenschale
1 Teelöffel abgeriebene Orangenschale

Zubereitung

In einer mittelgroßen Schüssel Essig, Zitronensaft, Salz und Pfeffer mischen. Die restlichen Zutaten zugeben und mit einem Schneebesen verquirlen.

Nährwert

Eine Portion à 2 Esslöffel enthält:
Kalorien: 85
Kalzium: 19 mg
Magnesium: 6 mg

Für einen schnellen kalzium- und eiweißreichen Snack mit der Gabel ein paar Sardinen aus der Dose in ein paar Esslöffeln dieser Vinaigrette zerdrücken (nehmen Sie ungeräucherte Sardinen in Wasser). Servieren Sie die Paste zwischen zwei Salatblättern.

Abendessen

MISO-INGWER-TOFU-PFANNE

Miso, eine fermentierte Paste aus Bohnen und Getreide, erweckt dieses Gericht – und Ihre Verdauung – zum Leben.

Zutaten für 4 Portionen

10 g getrocknete Shiitake-Pilze oder Morcheln
240 ml kochendes Wasser
4 gehäufte Teelöffel Vollreis-(Genmai-)Miso (Asialaden)
1 Tasse Koriandergrün, gehackt
Schale und Saft von 2 Limetten
2 Esslöffel Apfelessig
3 Esslöffel Olivenöl
1 Packung extra fester Tofu à 400 g, abgetropft in ca. 1 cm dünne Scheiben geschnitten und mit Küchenkrepp trocken getupft*
1 kleine Zwiebel, längs halbiert und in dünne Scheiben geschnitten
1 Knoblauchzehe, geschält und gepresst (falls Sie eine Presse haben) oder in Scheiben geschnitten
5 cm frischer Ingwer, geschält und fein gehackt
4 frische Shiitake-Pilze, in feine Scheiben geschnitten
1 Brokkoli, in 2½ bis 5 cm große Stücke zerteilt
1 kleiner Pak Choi, mit ganzem Stiel, gewaschen, im Stapel quer in ½ cm breite Streifen geschnitten
1 kleine rote Paprika, geviertelt und entkernt, dann längs in schmale Streifen geschnitten
120 g Tiefkühlerbsen

¼ Teelöffel Sesamöl, geröstet (nach Belieben)
200 g rohe Löwenzahnblätter und -stängel (200 g), gewaschen und gehackt (alternativ können Sie auch Rübstiel oder Spinat verwenden)**

* Die Konsistenz des Tofus wird »fleischiger«, wenn Sie die Scheiben einfrieren und vor dem Kochen auftauen lassen.

** Löwenzahn wurde ursprünglich zum Essen statt zum Unkrautjäten nach Nordamerika gebracht.

Zubereitung

1. In einer kleinen Schüssel getrocknete Pilze mit kochendem Wasser überbrühen und 20 Minuten quellen lassen, bis die Pilze weich sind. Das Einweichwasser aufheben, die Pilze herausnehmen, Flüssigkeit auspressen und in gut 1 cm breite Streifen schneiden.

2. In einer kleinen Schüssel Miso-Paste, Einweichwasser der Pilze, Koriandergrün, Limettensaft und -schalen sowie Essig verrühren.

3. 2 Esslöffel Olivenöl in einer schweren, vorzugsweise gusseisernen Pfanne (mit Deckel, den brauchen Sie später) bei mittlerer Hitze erhitzen. Die Tofuscheiben darin je 2 Minuten pro Seite braten und auf Küchenkrepp abtropfen lassen.

4. Den zweiten Esslöffel Olivenöl in die Pfanne hineingießen und Zwiebeln, Knoblauch und Ingwer darin 2 Minuten lang braten.

5. Pilze, Brokkoli, Pak Choi, rote Paprika und Erbsen zufügen. Mit geschlossenem Deckel 3 bis 5 Minuten garen, bis der Brokkoli zart ist.

6. Herd ausschalten. Dann erst die Miso-Sauce und den Tofu hineingeben und umrühren, bis der Tofu richtig warm ist.*

7. Nach Geschmack geröstetes Sesamöl einrühren.

*Miso ist fermentiert und sollte zur Vermeidung von Nährstoffverlusten nicht gekocht werden. Denken Sie daran, den Herd auszuschalten, bevor Sie die Sauce ins Essen rühren.

Das Löwenzahngrün auf vier Teller verteilen. Auf diesem Bett je ein Viertel der Miso-Ingwer-Tofu-Pfanne anrichten. Mit Gomasio (Seite 263) oder gerösteten Sesamsamen garnieren.

Nährwert

Eine Portion enthält einschließlich 50 g gehacktes Löwenzahngrün:
Kalorien: 197
Kalzium: 343 mg
Magnesium: 82 mg
Eiweiß: 13 g

GOMASIO

240 g rohe Sesamsamen, geschält
1 Teelöffel Meersalz
1 Streifen Kombu-Meeresalge, 15 x 2,5 cm

Zubereitung

1. Gusseiserne Pfanne auf mittlere Hitze bringen und Salz mit Kombu rösten, bis sich das Salz hellgrau verfärbt.

2. Kombu herausnehmen, abkühlen lassen, in Stücke brechen und wieder in die Pfanne geben.

3. Sesamsamen zufügen und unter ständigem Rühren weitere 6 bis 8 Minuten rösten, bis sie goldbraun sind.

4. Vom Herd nehmen, in eine Schüssel geben und abkühlen lassen.

5. Sesamsamen und Kombu nach dem Abkühlen in der Kaffeemühle zu einem Mehl etwa von der Konsistenz von Maisgries zermahlen.

Im luftdichten Gefäß ungekühlt bis zu einem Monat haltbar.

Nährwert

Ein Esslöffel Gomasio enthält:
Kalorien: 52
Kalzium: 88 mg
Magnesium: 32 mg
Eiweiß: 2 g

Für einen schnellen Snack Gomasio auf gedämpfte Edamame (unreif geerntete Sojabohnen, erhältlich im Asialaden) streuen. Die Edamame gefroren kaufen und Zubereitungshinweise beachten. Eine Tasse gefrorene Edamame ohne Gomasio enthält:

Kalorien: 130
Kalzium: 71 mg
Magnesium: 72 mg
Eiweiß: 12 g

MENÜ 4

Frühstück

CAROB-MANDEL-SMOOTHIE

Nicht ohne Grund nennt man diesen Smoothie »seidig«.

Zutaten für 2 Portionen

1 kleine Banane, gefroren*
1 Esslöffel Carob-Pulver
240 ml hausgemachte Mandelmilch
3 Esslöffel Seidentofu
½ Teelöffel Vanilleextrakt
1 Esslöffel Mandelbutter
1 Esslöffel Chia-Samen
2 Esslöffel gefrorene Blaubeeren oder andere Beeren (nach Geschmack)

*Bananen schälen, in gut ein Zentimeter dicke Scheiben schneiden, in einen Tiefkühlbeutel geben, gut verschließen und einfrieren. Die Stücke kleben aneinander, lassen sich aber mit dem Messer gut trennen. Direkt aus dem Tiefkühler schmecken sie wie kleine Eiscremehäppchen – die perfekte Nascherei nach dem Abendessen.

Zubereitung

Alle Zutaten in einen hohen Rührbecher geben und mit dem Pürierstab auf mittlerer Stufe durchrühren, bis der Smoothie glatt ist. Wenn Sie einen Standmixer haben, können Sie den Smoothie natürlich auch darin mixen.

Nährwert

240 ml enthalten ohne Beeren:
Kalorien: 160
Kalzium: 185 mg
Magnesium: 84 mg
Eiweiß: 4 g

Mittagessen

TORTILLAS MIT RÜBSTIEL UND SCHWARZEN BOHNEN

Ich wäre nie so vermessen, mir auch nur ansatzweise einzubilden, das auf den Straßen von Oaxaca angebotene Essen in meiner Küche wiederauferstehen zu lassen. Mir fehlen die Zutaten, die Hitzequellen und vor allem das angeborene Know-how. Sollten Sie je nach Oaxaca City kommen, lassen Sie sich einen Besuch auf dem Markt nicht entgehen, an dessen Ständen man handgemachte Tortillas mit Zucchiniblüten serviert. Verabschieden Sie sich einen Moment lang von Ihrer Skepsis gegenüber der Magie der Einfachheit, dann wird Sie das Erlebnis für immer verändern.

Schwer vorstellbar, dass jemand nach dem Genuss einer solchen Delikatesse je noch einmal so etwas wie Ärger verspüren kann.

Diese Tortillas erwecken Träume von leuchtenden Farben, heißen, staubigen Straßen und den flüchtigen Aromen von Pflanzen in ihrer ganzen Pracht.

Zutaten für 1 Portion

1 Teelöffel Olivenöl
½ Schalotte in dünnen Scheiben
250 g Rübstiel (ersatzweise Mangold), gewaschen und gehackt
1 Prise Salz
115 g schwarze Bohnen aus der Dose, gespült und abgetropft
3 Esslöffel mexikanische Mole (Rezept auf Seite 269)
2 nixtamalisierte Maistortillas mit einem Durchmesser von 15 cm (ersatzweise abgepackte, weiche Maistortillas)*
2 Esslöffel Koriandergrün, fein gehackt
¼ Avocado in Scheiben

*Durch das Nixtamalisierungsverfahren steigt der Kalziumgehalt von Tortillas.

Zubereitung

1. In einem mittelgroßen Topf das Olivenöl leicht erhitzen und die Zwiebeln zufügen. Unter gelegentlichem Umrühren in ca. 10 Minuten glasig werden lassen.

2. Auf mittlere Hitze bringen, Rübstiel und die Prise Salz zufügen. Unter gelegentlichem Umrühren köcheln, bis das Kraut zu-

sammengefallen ist. Zwiebel-Rübstiel-Mischung aus dem Topf nehmen und beiseitestellen.

3. Die Bohnen und die Mole in den Topf geben. Die Hitze reduzieren und die Mischung erwärmen.

4. Während die Bohnen auf dem Herd stehen, eine kleine Pfanne auf mittlerer Stufe erwärmen. Die Tortillas dreißig bis vierzig Sekunden pro Seite in die trockene, heiße Pfanne geben, bis sie weich und warm sind.

5. Die Tortillas aus der Pfanne nehmen und auf einem Teller anrichten. Je die Hälfte der Bohnen und des Grüns darauf verteilen und mit frischem Koriandergrün und Avocadoscheiben garnieren.

Mit frischer Salsa (Seite 271) und Tofu-Schmand (Seite 243) servieren.

Nährwert

Eine Portion à 2 Tortillas mit einer Viertel Avocado enthält:
Kalorien: 418
Kalzium: 276 mg
Magnesium: 134 mg
Eiweiß: 18 g

MEXIKANISCHE MOLE

Kakao ist zu schade, um ausschließlich in süßer Schokolade zu enden.

Zutaten für 120 g

1 Esslöffel Olivenöl
5 Esslöffel (ca. 40 g) Zwiebeln, fein gehackt
1 Esslöffel Knoblauch, gehackt
1 Teelöffel getrocknetes, gemahlenes Oregano
½ Teelöffel gemahlener Kreuzkümmel
1 Prise gemahlener Zimt
1 Esslöffel Chilipulver
1 Esslöffel gemahlene Mandeln
360 ml Wasser
1 Teelöffel Kakaopulver, roh*
1 Teelöffel Rosinen, in 1 Esslöffel warmem Wasser eingeweicht
¼ Teelöffel Meersalz

*Kakao, der nicht als »roh« gekennzeichnet ist, wurde im sogenannten »Dutching-Verfahren« mit Substanzen wie Natriumcarbonat alkalisiert, um ihm Bitterstoffe zu entziehen und eine dunklere Färbung zu erzielen. Dabei wird jedoch auch der Gehalt der darin enthaltenen Nährstoffe reduziert, die Kakao zu einem solchen Kraftpaket machen.[9] Ich habe festgestellt, dass die Alkalisierungmittel nicht immer bei den Inhaltsstoffen aufgelistet sind, so dass es sich empfiehlt, Kakao roh oder »nature« zu kaufen, oder solchen, auf dessen Packung ausdrücklich auf den Verzicht des »Dutchings« hingewiesen wird.

Bedenken Sie, dass Kakao Oxalsäure enthält, die die Aufnahme von Kalzium im Körper beeinträchtigt.[10] Darum empfiehlt es sich nicht, regelmäßig große Mengen Kakao in Kombination mit kalziumreichen Lebensmitteln zu verzehren. In diesem Fall brauchen Sie jedoch keine Bedenken zu haben. In einer Tasse der Sauce ist nur ein Teelöffel davon enthalten, so dass das Problem nicht wirklich ins Gewicht fällt.

Zubereitung

1. In einem kleinen Topf das Öl auf niedriger Stufe erhitzen. Zwiebeln, Knoblauch, Oregano, Kreuzkümmel und Zimt zugeben. Unter häufigem Rühren anschwitzen lassen, bis die Zwiebeln glasig sind (ca. 10 Minuten).

2. Chilipulver und Mandeln zugeben und weitere 3 Minuten garen. Langsam das Wasser einrühren und aufkochen, dann die Temperatur wieder zurücknehmen und köcheln lassen.

3. Unter gelegentlichem Umrühren ohne Deckel in ca. 30 Minuten auf die Hälfte reduzieren. Den Topf vom Herd nehmen und das Kakaopulver einrühren. Die Rosinen mitsamt Einweichwasser und Salz zugeben und mit dem Pürierstab glattrühren.

Nährwert

Eine Portion à 2 Esslöffel enthält:
Kalorien: 28
Kalzium: 15 mg
Magnesium: 6 mg
Eiweiß: 3 g

FRISCHE SALSA

Ob mild oder scharf, ob püriert oder mit Biss, diese Salsa ist ein Muss auf oder neben Tortillas mit schwarzen Bohnen.

Zutaten für 250 g

200 g frische Tomaten, grob gehackt
½ mittelgroße Zwiebel, fein gehackt
1 Esslöffel Limettensaft
½ Teelöffel gemahlener Kreuzkümmel
¼ Teelöffel Chiliflocken (wenn Sie es scharf mögen)
1 Knoblauchzehe, geschält und fein gehackt
¼ Teelöffel Meersalz
15 g Koriandergrünblätter, gewaschen und grob gehackt

Zubereitung

1. Alle Zutaten in einem Gefäß mit hohem Rand verrühren.

2. Optional: Wenn die Salsa eine gleichmäßige Konsistenz haben soll, mit dem Pürierstab auf niedriger Stufe pürieren, bis sie so glatt ist, wie Sie sie gerne mögen.

Nährwert

Eine Portion (50 g) enthält:
Kalorien: 12
Kalzium: 9 mg
Magnesium: 5,5 mg
Eiweiß: 0,5 g

Abendessen

SUPPE AUS BLATTKOHL UND WEISSEN BOHNEN

Einer der besten Feinschmecker, den ich kenne, hielt die Kombination von Blattkohl und Zitrone in dieser Suppe für Sauerampfer. Wenn Sie also Sauerampfer-Fan sind und die raren, pikanten Blätter nirgends auftreiben können, probieren Sie doch einmal dieses Rezept aus. Die Imitation ist gelungen.

Zutaten für 6 Portionen

120 g getrocknete weiße Bohnen
1,5 Liter Wasser plus 500 ml zum Einweichen der Bohnen
1 kleine Lauchstange
1 Bund Blattkohl (350 g, z.B. Grünkohl, Pak Choi, Rübstiel)
1 Esslöffel Olivenöl
1 kleine Zwiebel, fein gehackt
1 Teelöffel Meersalz
¼ Teelöffel zerstoßener Pfeffer
1 mittelgroßer Blumenkohl, in mundgerechte Stücke zerteilt
5 Esslöffel Zitronensaft (oder Saft einer großen Zitrone)
1 Teelöffel abgeriebene Zitronenschale
30 g frische Petersilie, gehackt

Zubereitung

1. Die Bohnen unter fließendem Wasser spülen, in einem Topf geben und mit 500 ml Wasser übergießen. Abdecken und über Nacht bei Raumtemperatur einweichen.

2. Wenn Sie mit dem Kochen anfangen, die Bohnen abgießen und noch einmal spülen. Beiseitestellen.

3. Den Lauch längs halbieren und die Hälften in halbe Scheiben schneiden. Die Lauchscheiben in viel Wasser sorgfältig waschen und abtropfen lassen.

4. Den Blattkohl waschen und die Stiele herausschneiden. Die Stielenden entfernen und die Stiele in ½ cm große Stücke schneiden. Die Blätter im Stapel in 2½ cm breite Streifen schneiden,

den Blätterstapel um 90° drehen und die Streifen noch einmal quer in quadratische Stücke schneiden.

5. In einem großen schweren Topf oder Schmortopf das Öl auf mittlerer Stufe erhitzen. Zwiebeln hineingeben. Unter gelegentlichem Umrühren in 3–5 Minuten glasig werden lassen. Lauch zufügen und weitere 5 Minuten garen, bis er weich ist.

6. Bohnen, 1,2 Liter Wasser, Salz und Pfeffer zugeben und aufkochen lassen. Dann Hitze zurücknehmen und abgedeckt köcheln lassen, bis die Bohnen gar sind (ca. 50 Minuten).

7. Den Blumenkohl und gegebenenfalls noch mal 250 ml Wasser zugeben und aufkochen lassen. Kohlblätter, Petersilie (eine Handvoll zum Garnieren aufheben) und Zitronensaft und -schale zugeben. Hitze zurücknehmen und ohne Deckel unter gelegentlichem Umrühren 12–15 Minuten köcheln, bis der Blumenkohl weich ist.

8. Die Suppe 5 Minuten abkühlen lassen und dann mit dem Pürierstab im Topf pürieren. Die fertige Suppe in Suppenschalen füllen, mit knusprigen Salbeiblättern (Seite 275), zerstoßenem Pfeffer, gehackter Petersilie und einem Spritzer Olivenöl garnieren.

Nährwert

Eine Portion (ca. 350 ml) enthält:
Kalorien: 211
Kalzium: 272 mg
Magnesium: 109 mg
Eiweiß: 13 g

KNUSPRIGE SALBEIBLÄTTER

Meine Tante Susan, deren Jugend tatsächlich in die Ära von »Perlenarmbändern und Beatles« fiel, sagt, dass Salbei weise macht.

Zutaten für 10 knusprige Salbeiblätter

10 frische Salbeiblätter
2 Esslöffel Olivenöl
1 Prise Meersalz

Zubereitung

1. Einen Teller mit Küchenkrepp auslegen.

2. Salbeiblätter waschen und gründlich trocken tupfen. Verbleibendes Wasser würde das Öl zum Spritzen bringen.

3. In einem kleinen Topf Öl auf mittlerer Stufe erhitzen. Es soll heiß sein, aber nicht rauchen. Der Rauchpunkt von Olivenöl liegt bei 180 Grad. Die Temperatur, wenn möglich, mit einem Thermometer im Blick behalten.

4. Je 5 Salbeiblätter vorsichtig ins Öl geben und 1 bis 2 Sekunden lang frittieren, bis die Farbe von Blassgrün in Dunkelgrün umschlägt.

5. Die Blätter mit einer Zange einzeln aus dem Fett heben und auf das Küchenpapier legen. Mit Salz bestreuen.

Sofort servieren oder in einem mit Küchenkrepp ausgelegten luftdichten Behälter bei Raumtemperatur maximal 3 Tage aufbewahren.

Nährwert

Ein knuspriges Salbeiblatt enthält:
Kalorien: 12^{10}
Kalzium: 10 mg
Magnesium: 3 mg

KNOBLAUCH-OFENKARTOFFEL

Es gibt keine bessere Möglichkeit, eine Kartoffel in Szene zu setzen, als sie so lange im Ofen zu backen, bis sie außen knusprig und innen flockig ist. Vergessen Sie nicht, die Haut mitzuessen, denn sie enthält die meisten Nährstoffe. Sie ist zugleich der beste Träger für die in diesem Rezeptteil beschriebenen Saucen und Dips.

Zutaten für 1 Ofenkartoffel

1 große, mehlig kochende Kartoffel
1 Teelöffel Olivenöl
3–6 ungeschälte Knoblauchzehen (nach Geschmack)
1 Esslöffel getrocknetes, gemahlenes Basilikum
1 Teelöffel getrockneter, gemahlener Oregano
1 Teelöffel getrocknete Rotalgenflocken (Bioladen, Reformhaus)
60 g Tiefkühlerbsen (optional)

Zubereitung

1. Ofen auf 220 °C vorheizen. Kartoffel waschen und trockentupfen. Etwaige Keime und grüne Stellen entfernen.

2. Olivenöl mit den Händen in die Knoblauchzehen einmassieren. Beiseitestellen. Sie kommen später in den Ofen.

3. Kartoffel auf ein mit Backpapier ausgelegtes Backblech geben. Mit dem Messer einen flachen Deckel von der Kartoffel abschneiden oder diese mit der Gabel an mehreren Stellen einstechen, damit der Dampf beim Backen entweichen kann. Kartoffel 30 Minuten im Ofen (Mitte) backen.

4. Nach 30 Minuten das Blech aus dem Ofen ziehen und die Knoblauchzehen zur Kartoffel geben. Weitere 20 Minuten backen.

5. Blech aus dem Ofen ziehen und prüfen, ob alles gar ist. Die Knoblauchzehen sollten sich weich anfühlen, und die Kartoffel sollte sich mit dem Finger eindellen oder mit dem Messer leicht einstechen lassen. Wenn die Kartoffel noch nicht ganz durch ist, für weitere 10 Minuten in den Ofen schieben.

6. Während die Kartoffel im Ofen ist, die Tiefkühlerbsen nach Anleitung garen. Wenn die Kartoffel gar ist, aus dem Ofen nehmen und mit den Knoblauchzehen auf einen Teller geben, die Kartoffel mit 2 Gabeln aufbrechen. Basilikum, Oregano und Rotalgenflocken hineinstreuen. Die Knoblauchzehen nach Belieben am vorderen Ende aufschneiden und den Inhalt in die Kartoffel drücken. Übrige Knoblauchzehen im Kühlschrank aufbewahren. Sie schmecken gut kalt auf einem Salat. Nach Wunsch mit gekochten Erbsen garnieren.

Mit Brennnessel-Pesto servieren (Seite 279) oder mit Tofu-Schmand (Seite 243) und gehackten Schalotten oder mit Kräutervinaigrette (Seite 258) oder Za'atar (Seite 228) oder einfach mit mehr Kräutern, Salz und Pfeffer würzen und mit ein wenig Olivenöl beträufeln.

Nährwert

Eine mittelgroße Ofenkartoffel ohne Garnitur enthält:
Kalorien: 168
Kalzium: 28 mg
Magnesium: 49 mg
Eiweiß: 5 g

3 Knoblauchzehen ergeben zusätzlich:
Kalorien: 26
Kalzium: 16 mg
Magnesium: 2 mg
Eiweiß: 1 g

Ein Esslöffel getrocknetes, gemahlenes Basilikum ergibt zusätzlich:
Kalorien: 12
Kalzium: 112 mg
Magnesium: 36 mg
Eiweiß: 1 g

Ein Teelöffel getrockneter, gemahlener Oregano ergibt zusätzlich:
Kalorien: 5
Kalzium: 32 mg
Magnesium: 5 mg

Ein Teelöffel getrocknete Rotalgenflocken ergibt zusätzlich:
Kalorien: 3
Kalzium: 3 mg
Magnesium: 3 mg
Jod: 165 mg (110 Prozent des Tagesbedarfs)

60 g Erbsen ergeben zusätzlich:
Kalorien: 52
Kalzium: 15 mg
Magnesium: 17 mg
Eiweiß: 3,5 g

BRENNNESSEL-PESTO

Pesto ist eine der besten Möglichkeiten, die flüchtigen Aromen von Kräutern über Monate hinweg zu bewahren. Meine Mutter bereitete das einzig echte, wahre Pesto zu: aus Basilikum. Im Sommer, wenn es von dem Kraut mehr als reichlich gab, holte sie ihre klapprige Küchenmaschine aus dem Schrank, deren Lack so vergilbt und rissig war wie die Seiten eines vielgelesenen Buchs, und zerkleinerte die Blätter, um sie in Eiswürfelbehältern einzufrieren. Sobald sie fest geworden waren, füllte sie sie in verschließbare Tiefkühlbeutel um und bewahrte so den Geschmack des Sommers für kalte Winterabende auf, an denen sie einen der Würfel ins Ratatouille oder die Fischsuppe gab, die sie zum Abendessen auf den Tisch brachte.

Wenn ich heute an Pesto denke, fällt mir meine Schwester ein. Auch sie hat immer einen Vorrat an hausgemachten Kräutermischungen im Kühlschrank. Welche es sind, hängt von den Jahreszeiten ab: Wildlauch im Frühling, Salbei, Basilikum oder Knoblauchgrün im Sommer; und grüne Paprika in den Herbst- und

Wintermonaten. Mit Pesto schmeckt alles besser. Brennnesseln gibt es im April.

Zutaten für 250 g

1 großer Topf mit Wasser
100 g junge Brennnesseln (falls nicht erhältlich, stattdessen Löwenzahnblätter, Spinat oder, wer's gern zitronig mag, Sauerampfer)
1 Schüssel Eiswasser
5 Knoblauchzehen, geschält
60 g gemahlene Mandeln*
1 Esslöffel Zitronensaft
30 g frisches oder 2 Esslöffel getrocknetes Liebstöckel (auch »Maggikraut« genannt)
½ Teelöffel Meersalz
½ Teelöffel gemahlenen, frischen Pfeffer
120 ml Olivenöl

*Sie können die Mandeln fertig gemahlen kaufen, das Mandelmehl verwenden, das bei der Zubereitung von Mandelmilch übrig bleibt, oder die Mandeln selbst in kleinen Mengen in der Kaffeemühle mahlen.

Zubereitung

1. Das Wasser im Topf zum Kochen bringen. Frische Brennnesseln darin 30 Sekunden blanchieren. Mit der Zange aus dem Wasser heben und sofort in die Schüssel mit dem Eiswasser geben, um den Garprozess zu unterbrechen. Sobald die Brennnes-

seln abgekühlt sind, aus dem Wasser nehmen und mit den Händen restliche Flüssigkeit auspressen.

2. Im Blitzhacker oder in der Küchenmaschine Knoblauch, gemahlene Mandeln, Zitronensaft, Liebstöckel, Meersalz, Pfeffer und die Hälfte des Olivenöls mischen, bis alle Zutaten gut durchgemixt sind.

3. Die Brennnesseln und das restliche Olivenöl zugeben. Alles zu einer glatten Paste pürieren. In ein Glas füllen und mit Olivenöl bedeckt im Kühlschrank aufbewahren.

Nährwert

Eine Portion à 2 Esslöffel enthält:
Kalorien: 77
Kalzium: 38 mg
Magnesium: 12 mg
Eiweiß: 1 g

Nachtisch!

Auch Süßes kann gesund sein. Diese Puddings beweisen es!

SCHOKOLADENPUDDING

Ein Kommentar zu diesem Dessert: »Schmeckt nach cremigem Schokopuddinghimmel.«

Zutaten für 4 Portionen

1 mittelgroße reife Avocado
7 entsteinte Soft-Datteln (z.B. Medjool)
3 Esslöffel Kakaopulver, roh
120 ml hausgemachte Mandelmilch
¼ Teelöffel Salz
½ Teelöffel Vanilleextrakt
4 Esslöffel Chia-Samen (zum Garnieren)

Zubereitung

Avocado schälen, entsteinen und grob würfeln. Alle Zutaten außer den Chia-Samen in der Küchenmaschine oder im Blitzhacker glatt rühren. Wenn Sie lieber mit dem Pürierstab arbeiten, geben Sie die Zutaten in eine hohe Rührschüssel und pürieren auf mittlerer Stufe die Zutaten zu einer cremigen Masse.

In vier Portionsschalen anrichten und mit je einem Esslöffel Chia-Samen garnieren.

Nährwert

Eine Portion(100 g) enthält ohne Chia-Samen:
Kalorien: 200
Kalzium: 83 mg
Magnesium: 54 mg
Eiweiß: 2,5 g

1 Esslöffel Chia-Samen ergibt zusätzlich:
Kalorien: 38,5
Kalzium: 75 mg
Magnesium: 48 mg
Eiweiß: 2 g

VANILLEPUDDING

Vanille ist irgendwie in Verruf geraten. Ich erkläre mich selbst für schuldig. Als Kind dachte ich, dass jeder, der sich bei der Wahl zwischen verschiedenen Geschmacksrichtungen für Vanille entscheidet, ein langweiliger Mensch sein müsse. Heute weiß ich es besser.

Die in den Schoten enthaltenen Samen und das Mark haben ein intensives, üppiges, rauchiges Aroma, an das der von der Industrie häufig eingesetzte Vanilleextrakt nicht heranreichen kann. Sie können statt der Schoten auch aus den Samen gemahlenes Vanillepulver benutzen, das es in Tüten zu kaufen gibt. Ich fülle es in einen Salzstreuer. Ein paarmal schütteln, und schon verwandelt sich ein schlichter Smoothie in einen Vanille-Shake oder Vanillepudding in einen *echten* Vanillepudding. Verwenden Sie das Pulver statt Vanilleextrakt in allen Rezepten in diesem Kapitel.

Zutaten für 2 Portionen

4 entsteinte Soft-Datteln (z.B. Medjool)
ein 2,5 cm langes Stück Vanillestange (oder ½ Teelöffel Vanilleextrakt oder ¼ Teelöffel Vanillepulver aus gemahlenen Samen)
¼ Teelöffel abgeriebene Orangenschale
3 Esslöffel Chia-Samen
½ Teelöffel Zimt
¼ Teelöffel Muskatnuss
¼ Teelöffel Meersalz
240 ml hausgemachte Mandelmilch

Zubereitung

1. Vanillestange der Länge nach halbieren. Samen und Mark mit einem Teelöffel herauskratzen. Die ausgekratzte Schale in den Behälter legen, in dem Sie Ihren Vanilleextrakt aufbewahren, um ihn zusätzlich zu aromatisieren, oder mit Zucker mischen, dann haben Sie Vanillezucker. Oder schneiden Sie ein paar kleine Stücke davon ab und überbrühen Sie sie mit kochendem Wasser, um Vanillewasser herzustellen. Es gibt unzählige Verwendungsmöglichkeiten für die aromatische Schale. Werfen Sie sie nicht einfach weg.

2. In einer tiefen Schüssel oder einem Behälter Datteln, Orangenschale, Chia-Samen, Vanillesamen und -mark, Zimt, Muskatnuss, Salz und die Hälfte der Mandelmilch verrühren. Mit dem Pürierstab auf niedriger Stufe behutsam vermischen und das Gerät immer wieder ein- und ausschalten, damit nichts spritzt. Alles gut durchmixen, bis eine glatte Creme entsteht. Zuletzt die restliche Mandelmilch zufügen und noch einmal 5 Sekunden lang aufschlagen.

3. Im Kühlschrank mindestens 30 Minuten ruhen lassen, bis der Pudding fest geworden ist.

Kalt oder bei Zimmertemperatur servieren.

Nährwert

Eine Portion (150 g) enthält:
Kalorien: 165
Kalzium: 238 mg
Magnesium: 90 mg
Eiweiß: 4 g

SNACKS MIT NÜSSEN UND SAMEN

Einer meiner Lieblingssnacks ist gefrorene Mandelbutter oder Butter/Mus aus jeder Art von Nüssen oder Samen. Auch gefrorene Sonnenblumen- oder Cashewbutter ist sehr lecker. Ich mag sogar gefrorene Sesambutter (Tahin), obwohl manche sie für sich allein genommen etwas bitter finden. Wenn Sie nie probiert haben, Nuss- oder Samenbutter bzw. -mus einzufrieren, erwartet Sie eine köstliche Überraschung. Einfach die Sorte, die Sie gerade dahaben, in den Tiefkühler geben. Bei neuen Gläsern den Inhalt nach dem Öffnen erst durchrühren. Oder auch nicht. Wenn Sie ein paar Esslöffel »kostenloses« Nussöl haben möchten, frieren Sie das Glas ungeöffnet ein, ohne den Inhalt umzurühren. Sobald dieser fest geworden ist – ich habe nie auf die Uhr geschaut, wie lange das dauert, aber lassen Sie das Glas zur Sicherheit über Nacht im Tiefkühler –, hat sich an der Oberfläche eine Schicht gefrorenes Öl gesammelt, das Sie leicht abschaben und zum Kochen oder Backen verwenden können.

Nachdem Sie das ausgehärtete Fett entfernt haben, lassen Sie das Glas etwa 5 Minuten lang auf der Arbeitsfläche stehen, bis Sie den Inhalt mit einem kleinen Messer stückweise herausbrechen können. Sie brauen keine großen Mengen von der cremigen, aromatischen, im Munde zergehenden Nuss- oder Samenbutter, um Ihre Naschgelüste zu stillen. Ich bewahre Nuss- und Samenbutter generell im Tiefkühler auf. Sie wird nach dem Herausnehmen relativ schnell weich und streichfähig. Sie können Sie auch portionsweise in Eiswürfelbehältern einfrieren.

Für eine süße Variante schälen Sie eine Banane und halbieren Sie sie der Länge nach. Bestreichen Sie beide Hälften mit weich gewordener Nussbutter, bestreuen Sie sie mit einer Prise Salz, klappen Sie sie zum Sandwich zusammen und schneiden Sie sie in 2 bis 3 cm dicke Scheiben. Ob als Snack nach der Schule oder als Dessert zum Abendessen – Sie haben die Wahl.

Ein Snack, der sich gut für unterwegs eignet, und den Kinder auch gern selbst zubereiten und essen: Einen Apfel in Viertel oder Achtel schneiden und mit Nuss- oder Samenbutter wieder zusammenkleben.

Natürlich darf der Klassiker nicht unerwähnt bleiben: Erdnussbutter auf Stangensellerie mit einer Prise Salz. Auch Mandelbutter schmeckt gut auf Sellerie. Entweder sofort essen oder als Pausensnack für die Schule oder die Arbeit einpacken.

GESUND UND LECKER – TIPPS AUS MEINER KÜCHE

1. Reduzieren Sie Ihren Zuckerverbrauch, indem Sie den in Rezepten angegebenen Zucker durch gemahlene Steviablätter, Carobpulver, gemahlene Süßholzwurzel oder Zimt ersetzen.

2. Geben Sie statt Salz, das die Kalziumvorräte auszehrt, Apfelessig, Zitronensaft, Rotalgenflocken, Senfkörner und/oder getrocknete Kräuter ans Essen.

3. Das reichhaltige, cremige Gefühl von Fett am Gaumen erzielen Sie auch ohne Fett, wenn Sie würzigen Speisen Dijon-Senf zusetzen. Bei süßen Speisen nehmen Sie Zimt, was eine eher flüssige und nicht so cremige Konsistenz ergibt.

4. Um den Fettgehalt zu reduzieren und den Eiweiß- und Nährstoffgehalt Ihrer Mahlzeiten zu erhöhen, verwenden Sie, sofern es geschmacklich passt, Nuss- oder Samenbutter der verschiedensten Sorten statt des Öls zum Anbraten. Probieren Sie diesen Trick zum Beispiel bei pfannengerührtem Gemüse aus. Ich habe ihn von einer Familie, die in Zimbabwe in der Nähe von Harare lebt und bei der ich eine Zeit lang zu Besuch war. Öl war ein rares Gut, aber an frisch gemahlener Erdnussbutter herrschte kein Mangel. Als ich das erste Mal in Erdnussbutter angebratenes Gemüse kostete, wurde mir klar, dass mir und nicht meiner Gastfamilie etwas gefehlt hatte.

5. Haferbrei wird auch ohne Zugabe von Sahne cremig. Setzen Sie in einem Topf 5 Teile Wasser und 1 Teil Haferflocken auf und kochen Sie das Ganze abgedeckt auf der niedrigsten Stufe, bis

die Mischung zu blubbern beginnt. Auf meinem Elektroherd dauert das ca. 40 Minuten. Achten Sie darauf, dass die Mischung nicht überkocht, denn das wird sie über kurz oder lang, selbst wenn die Platte auf der niedrigsten Stufe steht. Herd ausschalten und den Brei ein paar Minuten ruhen lassen. Wenn Sie den Deckel abnehmen, nicht umrühren. Obenauf schwimmt eine Schicht pure Sahne. Lassen Sie einen Löffel Nuss- oder Samenbutter darin zergehen, um das Ganze noch cremiger zu machen. Für ein würziges Mittag- oder Abendessen können Sie die Nussbutter weglassen und stattdessen sofort nach dem Ausstellen des Herds und Abnehmen des Deckels ein frisch aufgeschlagenes rohes Ei auf den Haferbrei gleiten lassen. Setzen Sie den Deckel wieder auf und warten Sie ca. 5 Minuten, bis das Eiweiß nicht mehr glasig, sondern weiß geworden ist. Statt eines Eis können Sie den Haferflocken auch gleich am Anfang, wenn Sie sie anstellen, 2 Esslöffel getrocknete Linsen pro Portion und ein paar Würfel rohen Kürbis Ihrer Lieblingssorte zugeben. Sobald der Haferbrei zu blubbern beginnt, sind auch die Linsen und der Kürbis gar. Wenn er zu kochen anfängt, können Sie vor dem Ausschalten des Herds auch 30 g gefrorene Erbsen pro Portion zugeben. Sie garen von allein in dem Brei. Streuen Sie über den Linsen-Haferbrei gehackte Kräuter, garnieren Sie ihn mit Avocadoscheiben und schmecken Sie ihn mit einem Spritzer Apfelessig, einer Prise Rotalgenflocken und Salz und Pfeffer ab. Tipp: Auch Hirse wird cremig, wenn man sie auf diese Weise langsam gart. Das Mischungsverhältnis ist hier ebenfalls 5 Teile Wasser und 1 Teil Hirse.

6. Um im Backofen ganz ohne Öl Popcorn herzustellen, 3 Esslöffel getrockneten Puffmais auf das Backblech geben und mit einem zweiten Blech gleicher Größe abdecken. Schieben Sie die beiden Bleche in den Ofen, stellen Sie die Temperatur auf 220 °C

und warten Sie, bis das Popcorn aufzupoppen beginnt. In meinem Ofen ist das nach exakt 10 Minuten der Fall. Passen Sie auf, dass der Mais nicht zu lange im Ofen bleibt, denn das Popcorn mag noch so wunderbar weiß und fluffig gelungen sein, es wird genauso schnell hart und verbrennt. Wenn Sie 5 Sekunden lang kein Korn mehr aufpoppen hören, stellen Sie den Ofen auf null, nehmen Sie die beiden Backbleche heraus und nehmen Sie sofort das obere ab, damit das Popcorn nicht weiter erhitzt wird.

Fazit

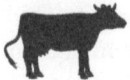

Unheilige Holsteiner Kühe: Achtung, maximale Milchausbeute!

Von der Rolle, die die Milchwirtschaft bei der Erderwärmung spielt, haben Sie wahrscheinlich gehört. In einer 2013 erschienenen Publikation der Welternährungsorganisation mit dem Titel »Milch und Milchprodukte in der menschlichen Ernährung« wird ein Bericht zitiert, der die Branche für 4 Prozent der im Jahr 2007 von Menschen verursachten Treibhausgasemissionen verantwortlich macht.[1] Die Bildung von Methan durch »enterische Fermentation«, also den Verdauungsprozess von Kühen, ist besonders bedenklich. Sie erreicht ein Ausmaß, das sogar die Regierung von US-Präsident Obama aufmerksam werden ließ. Schaut man sich seinen Klima-Aktionsplan vom Frühjahr 2014 an, findet man in der Auflistung der »Schlüsselmaßnahmen« den Aufbau einer Partnerschaft zwischen Regierung und Milchindustrie, um »bis 2020 die Treibhausgasemissionen der US-Milchwirtschaft um 25 Prozent zu senken«.[2]

Vielleicht haben Sie auch gelesen, dass Viehherden zu den größten Konsumenten genmanipulierter Pflanzen gehören.[3] Ich muss Ihnen nicht sagen, in welchem Ausmaß landwirtschaftliche Milchbetriebe allerorten die Umwelt formen. Oder vielleicht doch?

MÜLL REIN, MÜLL RAUS

Wussten Sie, dass man Milchkühen Natriumbicarbonat ins Futter gibt, um die säuernde Wirkung von Futtermitteln auszugleichen, die einen hohen Anteil an vergärbaren Kohlenhydraten wie Mais haben? Eine Ernährung mit hohem Getreideanteil ist nicht die einzige Ursache für die Verdauungsstörungen, an denen Milchkühe leiden. In einem Fachartikel wird als weiterer Grund aufgeführt: »Überbelegte Ställe zwingen Kühe dazu, das Futter zu schlingen, statt kleine Mengen zu fressen, was zum Auftreten einer Pansenübersäuerung beiträgt.« Als Gegenmaßnahme wird empfohlen, zur Pufferung mindestens Butter ins Futter zu geben.[4] Das ist nur der Anfang dessen, was man Hochleistungsmilchkühen verabreicht, damit sie weiterfressen, Milch geben und frei von Parasiten bleiben. In Kanada können Landwirte über den Ladentisch Antibiotika kaufen, um das Wachstum ihrer Kühe ohne tierärztliche Verordnung zu fördern.[5] Sie dürfen es, und sie tun es. Und in den USA ist es Milchbauern erlaubt, ihren Milchkühen synthetisches rekombiniertes Rinderwachstumshormon (rBGH) zu verabreichen, um die Milchleistung zu erhöhen.[6] Sie dürfen es, und sie tun es. In Deutschland sind beide Praktiken verboten. Manche Milchbauern geben ihren Kühen außerdem Insektenwachstumsregulatoren wie Methopren und Organophosphate in den Cocktail.[7] Die Insektizide verwandeln Kuhfladen von einer Brutstätte für Fliegenmaden in ein tödliches Substrat, das die Maden abtötet, bevor sie in den Ställen zur Plage werden.[8] Die Chemikalien tragen außerdem das Ihre dazu bei, einen natürlichen Dünger in Sondermüll zu verwandeln. Jeder weiß, was passiert, wenn Kühe Gift fressen: Ihre Milch wird giftig. Bereits zu Zeiten Abraham Lincolns war man sich dessen bewusst, als Berichten zufolge Tausende von Menschen nach dem Verzehr von Kuhmilch starben, die eine Pflanze namens

Natterwurz gefressen hatten, die den für Menschen potenziell tödlichen Giftstoff Tremetol enthält. Abraham Lincolns Mutter soll zum Kreis jener gehört haben, die der damals sogenannten »Milchkrankheit« zum Opfer fielen.[9]

In den USA werden über 50 Prozent der Milch von landwirtschaftlichen Betrieben mit einem Bestand von 1.000 und mehr Kühen produziert. Der Trend hin zu größeren Produktionseinheiten ist ungebrochen. In einem im Mai 2014 erschienenen Fachartikel mit dem Titel »Wachsende Betriebsgrößen führen zu neuen Umweltschutzbedenken« schreibt die Journalistin Elizabeth Grossman, bei den am schnellsten expandierenden Milchbetrieben handle es sich um Ställe mit einem Bestand von 2.000 und mehr Tieren. Man nennt sie nicht ohne Grund »Betriebe«. Dies sind keine Bauernhöfe mehr, wie sie der gute alte McDonald aus dem Kinderlied noch hatte, mit Scheunen und Zäunen rings um große, satte Weideflächen. Es handelt sich um elektronisch gesteuerte Edelstahlanlagen, in denen der einzelnen Kuh gerade eben noch Raum genug zum Atmen bleibt. Es versteht sich von selbst, dass in diesen beengten Fütterungsanstalten kein Platz für alte Kühe ist. Wenn es sich für den Betreiber zeitlich und finanziell lohnen soll, stehen ausschließlich auf Leistung gezüchtete Tiere im Stall, die eine hohe Milchausbeute garantieren. Die Holsteiner Rasse erfreut sich hier mittlerweile besonderer Beliebtheit. Das Problem ist, dass die Kühe dieser Rasse nicht nur viel Milch geben, sondern in der Produktion von Dung ebenso ergiebig sind. Milchkühe erzeugen generell mehr Gülle als zur Fleischproduktion gezüchtete Rinder, und Holsteiner sind diesbezüglich die Nummer eins. Sie scheiden doppelt so viel aus wie Milchkühe der ganzjährig weniger produktiven Jersey-Rasse. Eine einzige Holstein-Kuh produziert täglich etwa 60 Kilo Gülle. Multipliziert man das mit 1.000 oder 2.000, so gewinnt man eine Vorstellung davon, in welchen Massen sich die Exkremente täglich auf dem Gelände der sich ausbreitenden Großbetriebe ansammeln. Die gigantische Gülleflut der Holsteiner bringt Landwirte in arge Bedrängnis. 200 Milchkühe produzieren etwa die gleiche Menge Stickstoff, wie sie in den Abwässern einer Kleinstadt enthalten ist. Dadurch gibt es einfach zu viel Gülle, die im Untergrund versickert. Eine Möglichkeit ist, sie in Gülleseen zu sammeln. Wenn man aber nicht genau aufpasst, kann es bei dieser Form der Zwischenlagerung leicht passieren, dass Nitrat entweicht und ins Grundwasser gelangt.

Umweltschutzbehörden mahnen, schlecht geführte Tierfütterungsanlagen trügen »maßgeblich zu Beeinträchtigungen der Wasserqualität« von Seen und Flüssen bei und seien einer der »Hauptverursacher der nachgewiesenen Verschmutzungen im Bereich von Mündungsgebieten und des Grundwassers«. Zu viele Milchkühe, die zu viel Gülle produzieren, bergen für sich genommen schon genügend Risiken für die öffentliche Gesundheit und Sicherheit. Selbst, wenn man nicht bedenkt, dass die riesigen anfallenden Mengen, die man nicht verschwinden lassen kann, mit Pharmazeutika und Pestiziden durchsetzt sind.[10]

VON DRAUSSEN NACH DRINNEN

Der Milchmonat Juni trägt zur weiteren Eintrübung des Wassers bei. Lassen Sie sich nicht täuschen, bei seiner Ausrufung stand nicht die Förderung der Volksgesundheit im Vordergrund. Das Ganze fing 1937 an: In der unter dem Namen »Nationaler Milch-Monat« lancierten und zwei Jahre später in »Milchmonat Juni« umbenannten Kampagne sah man eine Möglichkeit, die Milchnachfrage zu stimulieren. Das fiel in eine Zeit, in der glückliche Kühe mehr Milch gaben, weil man sie nach dem langen Winter erstmals wieder auf die Weiden trieb.[11] Damals schlugen die inneren Uhren von Kühen noch im Takt der Jahreszeiten, und die Tiere waren darauf programmiert, ihren Nachwuchs zeitgleich mit der Löwenzahnblüte zur Welt zu bringen, wenn ihnen lange, gemächliche Tage des Widerkäuens auf sonnigen Wiesen bevorstanden. Heute ist der Milchmonat ein Anachronismus. Juni ist nicht mehr der Monat, in dem die Milchproduktion einen Höchststand erreicht. Die Mehrheit der Milchkühe steht an jedem Tag des Jahres hinter Schloss und Riegel und wird gemolken, was das Zeug hält. Für sie gibt es keinen Unterschied zwischen Juni und Januar. Sie wissen nicht, wie süß das Gras im Frühsommer nach einem Regenguss duftet, und haben noch nie gespürt, wie eine sanfte Brise ihre Ohren umspielt.

Vielleicht kann man Äpfel nicht mit Orangen vergleichen. Aber es ist durchaus zulässig, die modernen Methoden des Orangenanbaus mit der industriellen Milcherzeugung des einundzwanzigsten Jahrhunderts zu vergleichen, wie es Jim Brewer, Orangenproduzent in Florida, tut:

... wie generell in der Landwirtschaft ... je schneller wir etwas produzieren, desto mehr Geld fließt schneller und schneller zurück ... darum verheizen wir ... [die Bäume] gewissermaßen. Ein Baum, der einmal achtzig, neunzig, hundert Jahre oder noch älter wurde, würde dieses Alter heute nie erreichen, weil wir ihm so guten Dünger geben .... Wie bei Kühen, wie in der Rinderzucht, eine Kuh kann nur so und soviel Kälber gebären. Wenn man sie Jahr für Jahr, Jahr für Jahr, ein Kalb zur Welt bringen lässt, wird sie nicht so alt werden wie eine Kuh, die alle 1,5 Jahre oder so ein Kalb bekommt ... Sie stirbt einfach früher.[12]

Brewer wählt die Analogie der Rinderzucht, weil sie beispielhaft für den in der nordamerikanischen Lebensmittelproduktion vorherrschenden Ansatz steht, ohne Rücksicht auf Verluste maximale Profite zu erzielen. Kühe werden im wahrsten Sinn des Wortes zu Tode vermehrt und gemolken. Ich könnte hierzu einiges sagen, doch man begreift auch so, worum es geht. Man erfährt, wie hässlich das Bild der inhumanen, umweltvergiftenden Methoden der industriellen Milchwirtschaft ist. Wenn wir sind, was wir essen, dann sind Kühe wandelnde Apotheken, die ihre Energie aus dem gleichen Mais beziehen, der in Ethanol als Treibstoff für Fahrzeuge umgewandelt wird.

SCHULWASSER

Das Bild, das die von der Milchwirtschaft am Leben erhaltene Nahrungsgruppe »Milch« am anderen Ende der Konsumkette abgibt, ist um keinen Deut hübscher: Kinder, die sich übergeben. Betti Wiggins ist Geschäftsführerin des Amtes für Schulernährung und für die Versorgung von Detroits öffentlichen Schulen zuständig. Sie weiß aus eigener Erfahrung, dass genau das passiert, wenn man den Kindern an den ihr unterstellten Schulen Milch zum Frühstück reicht, bevor man sie zum Spielen nach draußen schickt. »Milch ist zu schwer«, sagte sie bei einem Workshop, an dem ich im Frühling 2014 teilnahm. Dort wurde thematisiert, was Kinder nach den Erkenntnissen von Ernährungsexperten in der Schule am dringendsten brauchen: Zugang zu mehr und saubererem Wasser. Seit die Vollmilch aus den Schulmittagessen- und -frühstücksprogrammen gestrichen wurde, greifen Kinder nach Wiggins' Aussagen bei der Getränkeausgabe in den Schulcafeterien zu Wasser. Sie kann sie noch nicht einmal dazu bewegen, Milch über ihre Cerealien zu gießen, es sei denn, es wäre eine mit Erdbeergeschmack. Wiggins macht ihnen keinen Vorwurf daraus. Sie ist der Meinung, die fettarmen und fettfreien Milchsorten, die man ihnen anbieten müsse, würden

»wie Tapete schmecken«. Doch während die Regierung Wiggins ein Budget für den Einkauf von Milch zugeteilt hat, versagt sie ihr dies für Wasser. So muss sie selbst eine Lösung finden, um Kindern zu geben, was sie wollen, wann und wo auch immer es sei: Gläser mit nie versiegendem trinkbarem Wasser.

Von einer weiteren Referentin, die ihren Namen nicht nennen möchte, weiß ich, dass die Abwässer von Milchbetrieben eines der größten Hindernisse bei der Sicherstellung der Rund-um-die-Uhr-Versorgung kalifornischer Kinder und ihrer Familien mit Trinkwasser sind. Als größter Milchlieferant ist Kalifornien zugleich ein schwerer Umweltverschmutzer. Die Milchindustrie und andere auf Hochleistung ausgerichtete Agrarbetriebe belasten auf nie da gewesene Weise die Grundwasservorkommen im kalifornischen Central Valley. Dieses ist mittlerweile schwer mit Nitraten kontaminiert. Hätten Sie die von der Referentin gezeigten Fotos von Wasserhähnen in Schulen und Wohnungen im San Joaquin Valley gesehen, Sie wären auch der Meinung, dass eine Flasche Coca-Cola mancherorts im Vergleich zu Leitungswasser eine sichere, wenn nicht gar gesündere Alternative ist. Die Aktivistin, die sich für die Reinerhaltung des Trinkwassers einsetzt, fordert sauberes Wasser. Doch während die Verschmutzungen aus den diffusen Quellen der Milchwirtschaft über und unter der Erde Amok laufen, werden ihre Bemühungen von allen Seiten torpediert.

Als der Workshop endete, musste ich an den Musterteller denken, den die Fakultät für öffentliche Gesundheit in Harvard für ein gesundes Essen vorschlägt. Hier steht der blaue Kreis nicht für Milch, sondern für Wasser,[13] das die Milch ironischerweise in ganz Amerika zu einem knappen Gut werden lässt. Wasser ist unverzichtbar. Milch ist es nicht, ja schlimmer noch, indem man uns zu überreden versucht, mehr davon zu trinken, machen wir das kaputt, was wirklich von kritischer Bedeutung ist.

DAS UNGESUNDE ERBE DER VORGEGAUKELTEN UNVERZICHTBARKEIT DER MILCH

Den Kühen geht es nicht gut. Den Kindern geht es nicht gut. Und doch strickt die Milchindustrie eifrig weiter an dem Mythos, dass die Milch unverzichtbar sei. Ein Vertreter des Milchrates gab anlässlich des Milchmonats 2014 ein Interview für einen Fernsehsender in Missouri. Er gab unter anderem Antwort auf die Frage: »Warum sind Milch und Milchprodukte wichtig?« Ganz oben auf seiner Liste nannte er als Grund: »Milchprodukte sind in der Ernährung eine unersetzliche Quelle von essenziellen Nährstoffen.«[14] Das Gleiche könnte man von jedem anderen Lebensmittel sagen, das essenzielle Nährstoffe enthält. Man könnte auch behaupten, Brokkoli sei in der Ernährung eine »unersetzliche« Quelle von essenziellen Nährstoffen. Sie liegen darin in einer Zusammensetzung vor, die so in keinem anderen Lebensmittel anzutreffen ist und sich darum nicht »ersetzen« lässt. Dennoch macht ihn das nicht zu einer essenziellen, also unverzichtbaren Quelle dieser essenziellen Nährstoffe. »Unersetzlich« und »essenziell« klingen synonym, sind es aber nicht. Die Aussage des Vertreters des Milchrates ist ein Beispiel für eine gelungene oder misslungene Wortverdrehung, je nach Standpunkt, von dem aus man es betrachtet. Denkt man an die Konsequenzen, ist sie völlig deplatziert.

Wie effizient die Bemühungen der Regierung und der Milchindustrie dazu beitragen, uns von der Unverzichtbarkeit der Milch zu überzeugen, lässt sich an einer Übersicht in den US-Ernährungsrichtlinien von 2010 ablesen. Sie zeigt die nationalen Nahrungsvorlieben und liefert damit bei näherem Betrachten gewissermaßen einen Einblick in den Magen Amerikas. Gesund sieht das nicht aus. Nach Altersgruppen aufgeschlüsselt werden die fünfundzwanzig wichtigsten Kalorienquellen von Amerikanern genannt, wie sie sich aus gesammelten Daten der Jahre 2005 und

2006 ergeben haben. Alles in allem zeigt sich, dass alle Bemühungen der Regierung, die Bevölkerung zum Verzehr von Milch und Milchprodukten der fettarmen oder fettfreien Art zu bewegen, auf spektakuläre Weise gescheitert sind. Wenn man bedenkt, dass »Desserts auf Milchbasis« sowie »harter« und »weicher« Käse sowie »Käsezubereitungen« allesamt zur Nahrungsgruppe Milch gehören, wer würde da schon schlichte fettfreie oder fettarme Milch trinken? Nicht viele, sagen die Daten. Von den 265 Kalorien, die in der Altersgruppe der Kinder und Jugendlichen in Form von Milch und Milchprodukten konsumiert werden, entfallen nur 68 auf Milch mit reduziertem Fettgehalt.

Bei erwachsenen Amerikanern ist das Gefälle noch größer. Von den 148 Kalorien, die man in dieser Altersgruppe als Milch und Milchprodukte verzehrt, wird knapp ein Viertel in Form von Milch mit reduziertem Fettgehalt getrunken. Erwachsene trinken eindeutig keine Flüssigmilch – weder Vollmilch noch fettreduzierte Varianten. Andererseits verzichten sie nicht ganz auf Milchfett. Während man den Konsumenten in den US-Ernährungsrichtlinien von 1980 noch dazu riet, bei der Vollmilch zu bleiben, wenn man sie denn trinken mochte, und stattdessen an anderer Stelle gesättigte Fette einzusparen, zeigt sich in der Übersicht, dass wir heute genau das Gegenteil tun.[15] Wir lassen die Vollmilch ganz weg und essen stattdessen andere Milchprodukte mit höherem Fett- und/oder Zuckeranteil wie Speiseeis und Käse. Zu diesem Schluss kommt auch die Anwältin Michele Simon in einem Bericht vom Juni 2014 mit dem Titel: »Weißgewaschen: Wie die Industrie und die Regierung Junk Food aus Milch fördern.« Darin weist sie zum Beispiel auf öffentliche Partnerschaften mit Firmen wie Domino's Pizza hin, die mit dem Zweck geschlossen wurden, den Verzehr von Käse in Amerika zu steigern. Oder sie zitiert erstaunliche Statistiken, nach denen 11 Prozent des Gesamtzuckerverbrauchs in die Herstellung von

Milchprodukten fließen. Die von ihr gelieferten Beispiele sprechen eine eindeutige Sprache. Um es mit Simon zu formulieren: »Die Annahme, dass der Verzehr von Milchprodukten essenziell sei, hat im Hinblick auf die Kritik an ungesunden Milchprodukten einen blinden Fleck geschaffen.«[16]

Das Problem, uns Milch und die daraus hergestellten Erzeugnisse aufzudrängen, lässt sich im Wesentlichen wie folgt auf den Punkt bringen: Es gibt sie in den vielfältigsten Formen, und die, die uns am besten schmecken, enthalten ungesunde Mengen von Zucker, Fett und Salz. Darum führt die Nahrungsgruppe Milch durch die Hintertür schlechte Essgewohnheiten wieder ein. Sie haben heute Ihr Glas Milch noch nicht getrunken? Also los, sagt die Nahrungsgruppe Milch, greifen Sie zu, wenn man im Meeting als Pausensnacks eine Platte Käsewürfel reicht. Ihnen fehlen immer noch ein paar Verzehreinheiten? Eiscreme klingt verlockend, besonders an einem lauen Abend im Milchmonat Juni. Vielleicht wählen Sie Frozen Yoghurt, weil Sie dann ein weniger schlechtes Gewissen haben, wenn Sie noch einen Nachschlag nehmen. Aber wozu sich Sorgen machen? Ich habe es geprüft: Speiseeis fällt tatsächlich in die Nahrungsgruppe Milch. Und für alle, die auf Eis stehen, gibt es eine weitere gute Nachricht: Sie müssen die eineinhalbfache Menge verzehren – 360 Gramm Eis im Vergleich zu 240 Gramm Frozen Yoghurt –, um eine Portion Milch zu sich zu nehmen. Sollten Sie je nach einem Grund gesucht haben, sich zwei statt einer Kugel Eis zu gönnen, MyPlate liefert ihn Ihnen frei Haus. Genau genommen gibt Ihnen das Ernährungsschema einen Freifahrtschein: Lassen Sie sich noch eine dritte Kugel auftun, das entspricht einer Portion in der Milchproduktegruppe.[17] Kinder können in der Schule zwar keine Vollmilch kaufen, aber außerhalb der Schulcafeteria können sie dafür, der USDA-Empfehlung »dreimal täglich Milch« sei Dank, rund um die Uhr fettigere, süßere Produkte schlemmen.

Solche Erzeugnisse sind *in der Tat* unersetzliche Quellen für essenzielle Nährstoffe – und zwar genau jene Nährstoffe, mit denen wir übersättigt sind: Kohlenhydrate, Fette und Salz. Solange genug Speiseeis-Familienpackungen und Käseräder im Umlauf sind, stellt die Nahrungsgruppe Milch eine gesellschaftliche Bedrohung dar – eine Ausrede dafür, sich dreimal täglich mit den unbarmherzigsten, wahllosesten Killern vollzustopfen: Zucker, gehärtete Fette und Salz.

»Ich habe Oscar nie Milch gegeben. Er ist jetzt zwei. Was soll ich bloß tun?«

Es mag zum Thema Milch viele schwierige Fragen geben, die noch nicht beantwortet wurden und vielleicht nie beantwortet werden können. Aber diese gehört nicht dazu. Die Antwort, liebe Maxine, ist einfach: Vergiss es! Eltern, ihr braucht euch keine Sorgen zu machen, solange eure Kinder Gemüse essen. Wenn Sie, anders als Oscar, Brokkoli nicht so gern mögen, schauen Sie sich den Rezeptteil dieses Buches an. Dort finden Sie eine große Auswahl an kalzium- und nährstoffreichen Lebensmitteln, von denen Sie sich und Ihre wachsende Familie rundum gesund ernähren können.

Epilog

Essen mit Liebe

Meine Schwester, die sich ab und zu als Schmuckdesignerin betätigt, hat ein Auge dafür, Perlen zu finden: In diesem Falle ist es ein Ausschnitt aus einem Radio-Interview. Auf die Frage, welche Leserzuschrift ihm am besten gefallen habe, gibt der berühmte Kinderbuchautor und -illustrator Maurice Sendak folgende unbezahlbare Antwort:

Oh, es gibt so viele. Ich soll nur eine herausgreifen, die mir wirklich gefallen hat? Sie kam von einem kleinen Jungen. Er schrieb mir eine reizende Karte mit einer kleinen Zeichnung. Ich mochte sie sehr. Ich beantworte alle Leserbriefe von Kindern – manchmal bloß auf die Schnelle –, aber in diesem Fall machte ich mir viele Gedanken. Ich schickte ihm eine Postkarte und zeichnete einen der Wilden Kerle darauf. Ich schrieb: »Lieber Jim, mir hat deine Karte sehr gefallen.« Daraufhin bekam ich einen Brief von seiner Mutter. Sie schrieb: »Jim mochte Ihre Karte so sehr, dass er sie aufgegessen hat.« Für mich war das eines der schönsten Komplimente, das ich je bekommen habe. Er machte sich keine Gedanken darüber, dass das eine Originalzeichnung war. Er sah sie, er mochte sie, er aß sie.[1]

Im Verhalten des kleinen Jim kommt eines zum Ausdruck: Essen ist grundsätzlich ein Ausdruck von Liebe. Mit dem Hinauswachsen aus dem Alter der Unschuld neigen wir dazu, solche fundamentalen Wahrheiten aus den Augen zu verlieren.

Essen wird zu etwas weniger Wunderbarem. Unsere schnelllebige Welt drängt uns dazu, zu Nahrungsmitteln zu greifen, die zwar maßgeschneidert komponiert sind und uns verzehrfertig verpackt als schnelle, einfache Energiequelle dargeboten werden. Aber ihnen fehlt jede Form von Liebe und Vollwertigkeit.

Die gigantischen Milchbetriebe, die fast ganz Nordamerika mit Milch beliefern, haben nichts zu bieten, was der kleine Jim in den Mund nehmen wollte. Er hungert nach Liebe und nicht nach der Milch von kranken, leidenden, gerade eben noch am Leben erhaltenen Kühen. Was ihm gefällt, sind wunderschöne Schöpfungen aus eigener Feder, nicht jedoch der mechanisierte Ausstoß von medikamentenabhängigen, auf viel zu engem Raum zusammengepferchten, elenden Kreaturen. Man gebe ihm einen Teller voll mit kleinen Bäumen und schaue ihm zu, wie seine Fantasie Flügel bekommt. Vielleicht klettert er auf den höchsten hinauf. Den zweiten verschlingt er. Und den letzten hebt er auf, um ihn zu bewundern.

Die Nahrungsgruppe Milch führt in so viele unentrinnbare Sackgassen, von Pizzaketten über mitternächtliche Heißhungerattacken auf Eiscreme-Familienpackungen bis hin zu verseuchtem Wasser. Öffnen Sie Ihre Küche aber dem magischen Reich der Pflanzen, können Sie nichts falsch machen. Alle Wege führen Richtung Liebe und Wohlstand. Wenn Sie meinen, nicht kreativ genug zu sein, lassen Sie sich von dem kleinen Jim inspirieren.

Danksagungen

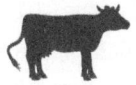

Meine Mum und mein Dad kommen immer an erster Stelle, weil sie absolut fantastische Eltern waren. Mein Dad, den ich arg vermisse, traute mir alles zu, sogar den Sieg über die kanadische Tennis-Favoritin in der Altersgruppe unter 16 Jahren, gegen die ich bei den nationalen Junioren-Meisterschaften antreten musste. Ich habe an jenem Tag allenfalls ein paar Sätze gewonnen. Um es in der Sprache des Tennis auszudrücken, ich wurde »vom Platz gefegt«. Dennoch bemühe ich mich stets, so großartig zu sein, wie er glaubte, dass ich sei und werden könne.

Für meine verstorbene, liebe Mutter empfinde ich nichts als Bewunderung. Sie war keine schrullige kanadische Marotte wie Thanksgiving im Oktober. Sie wurde in Brooklyn geboren und ist dort aufgewachsen. Sie befand es nie für nötig, ihre Entscheidungen zu rechtfertigen. Sie brauchte es nicht zu tun. Meine Mum war geschmeidiger, eleganter. Sie war immer ein wenig anders als andere Mums. Das gilt auch für ihre Einstellung zur Milch. Milch war in unserem Haus wie »Mom« mit »O«. Wir hielten es damit nicht wie andere Familien. Auch wenn wir so gut wie immer Milch im Haus hatten, betrachtete meine Mum sie nicht als Medizin. Sie ermahnte uns nicht, sie als eine Art Nahrungsergänzung glasweise zu den Mahlzeiten zu trinken. Und wir taten es auch nicht.

Ich bin auf ewig dankbar dafür, als Tochter von Peter und Linda Hamilton auf diese Welt gekommen zu sein, die mir mit ihrer nonkonformistischen, besonnenen Art konsequent den Rücken stärkten. Dieses Buch ist Ausdruck meiner Wertschätzung und meines Strebens, das Mitgegebene mit besten Kräften weiterzutragen.

Es gibt so viele lebende Tiere, darunter meine Hündin Dixi, die sehr viel mehr Worte verdienen würden, als ich sie hier unterbringen kann. Beginnen wir mit meiner Schwester Kara, die in diesem Buch verschiedentlich in Erscheinung tritt. Dir habe ich die Erkenntnis zu verdanken, dass ich nicht allein auf einer Insel lebe. Es ist mir Freude und Trost zugleich, im wahrsten Wortsinn alles von mir mit dir zu teilen.

Als mich meine Tante und mein Onkel, die ersten Landwirte, die mir im Leben begegneten, von ihrem süßen Honig kosten ließen, flößten sie mir einen tiefen Respekt für die Bienen ein, die überall ringsum so fleißig Nahrung für alle Welt produzieren. Ich danke euch, Sue und Hugh, dass ihr mir die Augen für die unschätzbar wertvolle Arbeit geöffnet habt, die Landwirte jeglicher Couleur leisten.

Ich verdanke mein Leben Ted Thorpe, Debbie Wiecha, Ben und Jesse Sosnick, Elizabeth Stocking, Amanda VanHart und all den anderen Obst- und Gemüsebauern, deren Namen ich nicht kenne, doch die mich seit Jahrzehnten mit ihrer Ware versorgen. Was sie an Grünem, Rotem, Gelbem und Violettem hervorbringen, ist zum Sterben schön. Wie sie mit ihrer Anpassungsfähigkeit und Experimentierfreudigkeit dem Wohl und Fortschritt der ganzen Menschheit dienen, lässt immer wieder ehrfürchtig staunen. Ich wünschte mir, dass jeder einen Laden wie Pot's 4 Life Natural Foods bei sich zu Hause um die Ecke hätte, wo man eben schnell Ware frisch vom Bauernhof einkaufen kann, wenn die Zeit für einen Marktbesuch nicht reicht.

Ich danke euch, Maxine und Tina, für euren Besuch, der mich zu diesem Buch inspiriert hat, und für das Geschenk, das viele Jahre brauchte, um entstehen zu können: manche der besten Erinnerungen, die ich habe.

Meine liebe Ghada, vielen Dank, dass ich dich als Beispiel für die Sorge nehmen durfte, die selbst die Cleversten, Umsichtigsten unter uns bei dem Versuch haben, sich in der Welt der Versprechungen und Produkte der Milchindustrie zurechtzufinden. Für mich bist du eine Vorzeigemutter.

Verbunden bin ich dir, Patty, meiner langjährigen Freundin und einstigen Kommilitonin meiner Mum, dass du mich daran erinnert hast, welche falschen Vorstellungen man Frauen eines bestimmten Alters im Hinblick auf die Notwendigkeit von Milch und Milchprodukten nachdrücklich eingeredet hat. Glaubt mir, das hier ist nur ein Piep, verglichen mit all dem, was mein Herz dir und Bob, meinen Ersatzeltern während meines Studiums und danach, noch alles sagen möchte.

Daniel, der Ordner, in dem ich deine »Fundstücke« sammle, wird immer dicker. Ich bin überzeugt, dass du ständig ein bis zwei extra Augenpaare mit dir herumträgst. Dauernd siehst du irgendwas. Ich danke dir, dass du mich auf manche wichtigen historischen Quellen aufmerksam gemacht hast, die die langjährige aktive Rolle der Regierung bei der Förderung des Milchkonsums beleuchten.

Wenn ich diesen Text jetzt laut vorlesen würde, würde ich an dieser Stelle innehalten und mich räuspern, um dir, Rick Broadhead, meinem Literaturagenten, ein Dankeschön zuzurufen, dafür, dass du mich entdeckt hast, und, was noch wichtiger ist, für deine Ernsthaftigkeit und seltene Hingabe an das Ziel, alles bis ins Detail richtig hinzubekommen. Ohne dich würde es dieses Buch nicht geben.

Dir, Brad Wilson, sage ich danke für deine Geduld und deinen unentwegten Sinn für Humor. Mit deiner entspannten und doch klaren Art hast du mir den Raum gegeben, meine Ideen und die Grenzen zu entwickeln, die ich brauchte, um früher und nicht später fertig zu werden. Jedem Autor sollte das Glück zuteilwerden, einen so gedankenvollen und Gedanken-vollen Lektor zu haben.

Paige Hazzan, auch wenn es nicht zu deiner Jobbeschreibung als Lektorin gehört, ich muss dir sagen, dass du eine großartige Mediatorin bist. Natürlich bist du auch ein großartiger Staubsauger. Du hast mir geholfen, das Manuskript von vielen störenden Spinnweben und Details zu befreien. Dein Respekt für meine Arbeit bedeutet, dass ich etwaige Kritik am Endprodukt selbst zu verantworten habe.

Dir, Rob, danke ich dafür, dass du dir dieses Projekt zu eigen gemacht hast. Du bist nicht nur ein erfinderischer, reaktionsschneller Verleger, du begreifst auch, woher ich komme – von dem kleinen schrulligen Sträßchen, in dem ich lebe, bis zu meiner notorischen Vorliebe für Kürbiskerne und Kabocha-Kürbis. Ich konnte mir nie vorstellen, je die Gelegenheit zu haben, mit dem Co-Autor eines Buchs mit dem Titel *Kürbisküche für jeden Tag* zusammenzuarbeiten. Hör nie auf, tiefschürfende Fragen zu stellen.

Ganz allgemein danke ich sämtlichen Lektoren und all den anderen wunderbaren Leuten bei HarperCollins in Kanada und den USA, die dazu beigetragen haben, das Manuskript in eine veröffentlichungsreife Form zu bringen, es erscheinen zu lassen und auch nach der Veröffentlichung weiter zu begleiten. Insbesondere geht mein Dank an Matt Harper, der nahtlos von Paige übernahm, als sie aus dem Lektorat ausschied, um sich ihren Traum, Kinderbuchlektorin zu werden, zu erfüllen; an den Verleger Andy Dodds, der einen Zauberstab im Ärmel haben muss; und der allzeit ermutigenden Leitfigur des ganzen Teams, Lisa Sharkey.

Ein großes Dankeschön an Kathie, die mich bei der Entwicklung der Rezepte in diesem Buch unterstützt hat. Du standest mir zur Seite, bis wir jedes einzelne Gericht perfekt ausgearbeitet hatten, ob es nun hier eine Prise Liebstöckel mehr sein sollte oder der Biss von rohem Grünkohl etwas zurückgenommen werden

Danksagungen

musste. Du warst stets voller kluger Ideen, die du kompetent umgesetzt hast, so dass die Tofu-Mayo mit genau der richtigen Menge Limette zur Crème fraîche wurde, die Romesco-Sauce ohne Brotzugabe gelang und Brennnesseln im frühen Frühling ihren Weg ins Pesto fanden. Deiner sanften Hand ist es zu verdanken, dass wir alle in der wilden, nesselnden Pflanze einen Vorboten für all das Gute sehen können, das uns der Sommer noch verheißt.

Schließlich, doch keinesfalls an letzter Stelle ein großes Dankeschön an die Menschen und die Völker, die die in diesem Buch enthaltenen schmackhaften und gesunden Rezepte inspiriert haben. An euch und für alle: Atii niriliqta. Xitlacua cualli. Bon profit. Smaklig måltid. Nooshe jan. Es gezunterheyt. Buon appetito. Sihk faahn. Pamusoroyi. Kalí óreksi. Bil hana wish shifa. Bom apetite. Hyvaa ruokahalua. Prijatnovo appetita. Kripyā bhojan kāānna'nd lijîya. Guten Appetit. Labu apetîti. Verđi ér ađ góđu. Buen provecho. Ith do shàth. Kŏr hâi jà-rern aa-hăan. Douzo meshiagare. Eet smakelijk.

Bon Appétit.

Kommentar der Redaktion

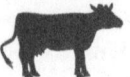

Die Situation in Deutschland

»Die Milch macht's«. So lautete der einprägsame Werbeslogan der Centralen Marketinggesellschaft der deutschen Agrarwirtschaft (CMA), der später durch milchbärtige Prominente wie Exnationalspieler Miroslav Klose, Sängerin Sarah Connor oder Schauspieler Sky Du Mont und den Slogan »Milch ist meine Stärke« abgelöst wurde. Die Kampagnen sollten die Milchverkäufe ankurbeln und wurden durch eine Zwangsabgabe (Absatzförderungsfonds) der Land- und Ernährungswirtschaftlichen Betriebe finanziert. 2009 erklärte das Bundesverfassungsgericht in Karlsruhe diese Abgabe für unvereinbar mit dem Grundgesetz, und damit war Schluss mit der CMA und Werbung für die Milch.[1] Doch die Botschaft sitzt, und Milch wird als wichtiges Lebensmittel zur Gesunderhaltung und zum Schutz von starken Knochen angesehen. Kein Wunder, denn bereits vor Gründung der CMA wurde kräftig in die Botschaft von Milch als essenziellem Lebensmittel investiert.

1926 hatte Milch zwar einen Anteil von 20 % an den landwirtschaftlichen Erzeugnissen in Deutschland, war aber nicht gerade beliebt. Daher sollte ein umfassendes Werbekonzept die Milchabsätze steigern. Dafür wurde sogar ein eigener Ausschuss – der Reichsmilchausschuss – gegründet und durch ihn Botschaften wie »Viel mehr Milch, Butter, Käse« gesendet. Plakate, Filme und Werbetage stellten vor allem die Gesundheitswirkung der Milch in den Vordergrund. Erst 44 Jahre später lancierte die damals gegründete CMA ihre milchabsatzfördernden Kampagnen.

Heute existieren noch kleinere Organisationen, wie die Landesvereinigung der Milchwirtschaft Niedersachsen e.V., die sich für Milch einsetzt. Aktuell wirbt diese mit der Kampagne »Milch im Blut« für eine Ausbildung im milchverarbeitenden Sektor. Die Rolle der Milch als wichtiger Bestandteil einer gesunden Ernährung wird deutlich, wenn man Werbeslogans betrachtet, die Lebensmittelunternehmen nutzen, um ihr Produkt zu vermarkten. So wirbt ein Fruchtquarkhersteller für sein Produkt »Monsterbacke« mit dem Slogan »So wichtig wie das tägliche Glas Milch!«. Ein Hersteller von Schokoriegeln warb für sein Produkt »Kinder-Riegel« lange Zeit mit dem Zusatz »für die Extraportion Milch!«, stellte dies jedoch nach Verbraucherprotesten im Jahr 2012 ein.[2]

Neuerdings tauchen immer öfter kritische Stimmen zum Milchkonsum auf. Doch seitens offizieller Gesundheitsinstitutionen oder Behörden sowie ihnen nahestehenden Organisationen werden diese Bedenken Milch gegenüber als »Mythen« abgetan. Die einzige »Gefahr«, die vom hohen Milch- und Milchproduktekonsum laut offizieller Seite ausgeht, ist eine Gewichtszunahme. Daher wird fettarme Milch oder Sojamilch empfohlen. Bei Letzterer wird jedoch darauf hingewiesen, dass kein Lebensmittel so viel Kalzium wie Kuhmilch enthalte.[3] Weitere Hinweise auf negative Auswirkungen eines hohen Milchkonsums von offizieller Seite fehlen. Auch in Deutschland wird Milch vor allem wegen des Kalziumgehalts empfohlen und nimmt eine eigene Gruppe in der Lebensmittelpyramide der Deutschen Gesellschaft für Ernährung e.V. (DGE) ein. Die DGE legt in Zusammenarbeit mit den Gesellschaften für Ernährung in Österreich (ÖGE) und der Schweiz (SGE) die Referenzwerte zur Nährstoffzufuhr sowie die Referenzwerte zur Energiezufuhr fest und gibt außerdem den Ernährungskreis (das Pendant zu MyPlate) heraus. In diesem sind 7 Nahrungsgruppen dargestellt. In der Gruppe 4 – Milch und

Milchprodukte – erkennt man neben Milch Käse und Quark, also kalziumliefernde Lebensmittel. Außerdem gibt es von der DGE eine dreidimensionale Ernährungspyramide, zudem eine Ernährungspyramide des AiD Infodienstes Ernährung, Landwirtschaft, Verbraucherschutz e.V. und eine dreidimensionale Ernährungspyramide zur Kinderernährung, herausgegeben vom Forschungsinstitut für Kinderernährung Dortmund GmbH. Allen ist gemein, dass es für Milch und Milchprodukte eine eigene Gruppe gibt. Der AiD erläutert jedoch, dass Milch einen hohen Nährwert hat und daher nicht als Durstlöscher oder Getränk geeignet ist und dass Kinder neben Schulmilch noch etwas zu trinken benötigen. Außerdem weist der aid darauf hin, dass Diät- oder Kinderprodukte häufig mit einem hohen Zuckergehalt einhergehen und daher zu den Süßigkeiten und nicht zu Milchprodukten zählen.[4]

SCHULMILCH

Damit sieht die Situation in Deutschland anders aus als in Nordamerika, wo Kinder auch mittels großer Schulmilchkampagnen und -aktionen zum Konsum zuckerhaltiger, fettarmer oder -freier Milch mit Geschmack ermuntert werden.

Doch auch in Deutschland wird um den Verzehr von Flüssigmilch in Schulen gekämpft. Dazu gibt es zum Beispiel den Verein »Schulmilch für Alle e.V.«, einen Zusammenschluss der Milcherzeuger. Dieser setzt sich nach eigenen Angaben dafür ein, dass Kinder und Jugendliche wieder mehr Milch trinken. Zwar gibt es ein Schulmilchprogramm, das von der EU gefördert wird, doch laut »Schulmilch für Alle e.V.« geht der Schulmilchverbrauch seit Jahren zurück – seit 1993 sank der Verbrauch um 72 %. Als Grund wird beispielsweise genannt, dass die EU-Beihilfen im selben Zeitraum um mehr als 80 % gekürzt wurden.

Auch die FrieslandCampinaGermany GmbH mit ihrer Marke »Landliebe« setzt sich für die Schulmilch ein. Unter der Website für-mich-lieber-Milch findet man einen Eintrag zum Thema »Stirbt die Schulmilch aus?«, aber auch Informationen zum EU-Schulmilchprogramm sowie gezielte Informationen, zielgruppenspezifisch für Eltern, Lehrer und Schüler aufbereitet. Schüler bekommen im Rahmen des EU-Schulmilchprogramms 250 Milliliter fettarmer Milch (was der Höchstgrenze der empfohlenen Tageszufuhr der DGE für Erwachsene entspricht) zu einem vergünstigten Preis und haben bei Landliebe die Wahl zwischen fettarmer purer Milch oder den Geschmacksrichtungen Schoko, Vanille oder Erdbeere.[5]

MILCH-»VIELFALT«

Auch die Verzehrmengen, die von den offiziellen Behörden in Deutschland und in den USA empfohlen werden, sind unterschiedlich. Während Nordamerikaner 730 Milliliter Milch täglich konsumieren sollen, wird in Deutschland 200–250 g Milch und Milchprodukte und 2 Scheiben Käse empfohlen. Aber in der Art sind sich wieder beide Länder einig: Fettarm sollen die Produkte bitte schön sein.[6]

Doch während es in den USA Milch in verschiedensten Fettstufen und Geschmacksrichtungen gibt, ist das in Deutschland eher unüblich. Auch spielt die in Nordamerika vom USDA empfohlene und oft verzehrte 0,1-Prozent-Fett-Milch hierzulande kaum eine Rolle. Hier gibt es in der Regel Vollmilch mit einem Fettgehalt von mindestens 3,5 % sowie fettarme, auch teilentrahmte Milch genannt, mit einem Fettgehalt zwischen 1,5 % und 1,8 %. Außerdem gibt es Magermilch, auch entrahmte Milch genannt, mit einem Fettgehalt von maximal 0,5 %, die aber nicht alle Supermärkte führen. Nischenprodukte sind Rohmilch und Vorzugsmilch. Die beiden Letztgenannten sind unpasteurisierte Varianten, die als Rohmilch unter strengen Bedingungen ab Hof oder unter strengen Kontrollen als Vorzugsmilch im Handel verkauft werden. Die Höfe müssen zertifiziert sein, Rohmilch darf maximal 48 Stunden, Vorzugsmilch maximal 96 Stunden ab Gewinnung verkauft werden.[7] In machen US-Staaten und Kanada ist der Verkauf dieser Produkte verboten. Zudem darf in den USA unpasteurisierte Milch nicht »Milch« genannt werden.

MILCH UND KALZIUM

Wie bereits erwähnt, wird in Deutschland, wie in den USA, Milch als wichtige Kalziumquelle gehandelt. Auch die Zufuhrempfehlungen für Kalzium sind in beiden Ländern ähnlich hoch, so wie die Vitamin-D-Empfehlungen ähnlich niedrig sind. Dass diese Umstände eventuell ein gesundheitliches Problem bedeuten können und neueste wissenschaftliche Erkenntnisse in entsprechende, aktualisierte Empfehlungen umgearbeitet werden sollten, hat die Autorin bereits gut herausgearbeitet und ist zutreffend für die Situation in Deutschland wie in Nordamerika. Während in den USA fettfreier und -armer Milch Vitamin D zugesetzt wird, ist das in Deutschland verboten.

Vollmilch hingegen enthält natürlicherweise Vitamin D. Der Gehalt schwankt, je nachdem, ob die Kühe häufig in der Sonne auf der Weide standen oder eher seltener.[8]

Aber wie die Autorin bereits erwähnt, gibt es neben Milch noch weitere Quellen für Vitamin D, unter anderem 30-minütige Aufenthalte im Sonnenlicht oder bestimmte fetthaltige Fische.

Der starke Fokus auf Milch als Kalziumquelle lässt andere, pflanzliche Quellen, außer Acht und führt dazu, dass im allgemeinen Bewusstsein die Sorge verankert wird, ohne Milch nicht genügend Kalzium aufnehmen zu können. Auch im aktuellen Vegantrend ist ein drohender Kalziummangel immer wieder eine Gefahr, auf die im Zusammenhang mit der pflanzlichen Ernährungsform nachdrücklich hingewiesen wird. Wären uns andere, pflanzliche Kalziumquellen vertrauter, weil öfter darüber berichtet würde, würde der drohende Kalziummangel nicht wie ein Damoklesschwert über unseren Köpfen schweben, sobald wir an eine milchfreie Ernährung denken.

Vielleicht ist die Sorge vor einem Kalziummangel bei milchfreier Ernährung auch ein Grund für den Anstieg der Nachfrage nach laktosefreien Produkten. Immer mehr Menschen leiden unter einer Laktoseunverträglichkeit und greifen zu laktosefreien Milchprodukten. Dennoch ist die Zahl der Betroffenen weitaus geringer als in Nordamerika. Laktoseunverträglichkeit ist an sich nicht ungewöhnlich, sondern im Gegenteil ein natürlicher Prozess. Der Rückgang des Enzyms Laktase bei Babys nach dem Abstillen und die damit verbundene Schwierigkeit, große Mengen Milch zu verdauen, nennt sich primärer Laktasemangel. Dessen Verbreitung unterliegt großen geografischen Unterschieden. Während in Asien über 90 Prozent der Menschen Laktose sehr schlecht bis überhaupt nicht vertragen, ist in Europa ein Nord-Süd-Gefälle zu beobachten. In Skandinavien beträgt der primäre Laktasemangel rund 2 Prozent, in Italien rund 70 Prozent und ist damit ähnlich hoch wie in Nordamerika. In Deutschland sind etwa 15 Prozent der Bevölkerung laktoseintolerant.[9]

Zusammenfassend lässt sich sagen, dass sich die Regeln für eine gesunde Ernährung und damit verbunden der Milch- und Milchproduktekonsum in Deutschland und Nordamerika zwar unterscheiden, aber sich in den wichtigen Punkten – Kalziumzufuhr und Vitamin-D-Zufuhr – ähneln. Einen Hauptunterschied macht die Lobbyarbeit der beiden Länder. Seit dem Wegfall der

CMA gibt es kaum mehr großflächig angelegte Kampagnen für den Verzehr bestimmter landwirtschaftlicher Erzeugnisse wie Milch. In der Schwerfälligkeit offizieller Behörden, sich aktuellen wissenschaftlichen Erkenntnissen anzupassen und die Gültigkeit alter Regeln zu überprüfen, ähneln sich beide Länder hingegen wieder. Den Milch- und Milchproduktekonsum zu hinterfragen lohnt sich in jedem Fall für US- wie deutsche Leser. Die Autorin hat dafür zahlreiche Beispiele geliefert, die über die Landesgrenzen hinaus zum Denken anregen können und sollten.

Anhang

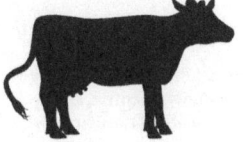

Quellen

Einleitung

1 »Milk's Unique Nutrient Package: Benefits for Bones and Beyond«, National Dairy Council.2009. http://www.nationaldairycouncil.org/SiteCollectionDocuments/education_materials/wic/MILKsUniqueNutrientPackage.pdf
2 »Dairy Makes Sense: 9 Essential Nutrients«, Midwest Dairy Association. http://www.dairymakessense.com/nutrition/9-essential-nutrients/
3 »Harvard researchers launch Healthy Eating Plate«, Harvard School of Public Health. Herausgegeben am 14. September 2011. http://www.hsph.harvard.edu/news/press-releases/healthy-eating-plate/
Sole, Elise. »Harvard doctor refutes milk recommendations«, Yahoo! Lifestyle. 4. Juli 2013. https://au.lifestyle.yahoo.com/health/diet-nutrition/article/-/17863803/harvard-doctor-refutes-milk-recommendations/
4 »Food Pyramids and Plates: What Should You Really Eat?« Harvard School of Public Health.http://www.hsph.harvard.edu/nutritionsource/pyramid-full-story/
5 »Drink your milk, mom!« Dairy Farmers of Canada. http://www.dairygoodness.ca/getenough/
6 »Calories in Yogurt, Fruit, Low Fat, 10 Grams Protein per 8 Ounce«, Kalorienzähler. http://caloriecount.about.com/calories-yogurt-fruit-low-fat-10-i1121
»Yoplait Original«, Yoplait. http://www.yoplait.com/products/yoplait-original-style
7 »Frequently Asked Questions About Sugar«, American Heart Association. Zuletzt geändert am 19. Mai 2014. http://www.heart.org/HEARTORG/GettingHealthy/NutritionCenter/HealthyEating/Frequently-Asked-Questions-About-Sugar_UCM_306725_Article.jsp
8 Blain, Glenn. »Yogurt rules New York's snack world«, Celeste Katz Daily Politics. 15. Oktober 2014. http://www.nydailynews.com/blogs/dailypolitics/yogurt-rules-new-york-snack-world-blog-entry-1.1975086
9 »Low-Fat Chocolate Milk (1% fat)«, CalorieKing. http://www.calorieking.com/foods/ calories-in-milk-flavored-milk-chocolate-low-fat-1_f-ZmlkPTExNjc0MA.html
10 »Milk chocolate fluid commercial lowfat with added vitamin A and vitamin D«, HealthAliciousNess.com.http://www.healthaliciousness.com/nutritionfacts/nutrition_facts.php?id=Milk%20chocolate%20fluid%20commercial%20lowfat%20 with%20added%20vitamin%20A%20and%20vitamin%20D&idn=01104; http://www.healthaliciousness.com/nutritionfacts/nutrition-facts-compare.php
»Coca-Cola Nutrition Information«, Coca-Cola Company. http://productnutrition.thecoca-colacompany.com/

11 »Children with Milk Allergy May be ›Allergic to School‹«, HealthCanal. 6. April 2013. http://www.healthcanal.com/immune-system/39408-children-with-milk-allergy-may-be-%E2%80%98allergic-to-school%E2%80%99.html

12. Weise, Elizabeth. »Sixty percent of adults can't digest milk«, USA TODAY. Zuletzt geändert am 15. September 2009. http://usatoday30.usatoday.com/tech/science/2009-08-30-lactose-intolerance_N.htm
»Lactose Intolerance Statistics – Statistic Brain«, 2013 Statistic Brain Research Institute. Zuletzt geändert am 23. Juli 2012. http://www.statisticbrain.com/lactose-intolerance-statistics/

13 Campbell, T. Colin. »Animal Protein as a Carcinogen«, T. Colin Campbell Center for Nutrition Studies. 29. Oktober 2012. http://www.tcolincampbell.org/courses-resources/article/animal-protein-as-a-carcinogen

14. Michaelsson, Karl et al. »Milk intake and risk of mortality and fractures in women and men: cohort studies«,The BMJ. Veröffentlicht am 28. Oktober 2014. http://www.bmj.com/content/349/bmj.g6015
Coghlan, Andy. »Guzzling milk might boost your risk of breaking bones«, New Scientist. 28. Oktober 2014. http://www.newscientist.com/article/dn26469-guzzling-milk-might-boost-your-risk-of-breaking-bones.html#.VFGqVueh1xV
Kaplan, Karen. »Does milk do a body good? Maybe not, a new study suggests«, Los Angeles Times. 29. Oktober 2014. http://www.latimes.com/science/la-sci-sn-milk-health-risks-20141029-story.html#page=1
Mathews, Kevin. »Does Milk Really Improve Bone Health?« Care2. 8. November 2014. http://www.care2.com/causes/does-milk-really-improve-bone-health.html

15 »Calcium – Dietary Supplement Fact Sheet«, U.S. Department of Health & Human Services National Institutes of Health. Überarbeitete Fassung vom 21. November 2013. http://ods.od.nih.gov/factsheets/Calcium-Health Professional/

16 Perry, Susan. »Milk-consumption guidelines questioned; scientists call for more evidence«, MinnPost. 9. Juli 2013. http://www.minnpost.com/second-opinion/2013/07/milk-consumption-guidelines-questioned-scientists-call-more-evidence

17 Schmid, Ron. *The Untold Story of Milk, Revised and Updated: The History, Politics and Science of Nature's Perfect Food: Raw Milk from Pasture-Fed Cows.* Überarbeitete Auflage (Washington, DC: Newtrends Publishing, 2009), S. 3-5.

18 Dupuis, Melanie. *Nature's Perfect Food: How Milk Became America's Drink* (New York: New York University Press, 2002), S. 51, 104.

Kapitel 1: Die Milchlandschaft

1 »Types of Milk and Their Fat Content«, Food World News. 12. September 2014. http://www.foodworldnews.com/articles/5993/20140912/types-milk-fat-content.htm
Gauri S. Mittal, Hrsg., *Computerized Control Systems in the Food Industry* (New York, New York: Marcel Dekker, 1996), S. 428–430. Zur Ansicht ver-

fügbar unter http://books.google.ca/books?id=RKi_eC7NPus-C&pg=PA428&lpg=PA428&dq=milk+standardizerclarifier?&source=bl&ots=X4Rc6_Dylb&sig=h8j8kQNUXbeaeugsJ2OOqymI-Ac4&hl=en&sa=X&ei=XPRwVJKtOrGwsAShvIGgBw&ved=0CD8Q6AEwBg#v=onepage&q=milk%20standardizer-clarifier%3F&f=false
»Separators, Clarifiers«, Schier Company, Inc. http://www.schiercompany.com/Page3.html

2 »Standards of Identity for Dairy Products, Section 131.110, Milk. »Milk Facts (Datenblatt Milch). http://milkfacts.info/Milk%20Processing/Standards%20of%20Identity.htm
»Subpart B—Requirements for Specific Standardized Milk and Cream«, 21CFR131.110.http://www.gpo.gov/fdsys/pkg/CFR-2006-title21-vol2/pdf/CFR-2006-title21-vol2-sec131-110.pdf

3 »Homogenization and Pasteurization«, Dairy Farmers Today. http://www.dairyfarmingtoday.org/Quality-And-Safety/FarmToFridge/Pages/HomogenizationPasteurization.aspx
Ellis-Christensen,Tricia. »What is Homogenized Milk?« wiseGEEK. Zuletzt geändert am 14. Oktober 2014. http://www.wisegeek.com/what-is-homogenized-milk.htm
»Homogenization: A Closer Look«, Raw Milk Facts. Zuletzt geändert am 21. Juni 2012. http://www.raw-milk-facts.com/homogenization_T3.html
Enig, Mary G. »Milk Homogenization and Heart Disease«, eine Kampagne für echte Milch. Zuletzt geändert am 4. Februar 2014. http://www.realmilk.com/health/milk-homogenization-and-heart-disease/
Piscatello, Nancy. »Raw milk 101: The difference between raw/pasteurized milk (Part Three)«, Examiner. 8. November 2010. http://www.examiner.com/article/raw-milk-101-the-difference-between-raw-pasteurized-milk-part-three
Weisbaum, Herb. »Non-homogenized milk health claims are ›nonsense‹«, Komo News Network. Zuletzt geändert am 8. März 2013. http://www.komonews.com/news/consumer/Non-homogenized-milk-health-claims-are-nonsense-195627071.html

4 »History«, Dairy Management Inc. http://www.dairy.org/about-dmi/history
Miller, GD et al. »Benefits of the National Dairy Council to the dairy processing industry«, National Center for Biotechnology Information, PubMed. Veröffentlicht im Journal of Dairy Science, Juli 1994. http://www.ncbi.nlm.nih.gov/pubmed/7929954
Wiley, S. Andrea. *Re-Imagining Milk* (New York: Routledge, 2011), S. 51-52.

5 »History«, Dairy Management Inc. http://www.dairy.org/about-dmi/history
Dairy Management Inc. »Dairy Management Partnerships Set to Ignite Fluid Milk Innovation«, PerishableNews.com. Gepostet am 31. Oktober 2014. http://www.perishablenews.com/index.php?article=0040438
»DMI and the Dairy Checkoff«, Dairy Management Inc. http://www.dairy.org/about-dmi
»United Dairy Industry Association Board Members«, Dairy Management Inc. http://www.dairycheckoff.com/AboutUs/Pages/UnitedDairyIndustryAssociationBoardMembers.aspx

6 Holt, Douglas B., L'Oreal Professor of Marketing, University of Oxford. »Got Milk?«, Advertising Educational Foundation. http://www.aef.com/on_campus/classroom/case_histories/3000

Quellen

7. The California Milk Processor Board.«Got Milk? Expands communications in unique agency partnership«, Dairy Herd Management. Zuletzt geändert am 25. August 2014. http://www.dairyherd.com/dairy-news/Got-Milk-Expands-Communications-In-Unique-Agency-Partnership-272556721.html
   »History of Cow's Milk from the Ancient World to the Present, 8000 BC–63 BC«, ProCon.org. Zuletzt geändert am 10. Juli 2013. http://milk.procon.org/view.resource.php?resourceID =000832
8. »Mobile Dairy Classroom«, Dairy Council of California. http://www.healthyeating.org/Schools/Mobile-Dairy-Classroom.aspx
9. »Commodity checkoff program«, Wikipedia. Zuletzt geändert am 4. Juli 2014. http://en.wikipedia.org/wiki/Commodity_checkoff_program
10. Schultz, E.J. »›Got Milk‹ Dropped as National Milk Industry Changes Tactics«, Advertising Age. 24. Februar 2014. http://adage.com/article/news/milk-dropped-national-milk-industry-tactics/291819/
    »Milk Life«, America's Milk Companies. http://milklife.com/front?page=2&sort_by=created&sort_order=DESC
    »Milk Life«, America's Milk Companies. 12. Juni 2014. http://milklife.com/articles/fun/milk-life-3

Kapitel 2: Plattgemacht

1. »Concern milk moving from a staple to a luxury«, ONE News. 14. November 2014. http://tvnz.co.nz/national-news/concern-milk-moving-staple-luxury-6130538
2. Bellatti, Andy. »5 Ways the Nutrition Field Hinders Its Own Progress«, Small Bites. 18. Juli 2011. http://smallbites.andybellatti.com/5-ways-in-which-the-nutrition-field-hinders-its-own-progress/
3. Dickinson, Michael. »Is too much milk bad for my kid?« The Globe and Mail. Zuletzt geändert am Freitag, 1. Februar 2013. http://www.theglobeandmail.com/life/health-and-fitness/ask-a-health-expert/is-too-much-milk-bad-for-my-kid/article8093778/
4. »How Much Milk: What Amount of Milk Meets Kids' Needs?« The Huffington Post Canada. Zuletzt geändert am 15. Februar 2013. http://www.huffingtonpost.ca/2012/12/17/how-much-milk_n_2313469.html
5. »Milk's Unique Nutrient Package: Benefits for Bones and Beyond«, National Dairy Council. 2009. http://www.nationaldairycouncil.org/SiteCollectionDocuments/education_materials/wic/MILK sUniqueNutrientPackage.pdf
6. Dickinson, Michael. »Is too much milk bad for my kid?« The Globe and Mail. Zuletzt geändert am Freitag, 1. Februar 2013. http://www.theglobeandmail.com/life/health-and-fitness/ask-a-health-expert/is-too-much-milk-bad-for-my-kid/article8093778/
7. »How Much Food from the Dairy Group Is Needed Daily?« U.S. Department of Agriculture ChooseMyPlate.gov. http://www.choosemyplate.gov/food-groups/dairy-amount.html
8. »Canada's Food Guide«, Health Canada. Zuletzt geändert am 23. Mai 2012. http://www.hc-sc.gc.ca/fn-an/food-guide-aliment/order-commander/index-eng.php

9 »What Counts as a Cup in the Dairy Group?« U.S. Department of Agriculture ChooseMyPlate.gov. http://www.choosemyplate.gov/food-groups/dairy-counts.html

10 »Two cups of milk a day ideal for children's health, study shows«, University of Toronto News. Gepostet am 17. Dezember 2012. http://www.news.utoronto.ca/two-cups-milk-day-ideal-children-health-study-shows
Maguire, Jonathon L. et al. »The Relationship Between Cow's Milk and Stores of Vitamin D and Iron in Early Childhood«, American Academy of Pediatrics. Akzeptiert am 14. August 2012. http://pediatrics.aappublications.org/content/early/2012/12/12/peds.2012-1793.abstract?sid=9e0de-aaa-2cac-42a4-bd62-3adde88c0cc8
»How Much Milk: What Amount of Milk Meets Kids' Needs?«
The Huffington Post Canada. Zuletzt geändert am 15. Februar 2013. http://www.huffingtonpost.ca/2012/12/17/how-much-milk_n_2313469.html
Boyles, Salynn. »2 Cups of Milk a Day Optimal for Most Preschoolers«, WebMD. 17. Dezember 2012. http://children.webmd.com/news/20121213/cups-milk-preschoolers
»Iron and Iron Deficiency«, MedicineNet.com. Durch einen Mediziner fachlich überarbeitete Fassung vom 14. März 2014. http://www.medicinenet.com/iron_and_iron_deficiency/article.htm
Abrams, Lindsay. »Study: Kids Should Drink Exactly Two Cups of Milk Per Day«, The Atlantic. Zuletzt geändert am 19. Dezember 2012. http://www.theatlantic.com/health/archive/2012/12/study-kids-should-drink-exactly-two-cups-of-milk-per-day/266437/

11 Morton, Susan B. et al. »Maternal and perinatal predictors of newborn iron status«, The New Zealand Medical Journal. Veröffentlicht am 12. September 2014. https://www.nzma.org.nz/journal/read-the-journal/all-issues/2010-2019/2014/vol-127-no-1402-12-september-2014/6293
»Why Pregnant Women Should Consume Less Milk«, NDTV Cooks. Zuletzt geändert am 13. September 2014. http://cooks.ndtv.com/article/show/why-pregnant-women-should-consume-less-milk-591182
»Iron deficiency linked to milk intake«, NZCity. 12. September 2014. http://home.nzcity.co.nz/news/article.aspx?id=193528&fm=psp,tst
»Milk drinking during pregnancy linked to infant iron deficiency: Research«, IANS live. 15. September 2014. http://www.ianslive.in/index.php?param=news/Milk_drinking_during_pregnancy_linked_to_infant_iron_deficiency_Research-443867/Health%20&%20Travel/35

Kapitel 3: Ein Date mit »MyPlate«

1 »ChooseMyPlate.gov«, U.S. Department of Agriculture. http://www.choosemyplate.gov/

2 Satran, Joe. »My MyPlate Experiment, Day Two: The Dairy Problem«, The Huffington Post. Zuletzt geändert am 4. August 2013. http://www.huffingtonpost.com/joe-satran/my-myplate-experiment-day_b_2627648.html#slide=more278777

3 »Dietary Guidelines for Americans, 2010«, U.S. Department of Agriculture, Center for Nutrition Policy and Promotion, xi, 34, 41-42. Available for downloading at http://www.cnpp.usda.gov/DGA s2010-PolicyDocument.htm

4 »What Foods Are Included in the Dairy Food Group?« U.S. Department of Agriculture, ChooseMyPlate.gov. http://www.choosemyplate.gov/food-groups/dairy.html

5 Satran, Joe. »My MyPlate Experiment Made Me A Little Neurotic, But Not That Healthy«, The Huffington Post. Zuletzt geändert am 17. April 2013. http://www.huffingtonpost.com/joe-satran/my-myplate-experiment_b_2688083.html

6 »Food Pyramids and Plates: What Should You Really Eat?« Harvard School of Public Health.http://www.hsph.harvard.edu/nutritionsource/pyramid-full-story/
»Harvard researchers launch Healthy Eating Plate«, Harvard School of Public Health. Zur sofortigen Veröffentlichung freigegeben am 14. September 2011. http://www.hsph.harvard.edu/news/press-releases/healthy-eating-plate/

7 Satran, Joe. »My MyPlate Experiment Made Me A Little Neurotic, But Not That Healthy«, The Huffington Post. Zuletzt geändert am 17. April 2013. http://www.huffingtonpost.com/joe-satran/my-myplate-experiment_b_2688083.html

8 Ludwig, David S., und Walter C. Willett, »Three Daily Servings of Reduced-Fat Milk: An Evidence-Based Recommendation?«, JAMA Pediatrics 167, Nr. 9 (2013): S. 788–789. Zur Einsicht eingestellt auf http://archpedi.jamanetwork.com/article.aspx?articleid=1704826
Lees, Kathleen. »Got Milk? Look to Other Food Sources for Daily Calcium Intake«, Scienceworld Report. Erstmals gepostet am 2. Juli 2013. http://www.scienceworldreport.com/articles/7906/20130702/milk-look-food-sources-calcium recommended-intake.htm
Sole, Elise. »Harvard doctor refutes milk recommendations«, Yahoo! Lifestyle. 4. Juli 2013.https://au.lifestyle.yahoo.com/health/diet-nutrition/article/-/17863803/harvard-doctor-refutes-milk-recommendations/

9 »Milk 2 Go Sport: A Champion's Choice, Fuel to Keep Your Body Going«, Saputo.http://milk2gosport.ca/

Kapitel 4: Fakt oder Fiktion?

1 McDonald, Bob. »The Rising Seas, Hammerhead Vision, Birdfeeder Speciation, Science Fact or Fiction – Squinting«, CBC Radio One, Audio-Podcast, 5. Dezember 2009. http://www.cbc.ca/quirks/episode/2009/12/05/the-rising-seas-hammerhead-vision-birdfeeder-speciation-science-fact-or-fiction---squinting/

2 Stanley, T.L. »Ad of the Day: Got Milk? Two new spots directed by Jeff Goodby explain why milk is the drink of your dreams«, ADWeek. 2. April 2013. http://www.adweek.com/news/advertising-branding/ad-day-got-milk-148345

3 »Milk: The Bedtime Drink«, PR Newswire. http://www.prnewswire.com/news-releases/milk-the-bedtime-drink-201263871.html

4 »6 Sleep Myths Busted«, Eating Well. http://www.eatingwell.com/nutrition_health/nutrition_news_information/6_sleep_myths_busted?page=7

5 »Will drinking warm milk make you sleepy?« University of Arkansas for Medical Sciences Health Library.http://www.uamshealth.com/?id=6752&sid=1

6 »Nutrient Content of Milk Varieties«, Milk Facts. www.milkfacts.info/Nutrition Facts/Nutrient Content.htm

7 Evans, Lisa. »Mothers' best health advice put to the test«, The Toronto Star. 10. Mai 2013. http://www.thestar.com/life/health_wellness/2013/05/10/mothers_best_health_advice_put_to_the_test.html

8 Michaelsson, Karl, et al. »Milk intake and risk of mortality and fractures in women and men: cohort studies«, The BMJ. Veröffentlicht am 28. Oktober 2014. http://www.bmj.com/content/349/bmj.g6015

Coghlan, Andy. »Guzzling milk might boost your risk of breaking bones«, New Scientist. 28. Oktober 2014. http://www.newscientist.com/article/dn26469-guzzling-milk-might-boost-your-risk-of-breaking-bones.html#.VFGqVueh1xV

Kaplan, Karen. »Does milk do a body good? Maybe not, a new study suggests«, Los Angeles Times. 29. Oktober 2014. http://www.latimes.com/science/la-sci-sn-milk-health-risks-20141029-story.html#page=1

Mathews, Kevin. »Does Milk Really Improve Bone Health?« Care2. 8. November 2014. http://www.care2.com/causes/does-milk-really-improve-bone-health.html

Schooling, C Mary. »Editorials: Milk and mortality«, BMJ. Veröffentlicht am 28. Oktober 2014. http://www.bmj.com/content/349/bmj.g6205

9 »Calcium and Milk: What's Best for Your Bones and Health?« The Nutrition Source, Harvard School of Public Health. http://www.hsph.harvard.edu/nutritionsource/calcium-full-story/

Subramanian, Courtney. »Milk-Off! The Real Skinny on Soy, Almond, and Rice«, TIME. 26. Februar 2014. http://healthland.time.com/2014/02/26/milk-soy-almond-rice/

»Manuals/Inspection Procedures: Dairy Vitamin Addition«, Canadian Food Inspection Agency. Zuletzt geändert am 5. September 2013. http://www.inspection.gc.ca/food/dairy-products/manuals-inspection-procedures/dairy-vitamin-addition/eng/1378179097522/1378180040706

10 Schultz, E.J. »›Got Milk‹ Dropped as National Milk Industry Changes Tactics«, AdvertisingAge. 24. Februar 2014. http://adage.com/article/news/milk-dropped-national-milk-industry-tactics/291819/

Subramanian, Courtney. »Milk-Off! The Real Skinny on Soy, Almond, and Rice«, TIME. 26. Februar 2014. http://healthland.time.com/2014/02/26/milk-soy-almond-rice/

11 Campbell, T. Colin und Thomas M. Campbell II. *The China Study: The Most Comprehensive Study of Nutrition Ever Conducted and the Startling Implications for Diet, Weight Loss, and Long-Term Health.* Dallas: BenBella Books, 2006, S. 6, 59, 65, 294. In deutscher Übersetzung erschienen unter dem Titel *China Study: Die wissenschaftliche Begründung für eine vegane Ernährungsweise*, Bad Kötzting; München: Verlag Systemische Medizin, 2011. Wörtliche Zitate S.6.

12 »The Benefits of Milk«, Serious Powerlifting. http://www.seriouspowerlifting.com/2994/articles/the-benefits-of-milk

»Ask Dr. Andro: Are Colostrum and Milk Products in General Healthy Muscle Builders, a Waste of Money or Toxic Waste?« SuppVersity. 21. August

2011. http://suppversity.blogspot.ca/2011/08/ask-dr-andro-are-colostrum-and-milk.html

13 Hyman, Mark. »Got Proof? Lack of Evidence for Milk's Benefits«, The Huffington Post. Zuletzt geändert am 20. September 2013. http://www.huffingtonpost.com/dr-mark-hyman/milk-health-benefits_b_3551079.html
Herard, Cathy. »Dr. Oz: Symptoms of Milk Sensitivity & Does Milk Increase Cancer Risk?« Well Buzz. 31. Januar 2014. http://www.drozfans.com/dr-oz-cancer-2/dr-oz-non-dairy-milk-alternatives-milk-increase-cancer-risk/

14 Knapton, Sarah. »Ice cream may help older women become pregnant, U.S. study claims«, National Post Wire Services. Zuletzt geändert am 23. Oktober 2014. http://news.nationalpost.com/2014/10/23/ice-cream-may-help-older-women-become-pregnant-u-s-study-claims/

15 Spiegel, Brett. »Milk and Cheese: Birth Control for Men?« Everyday Health. 24. Oktober 2012. http://www.everydayhealth.com/sexual-health/1024/milk-and-cheese-birth-control-for-men.aspx
»Cheese Affects Fertility in Men«, HerbsMed. 19. Dezember 2012. http://herbsmed.net/cheese-effects-fertility-men/index.html

16 »6 Health Benefits of Milk«, Fitday. http://www.fitday.com/fitness-articles/nutrition/healthy-eating/6-health-benefits-of-milk.html#b

17 Reilly, Rachel. »Milk and sugary foods DO increase the risk of acne, say researchers who looked at 50 years of research«, The Daily Mail. Zuletzt geändert am 20. Februar 2013. http://www.dailymail.co.uk/health/article-2281151/Milk-sugary-foods-DO-increase-risk-acne-say-researchers-looked-50-years-research.html?ito=feeds-newsxml

18 Warner, Melanie. »Chug Milk, Shed Pounds? Not So Fast«, The New York Times. Veröffentlicht am 21. Juni 2005. http://www.nytimes.com/2005/06/21/business/media/21adco.html?_r=1&pagewanted=all

19 Berkey, C. S., H. R. Rockett, W. C. Willett und G. A. Colditz. »Milk, dairy fat, dietary calcium, and weight gain: a longitudinal study of adolescents«, Archives of Pediatrics and Adolescent Medicine, 159, Nr. 6 (Juni, 2005): S. 543–550. Vorschau erhältlich unter http://www.ncbi.nlm.nih.gov/pubmed/15939853
Stein, Rob. »Study: More Milk Means More Weight Gain«, The Washington Post. 7. Juni 2005. http://www.washingtonpost.com/wp-dyn/content/article/2005/06/06/AR2005060601348.html

20 Sifferlin, Alexandra. »Drinking skim milk may not lower child obesity risk«, CNN Health. 20. März 2013. http://www.cnn.com/2013/03/20/health/skim-milk-obesity
Adams, Stephen. »Skimmed milk ›makes kids fat‹«, The Telegraph. 19. März 2013. http://www.telegraph.co.uk/health/healthnews/9938102/Skimmed-milk-makes-kids-fat.html
Hope, Jenny. »Skimmed milk ›doesn't stop toddlers getting fat‹: Children who drink whole milk actually gain fewer pounds«, The Daily Mail. Zuletzt geändert am 18. März 2013. http://www.dailymail.co.uk/health/article-2295496/Skimmed-milk-doesnt-stop-toddlers-getting-fat-Children-who-drink-whole-milk-actually-gain-fewer-pounds.html?ito=feeds-newsxml
Aubrey, Allison. »Whole Milk or Skim? Study Links Fattier Milk to Slimmer Kids«, The Salt, National Public Radio. 20. März 2013. www.npr.org/blogs/thesalt/2013/03/19/174739752/whole-milk-or-skim-study-links-fattier-milk-to-slimmer-kids

»Skimmed/Semi-Skimmed Milk Does Not Curb Excess Toddler Weight Gain«, redOrbit. 19. März 2013. http://www.redorbit.com/news/health/1112806248/skimmedsemi-skimmed-milk-does-not-curb-excess-toddler-weight-gain/

21 »Key Consumer Message«, U.S. Department of Agriculture ChooseMyPlate.gov. http://www.choosemyplate.gov/food-groups/dairy.html
Mehr zu einer unter der Leitung von Dr. Mark DeBoer durchgeführten Studie vom Dezember 2014, die gerade publik wurde, als dieses Buch in Druck ging, und die sich mit den Auswirkungen der getrunkenen Milchmengen und nicht von deren Fettgehalt auf das Körpergewicht von Kindern befasst, finden Sie hier: Lehman, Shereen. »Two cups of milk may be ideal for preschoolers«, Reuters. 30. Dezember 2014. http://www.reuters.com/article/2014/12/30/us-health-milk-child-obesity-iduskbn0k813h20141230. Die Studie ergab, dass von den fast 9.000 untersuchten Kindern diejenigen, die mehr als 480 Milliliter Milch täglich tranken, ein höheres Risiko zur Entwicklung von Übergewicht oder Fettleibigkeit hatten als Kinder mit geringerem Verzehr.

22 Kratz, M., T. Baars und S. Guyenet. »The relationship between high-fat dairy consumption and obesity, cardiovascular, and metabolic disease.« National Center for Biotechnology Information, PubMed. Veröffentlicht im European Journal of Nutrition, Februar 2013. http://www.ncbi.nlm.nih.gov/pubmed/22810464
Holmberg, S., und A. Thelin. »High dairy fat intake related to less central obesity: a male cohort study with 12 years' follow-up.« National Center for Biotechnology Information, PubMed. Veröffentlicht im Scandinavian Journal of Primary Health Care, 30. Juni 2013. http://www.ncbi.nlm.nih.gov/pubmed/23320900

23 White, Jon. »Is full-fat milk best? The skinny on the dairy paradox«, New Scientist Health. 21. Februar 2014. http://www.newscientist.com/article/dn25102-is-fullfat-milk-best-the-skinny-on-the-dairy-paradox.html#.UxKczV6eL4i

24 Powell, Marilyn. »A Word to the Wise, Part 2«, CBC Radio One, Audio-Podcast, 27. Dezember 2013. http://www.cbc.ca/ideas/episodes/2013/12/27/a-word-to-the-wise-part-2-1/

Kapitel 5: Von Mengen und Gewichten

1 Ansel, Karen. »Milk: More important than you think!« Kids Eat Right. http://www.eatright.org/kids/article.aspx?id=6442467733

2 »Milk's Unique Nutrient Package: Benefits for Bones and Beyond«, National Dairy Council. 2009. http://www.nationaldairycouncil.org/SiteCollection
Documents/education_materials/wic/MILK sUniqueNutrientPackage.pdf

3 Magee, Elaine. »Sugar Shockers: Foods Surprisingly High in Sugar«, WebMD. http://www.webmd.com/food-recipes/features/sugar-shockers-foods-surprisingly-high-in-sugar
»HERSHEY'S Milk Chocolate Bar, Nutrition Information«, The Hershey Company. http://www.hersheys.com/pure-products/details.aspx?id=3480

4 »Guidance for Industry: A Food Labeling Guide (14. Appendix F: Calculate the Percent Daily Value for the Appropriate Nutrients«, U.S. Food and Drug Administration. Zuletzt geändert am 20. Juni 2014. http://www.fda.gov/Food/GuidanceRegulation/GuidanceDocumentsRegulatoryInformation/Labeling-Nutrition/ucm064928.htm

5 »Milk's Unique Nutrient Package: Benefits for Bones and Beyond«, National Dairy Council. 2009. http://www.nationaldairycouncil.org/Site CollectionDocuments/education_materials/wic/MILK sUniqueNutrient Package.pdf

6 Higdon, Jane. »Micronutrient Information Center – Niacin«, Linus Pauling Institute, Oregon State University. Zuletzt geändert im Juli 2013. http://lpi.oregonstate.edu/infocenter/vitamins/niacin/

7 »Guidance for Industry: A Food Labeling Guide (14. Appendix F: Calculate the Percent Daily Value for the Appropriate Nutrients«, U.S. Food and Drug Administration. Zuletzt geändert am 20. Juni, 2014. http://www.fda.gov/Food/GuidanceRegulation/GuidanceDocumentsRegulatoryInformation/Labeling-Nutrition/ucm064928.htm
»SR25 – Reports by Single Nutrients«, U.S. Department of Agriculture Agricultural Research Service.http://www.ars.usda.gov/Services/docs.htm?-docid=22769

8 »Appendix D: Major Nutrients«, U.S. Department of Agriculture's Food and Nutrition Service, S. 3-5. Als Download erhältlich unter www.fns.usda.gov/sites/default/files/appendd.pdf

9 »Nutrition Facts Comparison Tool«, HealthAliciousNess.com. http://www.healthaliciousness.com/nutritionfacts/nutrition-facts-compare.php
»Top 10 Foods Highest in Vitamin K«, HealthAliciousNess.com http://www.healthaliciousness.com/articles/food-sources-of-vitamin-k.php
»Top 10 Foods Highest in Magnesium«, HealthAliciousNess.com http://www.healthaliciousness.com/articles/foods-high-in-magnesium.php
»Top 10 Foods Highest in Vitamin B5 (Pantothenic Acid)«, HealthAliciousNess.com http://www.healthaliciousness.com/articles/foods-high-in-pantothenic-acid-vitamin-B5.php
»Top 10 Foods Highest in Vitamin B6«, HealthAliciousNess.com http://www.healthaliciousness.com/articles/foods-high-in-vitamin-B6.php

Kapitel 6: Überbewertet

1 Gray, Nathan. »Mushrooms provide as much vitamin D as supplements, researchers find«, NUTRAingredients.com. 23. April 2013. http://www.nutraingredients.com/Research/Mushrooms-provide-as-much-vitamin-D-as-supplements-researchers-find

2 de Samaniego-Vaesken, Maria, Elena Alonso-Aperte und Gregorio Varela-Moreiras. »Vitamin food fortification today«, National Center for Biotechnology Information, PMC. Online gestellt am 2. April 2012. http://www.ncbi.nlm.nih.gov/pmc/articles/PMC3319130/

3 Mills, Carys. »Kellogg given OK to add ›Sunshine Vitamin‹ to cereal«, The Toronto Star. 24. Oktober 2014. http://www.thestar.com/business/2013/08/24/kellogg_given_ok_to_add_sunshine_vitamin_to_cereal.html

4 Feldman, Rachel. »Benefits of Vitamin D.« https://www.rachelswellness.com/2014/06/14/benefits-of-vitamin-d/

»Guidance for Industry: A Food Labeling Guide (14. Appendix F: Calculate the Percent Daily Value for the Appropriate Nutrients«, U.S. Food and Drug Administration. Zuletzt geändert am 20. Juni 2014. http://www.fda.gov/Food/GuidanceRegulation/GuidanceDocumentsRegulatoryInformation/LabelingNutrition/ucm064928.htm

Bischoff-Ferrari, Heike, und Walter Willett. »Comment on the IOM Vitamin D and Calcium Recommendations for Adult Bone Health, Too Low on Vitamin D—and Too Generous on Calcium«, The Nutrition Source, Harvard School of Public Health. http://www.hsph.harvard.edu/nutritionsource/vitamin-d-fracture-prevention/

Weil, Andrew. »New Recommendation: Why You Need More Vitamin D«, The Huffington Post. Zuletzt geändert am 17. November 2011. http://www.huffingtonpost.com/andrew-weil-md/new-recommendation-why-yo_b_446580.html

Nestle, Marion. »Transcript of our interview: Marion Nestle interview with Mark Hegsted, September 7, 2005.« www.foodpolitics.com/wp-content/uploads/hegsted_edited.doc

5 »Top 10 Foods Highest in Vitamin A«, HealthAliciousNess.com. http://www.healthaliciousness.com/articles/food-sources-of-vitamin-A.php

6 Scott-Thomas, Caroline. »High protein trend to hit Europe – whether we need it or not«, NUTRAingredients.com. 2. August 2013. http://www.nutraingredients.com/Consumer-Trends/High-protein-trend-to-hit-Europe-whether-we-need-it-or-not

»Daily Protein Intake per Capita«, ChartsBin. http://chartsbin.com/view/1155

7 »2012 Food & Health Survey: Consumer Attitudes Toward Food Safety, Nutrition, and Health«, International Food Information Council Foundation. Zuletzt geändert am 23. Mai 2014. http://www.foodinsight.org/2012_Food_Health_Survey_Consumer_Attitudes_toward_Food_Safety_Nutrition_and_Health

Watson, Elaine. »From Chobani to Special K: Are we on the cusp of a protein renaissance?« Food Navigator USA. Zuletzt geändert am 25. Januar 2013. http://www.foodnavigator-usa.com/Markets/From-Chobani-to-Special-K-Are-we-on-the-cusp-of-a-protein-renaissance

8 Watrous, Monica. «Beyond whey: Emerging sources of protein«, Food Business News. 10. März 2014. http://www.foodbusinessnews.net/articles/news_home/New-Product-Launches/2014/03/Beyond_whey_Emerging_sources_o.aspx?ID =(212DA 70C-4362-4A6A-8BE0-E78E59001EC1)&cck=1

9 Levine, Morgan E., Suarez, Jorge A., et al. »Low Protein Intake Is Associated with a Major Reduction in IGF-1, Cancer, and Overall Mortality in the 65 and Younger but Not Older Population«, veröffentlicht in der Zeitschrift *Cell Metabolism* am 4. März 2014. http://www.cell.com/cell-metabolism/fulltext/S1550-4131%2814%2900062-X

Dennis, Brady. »Too much protein could lead to early death, study says«, The Washington Post. 4. März 2014. http://www.washingtonpost.com/national/health-science/too-much-protein-could-lead-to-early-death-study-says/2014/03/04/0af0603e-a3b5-11e3-8466-d34c451760b9_story.html

Quellen

10 »Actor and Father Taye Diggs Highlights How Milk's High-Quality Protein at Breakfast Helps His Family Start Every Day«, PRNewswire. 5. März 2013. http://www.prnewswire.com/news-releases/actor-and-father-taye-diggs-highlights-how-milks-high-quality-protein-at-breakfast-helps-his-family-start-every-day-195308911.html

11 Scott-Thomas, Caroline. »High protein trend to hit Europe – whether we need it or not«, NUTRA ingredients.com. 2. August 2013. http://www.nutraingredients.com/Consumer-Trends/High-protein-trend-to-hit-Europe-whether-we-need-it-or-not
»Population nutrient intake goals for preventing diet-related chronic diseases«, World Health Organization. http://www.who.int/nutrition/topics/5_population_nutrient/en/index25.html
»Human Vitamin and Mineral Requirements, Chapter 11: Calcium – Determinants of calcium balance«, Food and Agriculture Organization of the United States Corporate Document Repository. http://www.fao.org/docrep/004/y2809e/y2809e0h.htm#bm17.3

12 Shaw, Dave. »Factors that could be bad for your bones«, The New Zealand Herald. 7. Oktober 2013. http://www.nzherald.co.nz/lifestyle/news/article.cfm?c_id=6&objectid=11136149

13 »Potassium Recommendation Fact Sheet«, National Dairy Council. http://www.nationaldairycouncil.org/SiteCollectionDocuments/health_wellness/dairy_nutrients/PotassiumRecommendationFactSheetFINAL.pdf

14 »Top 10 Foods Highest in Potassium«, HealthAliciousNess.com. http://www.healthaliciousness.com/articles/food-sources-of-potassium.php

15 »FAQ – Pasteurization«, Dairy Farmers of Ontario. Zuletzt geändert am 17. Mai 2012. http://www.milk.org/corporate/view.aspx?content=Faq/Pasteurization

16 »Milk's Unique Nutrient Package: Benefits for Bones and Beyond«, National Dairy Council. 2009. http://www.nationaldairycouncil.org/SiteCollection Documents/education_materials/wic/MILK sUniqueNutrientPackage.pdf

17 »Milk Nutrition Facts«, Tetra Pak Milk Unleashed. http://www.milkunleashed.com/shelf-safe-milk/nutrition-facts.html
»Questions About Milk Unleashed?« Tetra Pak Inc. http://www.milkunleashed.com/shelf-safe-milk/faq.html
»Protect What's Good«, Tetra Pak Inc. http://www.milkunleashed.com/shelf-safe-milk/tetra-pak-aseptic-packaging.html

18 »Appendix D: Major Nutrients«, U.S. Department of Agriculture's Food and Nutrition Service, S. 3. Als Download erhältlich unter www.fns.usda.gov/sites/default/files/appendd.pdf

19 »Top 10 Foods Highest in Vitamin B2 (Riboflavin), HealthAliciousNess.com http://www.healthaliciousness.com/articles/foods-high-in-riboflavin-vitamin-B2.php

20 »Daily Values«, Vegan Peace. http://www.veganpeace.com/nutrient_information/recommended_values/daily_values.htm

21 Bone, Muscle and Joint Team. »Sodas, Tea and Coffee: Which Can Lower Your Bone Density?« Cleveland Clinic. 24. September 2014. http://health.clevelandclinic.org/2014/09/sodas-tea-and-coffee-which-can-lower-your-bone-density/
Gutekunst, Lisa. »Hidden Phosphorus in Your Diet and How to Control It«, DaVita HealthCare Partners Inc. http://www.davita.com/kidney-disease/

    diet-and-nutrition/diet-basics/hidden-phosphorus-in-your-diet-and-how-to-control-it/e/5322

22 »Top 10 Foods Highest in Phosphorus«, HealthAliciousNess.com http://www.healthaliciousness.com/articles/high-phosphorus-foods.php
»Seeds watermelon seed kernels dried«, HealthAliciousNess.com. http://www. healthaliciousness.com/nutritionfacts/nutrition_facts.php?id=Seeds%20watermelon%20seed%20kernels%20dried&idn=12174; To convert to ounces go to: »Nutrition Facts Comparison Tool«, HealthAliciousNess.com. http://www.healthaliciousness.com/nutritionfacts/nutrition-facts-compare.php

Kapitel 7: Was Knochen wirklich stark macht

1 Ludwig, David S., und Walter C. Willett, »Three Daily Servings of Reduced-Fat Milk: An Evidence-Based Recommendation?«, JAMA Pediatrics 167, Nr. 9 (2013): S. 788–789. Vorschau erhältlich unter http://archpedi.jamanetwork.com/article.aspx?articleid=1704826
Gorman, Ryan. »Milk might NOT be good for you: Harvard scientist claims sweeteners added to cartons cancel out health benefits«, The Daily Mail. Zuletzt geändert am 2. Juli 2013. http://www.dailymail.co.uk/news/article-2353336/Got-milk-Better-make-sure-s-low-fat-sugar-free.html
Dahl, Melissa. »Milk does a body good? Maybe not always, Harvard doc argues«, Today. 1. Juli 2013. http://www.today.com/health/milk-does-body-good-maybe-not-always-harvard-doc-argues-6C10505414

2 White, Jon. »Is full-fat milk best? The skinny on the dairy paradox«, New Scientist Health. 21. Februar 2014. http://www.newscientist.com/article/dn25102-is-fullfat-milk-best-the-skinny-on-the-dairy-paradox.html#.UxKczV6eL4i

3 »Milk lowfat fluid 1% milkfat with added vitamin A and vitamin D«, HealthAliciousNess.com.http://www.healthaliciousness.com/nutritionfacts/nutrition_facts.php?id=Milk%20lowfat%20fluid%201%%20milkfat%20with%20added%20vitamin%20A%20and%20vitamin%20D&idn=01082; Umrechnung auf Tassen siehe: »Nutrition Facts Comparison Tool«, Health AliciousNess.com. http://www.healthaliciousness.com/nutritionfacts/nutrition-facts-compare.php

4 »Spices basil dried«, HealthAliciousNess.com. http://www.healthaliciousness.com/nutritionfacts/nutrition_facts.php?id=Spices%20basil%20dried&idn=02003; Umrechnung auf Esslöffel siehe: »»Nutrition Facts Comparison Tool«, HealthAliciousNess.com. http://www.healthaliciousness.com/nutrition-facts/nutrition-facts-compare.php

5 »Carl Lewis, vegan olympic sprinter«, Great Vegan Athletes. www.greatveganathletes.com/vegan_athlete_carl_lewis

6 *»Mike Tyson behauptet … aus Grüngemüse gesund ernähren.«*
»Mike Tyson: ›I Became a Vegan‹ – Where They Are Now – Oprah Winfrey Network«, YouTube-Video, 3:32, gepostet von«OWN TV»am 9. April 2013. http://www.youtube.com/watch?v=Vc-DeGEXAmM

7 »Turnip greens«, The World's Healthiest Foods. http://www.whfoods.com/genpage.php?tname=foodspice&dbid=144

8   »Amaranth grain cooked«, HealthAliciousNess.com. http://www.healthaliciousness.com/nutritionfacts/nutrition_facts.php?id=Amaranth%20grain%20cooked&idn=20002;
Culliney, Kacey. »Fiber, whole grains and seeds: Packing nutritional punch into gluten-free«, Bakery and snacks.com. Zuletzt geändert am 14. Oktober 2013. http://www.bakeryandsnacks.com/Ingredients/Fiber-whole-grains-and-seeds-Packing-nutritional-punch-into-gluten-free

9   Ward, Jennifer. »Chia Seeds: The latest superfood«, Culinate. 11. Januar 2012. http://www.culinate.com/articles/produce_diaries/chia_seeds
Duncan, Lindsey. »Chia: Ancient Super-Seed Secret«, The Dr. Oz Show. Gepostet am 14. Oktober 2011. http://www.doctoroz.com/blog/lindsey-duncan-nd-cn/chia-ancient-super-secret

10 Latif, Ray. »Video: Chia/Vie Aiming for Growth in Grocery, Club Channels«, Bevnet. Gepostet am 23. Oktober 2013. http://www.bevnet.com/news/2013/video-chiavie-aiming-for-growth-in-grocery-club-channels
Rothman, Max. »Target Identifies Emerging Brands, Begins Four-Wave Test«, Bevnet. Nach Änderung gepostet am 6. November 2013. http://www.bevnet.com/news/2013/target-identifies-emerging-brands-begins-four-wave-test
Klineman, Jeffrey. »The Battle for Breakfast«, Bevnet. Gepostet am 17. Oktober 2013. http://www.bevnet.com/magazine/issue/2013/the-battle-for-breakfast
Watson, Elaine. »Chia and quinoa lead the field – by miles – when it comes to product launches with ancient grains and seeds, says Datamonitor«, Bakery and snacks.com. Zuletzt geändert am 20. November 2013. http://www.bakeryandsnacks.com/Trends/Health/Chia-and-quinoa-lead-the-field-by-miles-when-it-comes-to-product-launches-with-ancient-grains-and-seeds-says-Datamonitor
»Meet your team; Analyst and research team; Tom Vierhile: Innovation Insights Director«, Datamonitor Consumer. http://www.datamonitorconsumer.com/meetyourteam/
Daniells, Stephen. »Chia boom: With 239% growth, chia category set to hit $1 bn by 2020«, Bakery and snacks.com. Zuletzt geändert am 22. November 2013. http://www.bakeryandsnacks.com/Trends/Ancient-Grains/Chia-boom-With-239-growth-chia-category-set-to-hit-1-bn-by-2020

Kapitel 8: Melkkuh Kalzium

1   Dickrell, Jim. »DMI Announces More Than $500 Million in Fluid Milk Partnerships«, Farm Journal. 30. Oktober 2014. http://www.agweb.com/article/dmi-announces-more-than-500-million-in-fluid-milk-partnerships-jim-dickrell/
Dairy Management Inc. »Dairy Management Partnerships Set to Ignite Fluid Milk Innovation«, PerishableNews.com. Gepostet am 31. Oktober 2014. http://www.perishablenews.com/index.php?article=0040438
Peterson, Kim. »Coca-Cola's latest gambit: A new kind of milk«, CBS Moneywatch. 24. November 2014. http://www.cbsnews.com/news/coca-cola-is-introducingfairlife-milk/

2 »Tips for Making Wise Choices in the Dairy Group«, U.S. Department of Agriculture ChooseMyPlate.gov. http://www.choosemyplate.gov/food-groups/dairy-tips.html#nomilk

3 »Top 10 Foods Highest in Calcium«, HealthAliciousNess. http://www.healthaliciousness.com/articles/foods-high-in-calcium.php

4 Lees, Kathleen. »Got Milk? Look to Other Food Sources for Daily Calcium«, Scienceworld Report. Erstmals gepostet am 2. Juli 2013. http://www.scienceworldreport.com/articles/7906/20130702/milk-look-food-sources-calcium-recommended-intake.htm
Sole, Elise. »Harvard doctor refutes milk recommendations«, Yahoo! Lifestyle. 4. Juli 2013. https://au.lifestyle.yahoo.com/health/diet-nutrition/article/-/17863803/harvard-doctor-refutes-milk-recommendations/

5 Deardorff, Julie. »Not milk? If you can't imagine life without a daily dose of dairy, consider new research that questions the value—if not the safety—of this dietary staple«, Chicago Tribune. 5. Februar 2006. http://articles.chicagotribune.com/2006-02-05/features/0602050428_1_calcium-intake-dairy-products-milk
»Table 2: Comparison of Food Sources of Absorbable Calcium«, National Dairy Council. http://www.nationaldairycouncil.org/SiteCollectionDocuments/health_wellness/dairy_nutrients/CalciumAbsorptionpdf.pdf, S. 2.

6 15. April 2004, Interview mit Allen Morris, früherer Associate Extension Scientist und Ökonom am Citrus Research and Education Center der University of Florida, Lake Alfred, Florida.

7 »Vitamin D and Calcium: Updated Dietary Reference Intakes«, Health Canada. Zuletzt geändert am 22. März 2012. http://www.hc-sc.gc.ca/fn-an/nutrition/vitamin/vita-d-eng.php#a7
»Calcium – Dietary Supplement Fact Sheet«, U.S. Department of Health & Human Services National Institutes of Health. Zuletzt geändert am 21. November 2013. http://ods.od.nih.gov/factsheets/Calcium-HealthProfessional/

8 Park, Alice. »Study: U.S. Calcium Guidelines May Be Too High«, TIME. 25. Mai 2011. http://healthland.time.com/2011/05/25/study-u-s-calcium-guidelines-may-be-too-high/

9 Chan, June M., und Edward L. Giovannucci. »Dairy Products, Calcium, and Vitamin D and Risk of Prostate Cancer«, Epidemiologic Reviews 23, Nr. 1 (2001): S. 87–92, wie zitiert in *The China Study: The Most Comprehensive Study of Nutrition Ever Conducted and the Startling Implications for Diet, Weight Loss, and Long-Term Health* (Dallas: BenBella Books,2006), S. 178. In deutscher Übersetzung erschienen unter dem Titel *China Study: Die wissenschaftliche Begründung für eine vegane Ernährungsweise*, Bad Kötzting; München: Verlag Systemische Medizin, 2011. Wörtliche Zitate S. 186.
Giovannucci, Edward. »Dietary Influences of 1,25 (OH)2 Vitamin D in Relation to Prostate Cancer: A Hypothesis«, Cancer Causes and Control 9, Nr. 6 (Dezember 1998): S. 567–582, wie zitiert in *The China Study*

10 Neighmond, Patti. »Recipe for Strong Teen Bones: Exercise, Calcium and Vitamin D«, Shots, Health News des National Public Radio (NPR). 28. Oktober 2013. http://www.npr.org/blogs/health/2013/10/28/240553878/the-recipe-for-strong-teenage-bones-exercise-calcium-and-d

11 Campbell and Campbell, *The China Study*, S. 180-181.
Sneider, Mary Catharine. »Health Talk: D, the heavy weight vitamin«, The Sentinel. 26. Oktober 2013. http://cumberlink.com/news/local/health-talk-d-

the-heavy-weight-vitamin/article_cacf3f78-3e76-11e3-8017-0019bb2963f4.html
12 Campbell and Campbell, *The China Study*, S. 208-209.
»D. Mark Hegsted, Biography«, Wikipedia. Zuletzt geändert am 12. Oktober 2014. http://en.wikipedia.org/wiki/D._Mark_Hegsted
13 Rude, Cheryl. »June is Dairy Month«, Marshall Independent. 12. Juni 2013. http://www.marshallindependent.com/page/content.detail/id/540172/Juni-is-Dairy-Month.html?nav=500
14 »Population nutrient intake goals for preventing diet-related chronic disease: Recommendations for preventing osteoporosis«, World Health Organization. http://www.who.int/nutrition/topics/5_population_nutrient/en/index25.html
15 Theobald, H. E. »Briefing Paper: Dietary calcium and health«, Nutrition Bulletin, 30 (British Nutrition Foundation, 2005), S. 237–277, 252.
16 »Population nutrient intake goals for preventing diet-related chronic disease: Recommendations for preventing osteoporosis«, World Health Organization. http://www.who.int/nutrition/topics/5_population_nutrient/en/index25.html
17 »Population nutrient intake goals for preventing diet-related chronic disease: Recommendations for preventing osteoporosis«, World Health Organization. http://www.who.int/nutrition/topics/5_population_nutrient/en/index25.html
18 »New PCRM Study Shatters Milk Myth: Children's Bone Health Tied to Exercise, Not Dairy«, Physicians Committee for Responsible Medicine. http://www.pcrm.org/search/?cid=1202
Lanou, A. J., S. E. Berkow und N. D. Barnard. »Calcium, Dairy Products, and Bone Health in Children and Young Adults: A Reevaluation of the Evidence«, Pediatrics 115, Nr. 3 (1. März 2005): S. 736–743.
19 »Drinking milk in teen years questioned for bone benefits«, CBC News. Zuletzt geändert am 18. November 2013. http://www.cbc.ca/news/health/drinking-milk-in-teen-years-questioned-for-bone-benefits-1.2431015
Mozes, Alan. »Drinking Milk as Teens Might Not Protect Men's Bones, Study Suggests«, U.S. News & World Report, HealthDay. 19. November 2013. http://health.usnews.com/health-news/news/articles/2013/11/19/drinking-milk-as-teens-might-not-protect-mens-bones-study-suggests
20 »Milk may not be as good for your bones as you thought«, CTVNews Video, gepostet von The Globe and Mail am 19. November 2013. http://www.theglobeandmail.com/life/life-video/video-ctv-ottawa-milk-benefits-exaggerated/article15515794/

Kapitel 9: Ganz ohne Milch: Vitamin D satt

1 Cheng, Maria. »Rickets bone disease making a comeback in U.K., doctors say«, CTV News. Veröffentlicht am 8. November 2013. http://www.ctvnews.ca/health/health-headlines/rickets-bone-disease-making-a-comeback-in-u-k-doctors-say-1.1533498
2 Weil, Andrew. »New Recommendation: Why You Need More Vitamin D«, The Huffington Post. Zuletzt geändert am 17. November 2011. http://www.huffingtonpost.com/andrew-weil-md/new-recommendation-why-yo_b_446580.html

»Guidance for Industry: A Food Labeling Guide (14. Appendix F: Calculate the Percent Daily Value for the Appropriate Nutrients)«, U.S. Food and Drug Administration. Zuletzt geändert am 20. Juni 2014. http://www.fda.gov/Food/GuidanceRegulation/GuidanceDocumentsRegulatoryInformation/Labeling-Nutrition/ucm064928.htm

3 Bischoff-Ferrari, Heike, und Walter Willett. »Comment on the IOM Vitamin D and Calcium Recommendations for Adult Bone Health, Too Low on Vitamin D—and Too Generous on Calcium«, The Nutrition Source, Harvard School of Public Health. http://www.hsph.harvard.edu/nutritionsource/vitamin-d-fracture-prevention/

4 Lite, Jordan. »Vitamin D deficiency soars in the U.S., study says«, Scientific American. 23. März 2009. http://www.scientificamerican.com/article.cfm?id=vitamin-d-deficiency-united-states

5 Feldman, Rachel. »Benefits of Vitamin D.« https://www.rachelswellness.com/2014/06/14/benefits-of-vitamin-d/
»Drugs and Supplements, Vitamin D Dosing«, The Mayo Clinic. http://www.mayoclinic.org/drugs-supplements/vitamin-d/dosing/hrb-20060400

6 Weil, Andrew. »New Recommendation: Why You Need More Vitamin D«, The Huffington Post. Zuletzt geändert am 17. November 2011. http://www.huffingtonpost.com/andrew-weil-md/new-recommendation-why-yo_b_446580.html

7 Nestle, Marion. »Transcript of our interview: Marion Nestle interview with Mark Hegsted, September 7, 2005.«www.foodpolitics.com/wp-content/uploads/hegsted_edited.doc

8 Bischoff-Ferrari, Heike, und Walter Willett. »Comment on the IOM Vitamin D and Calcium Recommendations for Adult Bone Health, Too Low on Vitamin D—and Too Generous on Calcium«, The Nutrition Source, Harvard School of Public Health. http://www.hsph.harvard.edu/nutritionsource/vitamin-d-fracture-prevention/
Mann, Denise. »Guidelines Call for Increase in Vitamin D: Institute of Medicine Wants to Raise the Recommended Dietary Allowance of Vitamin D and Calcium«, WebMD. 30.November 2010. http://www.webmd.com/diet/news/20101129/guidelines-increase-vitamin-d

9 »Human Vitamin and Mineral Requirements, Chapter 11: Calcium – Determinants of Calcium Balance«, Food and Agriculture Organization of the U.S. Corporate Document Repository. http://www.fao.org/docrep/004/y2809e/y2809e0h.htm#bm17.

10 Hegsted, D. M. »From Chick Nutrition to Nutrition Policy«, Annual Review of Nutrition 20 (2000): S. 1–19, 1.

11 »Top 10 Foods Highest in Magnesium«, HealthAliciousNess.com http://www.healthaliciousness.com/articles/foods-high-in-magnesium.php
King, D. E., A. G. Mainous 3rd, M. E. Gessey und R. F. Woolson, »Dietary Magnesium and C-Reactive Protein Levels«, Journal of the American College of Nutrition 24, Nr. 3 (Juni 2005): S. 166–171, wie zitiert unter http://www.ncbi.nlm.nih.gov/pubmed/15930481, National Center for Biotechnology Information, PubMed.

12 Perry, Susan. »Milk-consumption guidelines questioned; scientists call for more evidence«, MinnPost. 9. Juli 2013. http://www.minnpost.com/second-opinion/2013/07/milk-consumption-guidelines-questioned-scientists-call-more-evidence

13 »Wirral MP celebrates free milk in schools«, Wirral Globe. Zuletzt geändert am 27. September 2013. http://www.wirralglobe.co.uk/news/10703947. Wirral_MP_celebrates_free_milk_in_schools/
14 Theobald, H. E. 2005 British Nutrition Foundation Nutrition Bulletin 30, S. 237-277, 257
»Calcium – Dietary Supplement Fact Sheet«, U.S. Department of Health & Human Services National Institutes of Health. Überarbeitete Fassung vom 21. November 2013. http://ods.od.nih.gov/factsheets/Calcium-Health Professional/
15 Nestle, Marion. »Transcript of our interview: Marion Nestle interview with Mark Hegsted, September 7, 2005.« www.foodpolitics.com/wp-content/uploads/hegsted_edited.doc
16 »Spices basil dried«, HealthAliciousNess.com. http://www.healthaliciousness.com/nutritionfacts/nutrition_facts.php?id=Spices%20basil%20dried-&idn=02003; zur Umrechnung in Esslöffel siehe: »Nutrition Facts Comparison Tool«, HealthAliciousNess.com. http://www.healthaliciousness.com/nutritionfacts/nutrition-facts-compare.php
»Milk lowfat fluid 1% milkfat with added vitamin A and vitamin D«, HealthAliciousNess.com. http://www.healthaliciousness.com/nutritionfacts/nutrition_facts.php?id=Milk%20lowfat%20fluid%201%%20milkfat%20with%20added%20vitamin%20A%20and%20 vitamin%20D&idn=01082; zur Umrechnung in Gläser/Tassen und zum Vergleichen mit Esslöffeln von Basilikum siehe: »Nutrition Facts Comparison Tool«, HealthAliciousNess.com. http://www.healthaliciousness.com/nutritionfacts/nutrition-facts-compare.php
»Dietary Guidelines for Americans, 2010«, U.S. Department of Agriculture, Center for Nutrition Policy and Promotion, S. 40-41. Als Download erhältlich unter http://www.cnpp.usda.gov/DGA s2010-PolicyDocument.htm
»Appendix D: Major Nutrients«, U.S. Department of Agriculture's Food and Nutrition Service. www.fns.usda.gov/sites/default/files/appendd.pdf
17 »Table 2: Comparison of Food Sources of Absorbable Calcium«, National Dairy Council. http://www.nationaldairycouncil.org/SiteCollectionDocuments/health_wellness/dairy_nutrients/CalciumAbsorptionpdf.pdf, S. 2.
18 Dowd, Maureen. »I'm President, so No More Broccoli!«, New York Times. Veröffentlicht am 23. März 1990. http://www.nytimes.com/1990/03/23/us/i-m-president-so-no-more-broccoli.html
19 Perry, Susan. »Milk-consumption guidelines questioned; scientists call for more evidence«, MinnPost. 9. Juli 2013. http://www.minnpost.com/secondopinion/2013/07/milk-consumption-guidelines-questioned-scientists-call-more-evidence
20 »Dietary Guidelines for Americans, 2010«, U.S. Department of Agriculture, Center for Nutrition Policy and Promotion, 21. Als Download erhältlich unter http://www.cnpp.usda.gov/DGA s2010-PolicyDocument.htm.
»Calories: How Many Can I Have?«, U.S. Department of Agriculture ChooseMyPlate.gov. http://www.choosemyplate.gov/weight-management-calories/calories/empty-calories-amount.html

Kapitel 10: Geht gar nicht!

1. Quaife, Tom. »Commentary: Let's solve the fluid milk crisis«, Dairy Herd Management. Zuletzt geändert am 2. November 2012. http://www.dairyherd.com/dairy-news/latest/Lets-solve-the-fluid-milk-crisis-176910041.html
Wyche, Paul. »Competition gulps market of cow's milk«, The Journal Gazette. Zuletzt geändert am 5. April 2014. http://www.journalgazette.net/article/20140405/BIZ/304059967
2. »Noted«, Yale Alumni Magazine. Juli/August 2012, S. 26. https://www.yalealumnimagazine.com/articles/3479
3. Frid, H., M. Nilsson, J. J. Holst und I. M. Bjork, »Effect of whey on blood glucose and insulin responses to composite breakfast and lunch meals in type 2 diabetic subjects«, American Journal of Clinical Nutrition 82, Nr. 1 (Juli 2005): S. 69–75, wie zitiert in William Davis, *Wheat Belly: Lose the Wheat, Lose the Weight, and Find Your Path Back to Health* (Toronto: Collins, 2011), S. 180, in deutscher Übersetzung erschienen unter dem Titel *Weizenwampe: Warum Weizen dick und fett macht* (München: Goldmann, 2013)
Adebamowo, C. A., D. Spiegelman, F. W. Danby et al. »High School Dietary Dairy Intake and Teenage Acne«, Journal of the American Academy of Dermatology 52, Nr. 2 (Februar 2005): S. 207-214, wie zitiert in Davis, *Wheat Belly* (*Weizenwampe*), S. 180.
4. Davis, *Wheat Belly* (*Weizenwampe*), S. 178-179.
5. »Got Milk? Infographic«, Learn Stuff. Zuletzt geändert am 5. Oktober 2012. http://www.learnstuff.com/got-milk/
6. Morton, James. »Daisy's modified milk proves divisive«, The New Zealand Herald. 3. Oktober 2012. http://www.nzherald.co.nz/health/news/article.cfm?c_id=204&objectid=10838017
Tocker, Ali. »Strong Opposition to GE Milk«, NZ Farmer. Zuletzt geändert am 10. Februar 2012. http://www.stuff.co.nz/business/farming/7757038/Strong-opposition-to-GE-milk
7. The Concise Oxford Dictionary, seventh edition (Oxford: Clarendon Press)
8. »Got Milk? ›Name the Ingredients,‹« Vimeo. 4. Juni 2012. http://vimeo.com/43433385
»Got Milk Commercial—Name the Ingredients-Got Milk?-Goodby, Silverstein & Partners«, AdWeek. Zuletzt geändert am 31. Juli 2012. http://www.adweek.com/video/got-milk-commercial-name-ingredients-got-milk-goodby-silverstein-partners-142354
9. Harkinson, Josh. »You're Drinking the Wrong Kind of Milk«, Mother Jones. 12. März 2014. http://www.motherjones.com/environment/2014/03/a1-milk-a2-milk-america
»Our History«, a2 Nutrition. http://a2nutrition.com.au/our-expertise/our-history/
Lewis, Roz. »What is the truth about Dannii's designer milk? Star says new product helps beat her dairy sensitivity«, The Daily Mail. Zuletzt geändert am 20. November 2012. http://www.dailymail.co.uk/health/article-2234532/Dannii-Minogue-Star-says-new-product-helps-beat-dairy-sensitivity.html
10. Hayes, Jessica. »A2 milk drinkers may get less gut aches«, Farm Weekly. 11. August 2014. http://www.farmweekly.com.au/news/agriculture/cattle/dairy/a2-milk-drinkers-may-get-less-gut-aches/2708166.aspx?storypage=0

»Switching to A2 milk can bring digestive health benefits«, The Weekly Times. 15. August 2014. http://www.weeklytimesnow.com.au/business/dairy/switching-to-a2-milk-can-bring-digestive-health-benefits/story-fnkeqg0i-1227024011714

11 Lynch, Jared. »Leading nutritionist Rosemary Stanton questions a2 milk's health claims«, The Sydney Morning Herald. 10. September 2014. http://www.smh.com.au/business/retail/leading-nutritionist-rosemary-stanton-questions-a2-milks-health-claims-20140909-10cxhb.html

Lewis, Roz. »What is the truth about Dannii's designer milk? Star says new product helps beat her dairy sensitivity«, The Daily Mail. Zuletzt geändert am 20. November 2012. http://www.dailymail.co.uk/health/article-2234532/Dannii-Minogue-Star-says-new-product-helps-beat-dairy-sensitivity.html

12 Bittman, Mark. »Got Milk? You Don't Need It«, The New York Times. 7. Juli 2012. http://opinionator.blogs.nytimes.com/2012/07/07/got-milk-you-dont-need-it/

13 Bittman, Mark. »Got Milk? You Don't Need It«, The New York Times. 7. Juli 2012. http://opinionator.blogs.nytimes.com/2012/07/07/got-milk-you-dont-need-it/

14 Binsted, Tim. »Parmalat boss hits out at a2 milk«, NZ Farmer. Zuletzt geändert am 18. März 2014. http://www.stuff.co.nz/business/farming/dairy/9840448/Parmalat-boss-hits-out-at-a2-milk

Lynch, Jared. »Leading nutritionist Rosemary Stanton questions a2 milk's health claims«, The Sydney Morning Herald. 10. September 2014. http://www.smh.com.au/business/retail/leading-nutritionist-rosemary-stanton-questions-a2-milks-health-claims-20140909-10cxhb.html

Astley, Mark. »A2 milk not confusing Australian consumers: A2DPA«, Dairy Reporter. Zuletzt geändert am 25. März 2014. http://www.dairyreporter.com/Manufacturers/a2-milk-concept-not-confusing-Australian-consumers-A2DPA

Katz, Bella. »A2 milk story wins greater market share«, stuff.co.nz Business Unlimited. Zuletzt geändert am 25. März 2014. http://www.stuff.co.nz/business/unlimited/entrepreneurs/9862110/A2-milk-story-wins-greater-market-share

»A2 sales up 22 per cent, targets US«, The Australian. 26. Februar 2014. http://www.theaustralian.com.au/news/latest-news/a2-sales-up-22-per-cent-targets-us/story-fn3dxity-1226837967071

»A2 corp to take over NZ marketing, enter North America, Europe«, The National Business Review. 31. Oktober 2012. http://www.nbr.co.nz/article/A2-corp-take-control-nz-marketing-enter-north-america-europe-bd-131559

15 Weston, Shaun. »Meiji New Style Milk fragrances milk«, FoodBev.com. 23. September 2014. http://www.foodbev.com/news/meiji-new-style-milk-fragranced-milk#.VCNKiueeL4g

Astley, Mark. »Meiji fragranced milk a ›new type of milk‹: Datamonitor«, Dairy Reporter. Zuletzt geändert am 29. September 2014. http://www.dairyreporter.com/Manufacturers/Meiji-fragranced-milk-a-new-type-of-milk-Datamonitor

16 Martinez, Astrid. »How can you lead a healthy life if you can't drink milk?« WBTV. Zuletzt geändert am 28. September 2012. http://www.wbtv.com/story/19652161/moo-ving-presentation

Kapitel 11: Eine Geschichte der Intoleranz

1 »Lactose intolerance«, Genetics Home Reference. Überarbeitete Fassung vom Mai 2010. http://ghr.nlm.nih.gov/condition/lactose-intolerance
Porras, Paul. »Milk has no place in school lunches«, The Hill. 9. Juli 2014. http://thehill.com/blogs/congress-blog/healthcare/211645-milk-has-no-place-in-school-lunches#ixzz376hNei26

2 Heyman, Melvin B., für das Committee on Nutrition, »Lactose Intolerance in Infants, Children, and Adolescents«, Pediatrics 118, Nr. 3 (September 2006): S. 1279–1286, 1280, wie zitiert in W. Andrea Wiley, *Re-Imagining Milk* (New York: Routledge, 2011), S. 29.

3 »History of Cow's Milk from the Ancient World to the Present, 8000 BC–63 BC«, ProCon.org. Zuletzt geändert am 10. Juli 2013. http://milk.procon.org/view.resource.php?resourceID=000832

4 Thompson, Helen, und Adam Cole. »Archaeologists Find Ancient Evidence of Cheese-Making«, NPR. 13. Dezember 2012. http://www.npr.org/blogs/thesalt/2012/12/13/167034734/archaeologists-find-ancient-evidence-of-cheese-making
Bogucki, P. I. »Ceramic sieves of the Linear Pottery culture and their economic implications«, Oxford Journal of Archaeology 3, Nr. 1 (1984): S. 15–30, at 15. Vorschau siehe http://www.readcube.com/articles/10.1111%2Fj.1468-0092.1984.tb00113.x?r3_referer=wol&show_checkout=1

5 »Milk for Kids with Lactose Intolerance«, Nibbles for Health: Nutrition Newsletters for Parents of Young Children, Nr. 27 (USDA, Food and Nutrition Service, 2013), S. 2. Erhältlich unter www.fns.usda.gov/sites/default/files/Nibbles_Newsletter_27.pdf
»Health Tip: If You're Lactose Intolerant«, HealthDay. 2. Oktober 2012. http://health.usnews.com/health-news/news/articles/2012/10/02/health-tip-if-youre-lactose-intolerant

6 Lagemann, M., et al. »Effect of cocoa on excretion of oxalate, citrate, magnesium and calcium in the urine of children«, National Center for BiotechnologyInformation, PubMed. http://www.ncbi.nlm.nih.gov/pubmed/4069117
Zeratsky, Katherine. »A friend told me that chocolate impairs absorption of calcium. Is this true?« Nutrition and Healthy Eating, Mayo Clinic. 27. September 2012. http://www.mayoclinic.com/health/calcium/AN01294
»Advanced Orthomolecular Research 2012 catalogue«, AOR. Als Download erhältlich unter www.aor.ca/catalogues/2014-2/.37.

7 »Milk for Kids with Lactose Intolerance«, Nibbles for Health: Nutrition Newsletters for Parents of Young Children, Nr. 27 (USDA, Food and Nutrition Service, 2013), S. 2. Erhältlich unter www.fns.usda.gov/sites/default/files/Nibbles_Newsletter_27.pdf

8 »Milk for Kids with Lactose Intolerance«, Nibbles for Health: Nutrition Newsletters for Parents of Young Children, Nr. 27 (USDA, Food and Nutrition Service, 2013), S. 2. Erhältlich unter www.fns.usda.gov/sites/default/files/Nibbles_Newsletter_27.pdf

9 Thompson, Helen. »An Evolutionary Whodunit: How Did Humans Develop Lactose Tolerance?« NPR. 28. Dezember 2012. http://www.npr.org/blogs/thesalt/2012/12/27/168144785/an-evolutionary-whodunit-how-did-humans-develop-lactose-tolerance

10 Itan, Y., et al. »The origins of lactase persistence in Europe«, PLoS Comput. Biol. 5, e1000491 (2009), wie zitiert in Gamba, Cristina, et al. »Genome flux and stasis in a five millennium transect of European prehistory«, Nature Communications. Veröffentlicht am 21. Oktober 2014. http://www.nature.com/ncomms/2014/141021/ncomms6257/abs/ncomms6257.html

11 Zimmer, Carl. »From Ancient DNA, a Clearer Picture of Europeans Today«, The New York Times. 30. Oktober 2014. http://www.nytimes.com/2014/10/30/science/from-ancient-dna-a-clearer-picture-of-europeans-today.html
Thompson, Helen. »An Evolutionary Whodunit: How Did Humans Develop Lactose Tolerance?« NPR. 28. Dezember 2012. http://www.npr.org/blogs/thesalt/2012/12/27/168144785/an-evolutionary-whodunit-how-did-humans-develop-lactose-tolerance

12 Goyal, Divya. »GAD VASU focuses on value addition; Tota Singh says milk adulteration will be stopped«, The Indian Express. Gepostet am 13. September 2014. http://indianexpress.com/article/cities/ludhiana/gadvasu-focuses-on-value-addition-tota-singh-says-milk-adulteration-will-be-stopped/#sthash.oOuHX2EK.dpuf

13 Wiley, S. Andrea. *Re-Imagining Milk* (New York: Routledge, 2011), S. 58, 93–94.

14 »Bright Dairy and Food Co., Ltd. Company Information«, Hoovers. http://www.hoovers.com/company-information/cs/company-profile.Shanghai_Bright_Dairy__Food_Co_Ltd_.aa4f78fab1ec020d.html
Chen, Kathy. »Got Milk? The New Craze in China Is Dairy Drinks«, The Wall Street Journal. Zuletzt geändert am 28. Februar 2003. http://online.wsj.com/article/0,,SB104683693546800623,00.html

15 Mosby, Ian. »›Food Will Win the War‹: The Politics and Culture of Food and Nutrition During the Second World War« (PhD-Dissertation, York University, 2011), S. 92-93.

16 Valenze, Deborah. *Milk: A Local & Global History* (New Haven, CT: Yale University Press, 2011), S. 254.

17 *More Milk for More Children* (Marketing Administration, U.S. Department of Agriculture, Miscellaneous Publication Nr. 493: 1942), S. 3-4. Erhältlich als Google eBook unter http://books.google.ca/books?id=siQuAAAAYAAJ&printsec=frontcover#v=onepage&q&f=false

18 »School milk«, Food and Agriculture Organization of the United Nations. http://www.fao.org/economic/est/est-commodities/dairy/school-milk/en/
»15th World School Milk Day, September 24, 2014«, Food and Agriculture Organization of the United Nations. http://www.fao.org/economic/est/est-commodities/dairy/school-milk/15th-world-school-milk-day-wsmd/en/

19 »MP celebrates School Milk Day«, Retford Guardian. Veröffentlicht am 19. Oktober 2012. http://www.retfordtoday.co.uk/news/local-news/mp-celebrates-school-milk-day-1-5043040

20 »Milk programme seeks to improve children's health«, Vietmaz. 12. Juni 2013. http://www.vietmaz.com/2013/06/milk-programme-seeks-to-improve-childrens-health/
Astley, Mark. »Vietnam height initiatives drive drinking milk sales growth: Euromonitor«, Dairy Reporter. Zuletzt geändert am 28. April 2014. http://www.dairyreporter.com/Markets/Vietnam-height-initiatives-drive-drinking-milk-sales-growth-Euromonitor

21 »Thais drink little milk, stay short«, Bangkok Post. Veröffentlicht am 26. September 2013. http://www.bangkokpost.com/news/health/371607/health-minister-says-thai-children-must-drink-more-milk
Hodal, Kate. »Thais told to drink milk to boost height«, The Guardian. 3. Juni 2013. http://www.theguardian.com/world/2013/jun/03/thais-told-drink-milk-boost-height
DeFraia, Daniel. »Thailand's ›Got Milk‹ campaign aims to make citizens taller«, Global Post. 4. Juni 2013. http://www.globalpost.com/dispatch/news/regions/asia-pacific/130604/thailands-got-milk-campaign-aims-make-citizens-taller

22 Paster, Zorba. »Dr. Zorba Paster: Test yourself to see if you are dairy intolerant«, The Buffalo News. 5. Juli 2014. http://www.buffalonews.com/columns/dr-zorba-paster/dr-zorba-paster-test-yourself-to-see-if-you-are-dairy-intolerant-20140705

23 »MP hands out the milk for health«, Isle of Thanet Gazette. Gepostet am 19. Oktober 2012. http://www.thanetgazette.co.uk/MP-hands-milk-health/story-17124712-detail/story.html
»MP celebrates School Milk Day«, Retford Guardian. Zuletzt geändert am 19. Oktober 2012. http://www.retfordtoday.co.uk/news/local-news/mp-celebrates-school-milk-day-1-5043040

24 »Sherwood MP helps Blidworth children celebrate milk day«, Chad. 15. Oktober 2012. http://www.chad.co.uk/news/council/education/sherwood-mp-helps-blidworth-children-celebrate-milk-day-1-5024438

25 »MPs to celebrate school milk with a glass of the white stuff«, Children's Food Trust. 17. September 2012. http://www.childrensfoodtrust.org.uk/news-and-events/news/mps-to-celebrate-school-milk-with-a-glass-of-the-white-stuff

26 »Personal Health: News and Notes«, Philly.com. Gepostet am 5. November 2012. http://articles.philly.com/2012-11-05/news/34931502_1_ivermectin-food-allergies-lice-infestations

27 »Got Milk? Backing you up«, PRNewswire. http://photos.prnewswire.com/prnfull/20121129/LA18814
»Bonita Vista High School student wins Got Milk? Contest«, CBS 8. Zuletzt geändert am 30. November 2012. http://www.cbs8.com/story/20227930/bonita-vista-high-school-student-wins-got-milk-contest

28 »World School Milk Day 2011, Elopak company magazine article: Building foundations for future dairy markets«, Mleczarstwo. 14. September 2011. www.mleczarstwo.com/a7561,world_school_milk_day_2011_elopak_company_magazine_article.html

Kapitel 12: Der große Fehler

1 Heavey, Susan, und Charles Abbott. «Rules call for swing to healthier snacks in schools«, Reuters. 1. Februar 2013. http://www.reuters.com/article/2013/02/01/us-usa-schools-snacks-idUSBRE91O19720130201

2 Viebeck, Elise. »Retired military chiefs: Obesity levels mean US is ›too fat to fight‹«, The Hill. 25. September 2012. http://thehill.com/blogs/defcon-hill/army/258631-retired-military-chiefs-call-us-kids-still-too-fat-to-fight

3. »Want Milk? Is Cow's Milk Meant for Human Consumption? (Part 1)«, One Green Planet. 1. Oktober 2011. http://www.onegreenplanet.org/lifestyle/is-cows-milk-meant-for-human-consumption-part-1/
4. »Adult Obesity Facts«, Centers for Disease Control and Prevention. Zuletzt geändert am 9. September 2014. http://www.cdc.gov/obesity/data/adult.html
5. »How many calories does it take to lose one pound«, Go Ask Alice! Columbia Health. Zuletzt geändert am 19. November 2007. http://goaskalice.columbia.edu/how-many-calories-does-it-take-lose-one-pound
6. Weise, Elizabeth. »Sixty percent of adults can't digest milk«, USA TODAY. Zuletzt geändert am 15. September 2009. http://usatoday30.usatoday.com/tech/science/2009-08-30-lactose-intolerance_N.htm
   »Lactose Intolerance Statistics – Statistic Brain«, 2013 Statistic Brain Research Institute. Fakt geprüft am 23. Juli 2012. http://www.statisticbrain.com/lactose-intolerance-statistics/
   »State & County Quick Facts: USA«, U.S. Census Bureau. Zuletzt geändert am 8. Juli 2014. http://quickfacts.census.gov/qfd/states/00000.html
   »Elephant«, Wikipedia. Zuletzt geändert am 20. Oktober 2014. http://en.wikipedia.org/wiki/Elephant
7. Hayes, Dayle. »5 Smart Ways to Enjoy Dairy if Lactose is a Concern«, Billings Clinic. http://www.billingsclinic.com/body.cfm?id=959
8. »Milk for Kids with Lactose Intolerance«, Nibbles for Health: Nutrition Newsletters for Parents of Young Children 27 (USDA, Food and Nutrition Service, 2013), S. 2. Als Download erhältlich unter www.fns.usda.gov/sites/default/files/Nibbles_Newsletter_27.pdf
9. »Top 10 Foods Highest in Calcium«, HealthAliciousNess.com. http://www.healthaliciousness.com/articles/foods-high-in-calcium.php
   »The Nutrition of Mint«, FitDay. http://www.fitday.com/fitness-articles/nutrition/healthy-eating/the-nutrition-of-mint.html
   »Nutritional Info: Spices, savory, ground«, SkipThePie.org. http://skipthepie.org/spices-and-herbs/spices-savory-ground/?weight=100
   »Nutrition Info For: Spices, savory, ground«, FitDay. http://www.fitday.com/webfit/nutrition/All_Foods/savory_ground.html
10. Rose, Alison. »Intolerance«, The New Yorker. 3. April 1995, S. 35. Als Download erhältlich unter http://www.newyorker.com/archive/1995/04/03/1995_04_03_035_TNY_CARD S_000371131
11. Weise, Elizabeth. »Sixty percent of adults can't digest milk«, USA TODAY. Zuletzt geändert am 15. September 2009. http://usatoday30.usatoday.com/tech/science/2009-08-30-lactose-intolerance_N.htm

Kapitel 13: Die volle Wahrheit

1. »What Foods Are Included in the Dairy Group? Key Consumer Message«, U.S. Department of Agriculture ChooseMyPlate.gov. http://www.choosemyplate.gov/food-groups/dairy.html
2. »Health Claims: General Requirements«, 21CFR101.14. U.S. Food and Drug Administration. http://www.accessdata.fda.gov/scripts/cdrh/cfdocs/cfcfr/CFRSearch.cfm?fr=101.14

3   Watson, Elaine. »Judge gives provisional thumbs up to $5.3m settlement over ›healthy‹ claims on Muscle Milk«, Food Navigator-USA. Zuletzt geändert am 22. November 2013. http://www.foodnavigator-usa.com/Regulation/Judge-gives-provisional-thumbs-up-to-5.3m-settlement-over-healthy-claims-on-Muscle-Milk
    Ford, Richard. »Cytosport's Muscle Milk hits UK mults in £40m sales drive«, The Grocer. 27. Oktober 2013. http://www.thegrocer.co.uk/fmcg/fresh/cytosports-muscle-milk-hits-uk-mults-in-40m-sales-drive/350903.article?utm_source=RSS_Feed&utm_medium=RSS&utm_campaign=rss

4   Dupuis, Melanie. *Nature's Perfect Food: How Milk Became America's Drink* (New York: New York University Press, 2002), S. 78-81.

5   »Milestones«, International Dairy Association. http://www.idfa.org/news--views/media-kits/milk/milestones/

6   »Dietary Guidelines for Americans, 1980«, U.S. Department of Agriculture, Center for Nutrition Policy and Promotion, S. 1, 11-12. Als Download erhältlich unter http://www.cnpp.usda.gov/Dietary-Guidelines-1980

7   »Dietary Guidelines for Americans, 1985«, U.S. Department of Agriculture, Center for Nutrition Policy and Promotion, S. 1, 16. Zuletzt geändert am 28. Mai 2014. http://www.cnpp.usda.gov/DGA s1985Guidelines.htm

8   »Radio Address by the President to the Nation«, The White House, Office of the Press Secretary. 27. Mai 2000. http://www.health.gov/dietaryguidelines/dga2000/president.txt

9   »Dietary Guidelines for Americans, 2010«, U.S. Department of Agriculture, Center for Nutrition Policy and Promotion, S. 55, 34, xi, 9, 52, 68, 40. Als Download erhältlich unter http://www.cnpp.usda.gov/dietary-guidelines-2010

10 »Summary of the Healthy, Hunger-Free Kids Act of 2010 (By Program), Sec. 202 ›Fluid Milk‹«, U.S. Department of Agriculture, Food and Nutrition Service, S. 2. Als Download erhältlich unter www.fns.usda.gov/sites/default/files/PL111-296_Summary.pdf
    »School Lunch Programs, program requirements, nutritional requirements, fluid milk«, Richard B. Russell National School Lunch Act, 42 U.S.C. 1758(a)(2)(A). U.S. Government Printing Office. http://www.gpo.gov/fdsys/pkg/USCODE -2010-title42/html/USCODE -2010-title42-chap13-sec1758.htm
    »Nutrition Standards in the National School Lunch and School Breakfast Programs«, U.S. Department of Agriculture, Food and Nutrition Service, Final rule. 7 CFR Parts 210 und 220, 4111, Fußnote »i.« Als Download erhältlich unter http://www.fns.usda.gov/sites/default/files/01-26-12_CND.pdf

11 Kantor, Linda Scott, Kathryn Lipton, Alden Manchester und Victor Oliveira. »Estimating and Addressing America's Food Losses«, FoodReview 20, 1 (Januar–April 1997), S. 7.

12 Kantor, Linda Scott, Kathryn Lipton, Alden Manchester und Victor Oliveira. »Estimating and Addressing America's Food Losses«, FoodReview 20, 1 (Januar–April 1997), S. 5, 7.
    Bloom, Jonathan. *American Wasteland: How America Throws Away Nearly Half of Its Food (and What We Can Do About It)* (Cambridge, MA: Da Capo Press, 2010), S. 10.

13 Perry, Samantha. »Opinion: Christmas calories: Eating healthy difficult during sweet season«, Bluefield Daily Telegraph. 23. Dezember 2013. http://blog.illumen.org/healthways/?p=81013

14 »Dietary Guidelines for Americans, 2010«, U.S. Department of Agriculture, Center for Nutrition Policy and Promotion, xiii, 47. Als Download erhältlich unter http://www.cnpp.usda.gov/dietary-guidelines-2010

15 »Dietary Guidelines for Americans, 2010«, U.S. Department of Agriculture, Center for Nutrition Policy and Promotion, S. 1. Als Download erhältlich unter http://www.cnpp.usda.gov/dietary-guidelines-2010

16 Severson, Kim. »A School Fight over Chocolate Milk«, The New York Times. Veröffentlicht am 24. August 2010. http://www.nytimes.com/2010/08/25/dining/25Milk.html?_r=1&
Schultz, Daniel J. »The Sweet Precedent of Flavored Milk«, The Huffington Post. Zuletzt geändert am 23. Juni 2014. http://www.huffingtonpost.com/daniel-j-schultz/diet-and-nutrition_b_5186892.html?utm_hp_ref=healthy-living
Cruz, Gilbert. »U.S. Schools' War Against Chocolate Milk«, TIME. 18. Dezember 2009. http://content.time.com/time/nation/article/0,8599,1948865,00.html
»Milk chocolate fluid commercial lowfat with added vitamin A and vitamin D«, HealthAliciousNess.com.http://www.healthaliciousness.com/nutritionfacts/nutrition_facts.php?id=Milk%20chocolate%20fluid%20commercial%20lowfat%20with%20added%20vitamin%20A%20and%20vitamin%20D&idn=01104;
»Milk whole 3.25% milkfat with added vitamin D«, HealthAliciousNess.com. http://www.healthaliciousness.com/nutritionfacts/nutrition_facts.php?id=-Milk%20whole%203.25%%20milkfat%20with%20added%20vitamin%20D&idn=01077;
»Coca-Cola Nutrition Information«, Coca-Cola Company. http://productnutrition.thecoca-colacompany.com/

17 »World's most-cited nutritionist debunks dieting myths«, CTV News. Veröffentlicht am 27. Januar 2014. http://www.ctvnews.ca/health/world-s-most-cited-nutritionist-debunks-dieting-myths-1.1657609
White, Jon. »Is full-fat milk best? The skinny on the dairy paradox«, New Scientist. 21. Februar 2014. http://www.newscientist.com/article/dn25102-is-fullfat-milk-best-the-skinny-on-the-dairy-paradox.html#.U2gIgi-eL4i

18 Kirkey, Sharon. »Drinking milk not essential for humans despite belief it prevents osteoporosis, nutritionist says«, National Post. 23. Januar 2014. http://life.nationalpost.com/2014/01/23/drinking-milk-not-essential-for-humans-despite-belief-it-prevents-osteoporosis-nutritionist-says/
»Interview Walter Willett, M.D.«, Frontline. Gepostet am 8. April 2004. http://www.pbs.org/wgbh/pages/frontline/shows/diet/interviews/willett.html

19 »Flavored Milk; Petition to Amend the Standard of Identity for Milk and 17 Additional Dairy Products – A Proposed Rule by the Food and Drug Administration«, Federal Register, The Daily Journal of the United States Government. 20. Februar 2013. https://www.federalregister.gov/articles/2013/02/20/2013-03835/flavored-milk-petition-to-amend-the-standard-of-identity-for-milk-and-17-additional-dairy-products#h-4

20 White, Jon. »Is full-fat milk best? The skinny on the dairy paradox.« New Scientist. 21. Februar 2014. http://www.newscientist.com/article/dn25102-is-fullfat-milk-best-the-skinny-on-the-dairy-paradox.html#.U2gUFS-eL4j

21 Vergano, Dan. »Study: Artificial Sweeteners May Trigger Blood Sugar Risks«, National Geographic. Veröffentlicht am 17. September 2014. http://

news.nationalgeographic.com/news/2014/09/140917-sweeteners-artificial-blood-sugar-diabetes-health-ngfood/
22. Pollan, Michael. *In Defense of Food: An Eater's Manifesto* (New York: Penguin Press, 2008), S. 1. In deutscher Übersetzung erschienen unter dem Titel *Lebens-Mittel: Eine Verteidigung gegen die industrielle Nahrung und den Diätenwahn* (München: Goldmann Arcana, 2009), S. 9.
23. »Dietary Guidelines for Americans, 2010«, U.S. Department of Agriculture, Center for Nutrition Policy and Promotion, S.x, 23, 34, 16, 29, 30. Als Download erhältlich unter http://www.cnpp.usda.gov/dietary-guidelines-2010

Kapitel 14: Leben ohne Milch

1. Sole, Elise. »Harvard doctor refutes milk recommendations«, Yahoo! Lifestyle. 4. Juli 2013. https://au.lifestyle.yahoo.com/health/diet-nutrition/article/-/17863803/harvard-doctor-refutes-milk-recommendations/
»Dietary Guidelines for Americans, 2010«, U.S. Department of Agriculture, Center for Nutrition Policy and Promotion, S. 40-41. Als Download erhältlich unter http://www.cnpp.usda.gov/DGA s2010-PolicyDocument.htm
2. Satran, Joe. »My MyPlate Experiment, Day Two: The Dairy Problem«, The Huffington Post. Zuletzt geändert am 4. August 2013. http://www.huffingtonpost.com/joe-satran/my-myplate-experiment-day_b_2627648.html#slide=more278777
3. »Dietary Guidelines for Americans, 2010«, U.S. Department of Agriculture, Center for Nutrition Policy and Promotion, S.40-41. Als Download erhältlich unter http://www.cnpp.usda.gov/DGA s2010-PolicyDocument.htm
4. King, D. E., et al. »Dietary magnesium and C-reactive protein levels«, National Center for Biotechnology Information, PubMed. Veröffentlicht im Journal of the American College of Nutrition, 24. Juni 2005. http://www.ncbi.nlm.nih.gov/pubmed/15930481
5. »Nutrition Facts Comparison Tool«, HealthAliciousNess.com http://www.healthaliciousness.com/nutritionfacts/nutrition-facts-compare.php
SELF Nutrition Data. http://nutritiondata.self.com/
6. »Daily Value (DV) Tables«, U.S. Department of Health & Human Services National Institutes of Health. http://ods.od.nih.gov/HealthInformation/dailyvalues.aspx
7. »Figs dried uncooked«, HealthAliciousNess.com. http://www.healthaliciousness.com/nutritionfacts/nutrition_facts.php?id=Figs%20dried%20uncooked&idn=09094; um Rosinen und Datteln zu vergleichen. http://www.healthaliciousness.com/nutritionfacts/nutrition-facts-compare.php
»14 Non-Dairy Foods That Are High in Calcium«, Health Media Ventures. http://www.health.com/health/gallery/0,,20845429_8,00.html
8. »Can Chia Seeds Help You Run Longer and Faster?« Runners Connect. http://runnersconnect.net/running-nutrition-articles/chia-seeds-running/
9. »Update on Chocolate«, YouTube video, 1 Minute nach Beginn des Videos, gepostet am 25. Februar 2011 von »NutritionFacts.org». http://nutritionfacts.org/video/update-on-chocolate/
10. »Raw cacao vs cocoa«, Nourish My Life. Gepostet am 24. April 2013. http://nourishmylife.wordpress.com/2013/04/24/raw-cacao-vs-cocoa/

11 »Sage Leaves (Fresh)«, Daily Burn Tracker. http://tracker.dailyburn.com/nutrition/sage_leaves_fresh_calories

Fazit – Unheilige Holsteiner Kühe

1 »Milk and dairy products in human nutrition«, Welternährungsorganisation der Vereinten Nationen (Rom: 2013), S. 342, 346. Erhältlich unter http://www.fao.org/docrep/018/i3396e/i3396e.pdf
2 »Fact Sheet: Climate Action Plan-Strategy to Cut Methane Emissions«, White House Office of the Press Secretary. 28. März 2014. http://www.whitehouse.gov/the-press-office/2014/03/28/fact-sheet-climate-action-plan-strategy-cut-methane-emissions
Bauers, Sandy. »Implementing smarter milk farming in Chesco«, Philly.com. Gepostet am 29. September 2014. http://articles.philly.com/2014-09-29/news/54404607_1_methane-emissions-greenhouse-gas-emissions-dairy-cows
»U.S. Greenhouse Gas Inventory Report, 2014, Chapter 6, ›Agriculture‹«, U.S. Environmental Protection Agency.http://www.epa.gov/climatechange/Downloads/ghgemissions/US-GHG-Inventory-2014-Kapitel-6-Agriculture.pdf
3 Chernyshova, Daria. »Green America Urges Starbucks to Use Organic Milk as Chain's Milk Purchases Extremely High«, RIA Novosti. Gepostet am 9. Oktober 2014. http://en.ria.ru/society/20141009/193867014/Green-America-Urges-Starbucks-to-Use-Organic-Milk-as-Chains-Milk.html
»Consumers call on Starbucks to stop sourcing milk from cows fed with GMO«, The Nation. 7. September 2014. http://www.nation.lk/edition/news-features/item/33041-consumers-call-on-starbucks-to-stop-sourcing-milk-from-cows-fed-with-gmo.html
4 Block, Elliot. »Increased buffer levels enhanced herd health, productivity«, Dairy Herd Management. Zuletzt geändert am 24. März 2014. http://www.dairyherd.com/nutritionist-network/case-study/Increasing-ration-buffer-levels-enhanced-herd-health-251929371.html?view=all
5 Kaye, Marcia. »Superbugs: Drug-Resistant Infections Are a Man-Made Problem. Is It One We Can Solve?« University of Toronto Magazine (Frühjahr 2014): S. 37. Erhältlich unter http://www.magazine.utoronto.ca/cover-story/superbugs-bacterial-infection-antibiotics-health-marcia-kaye/
6 »Bovine Growth Hormone (rBGH)/Recombinant Bovine Somatotropin (rBST)«, Breast Cancer Fund. http://www.breastcancerfund.org/clear-science/radiation-chemicals-and-breast-cancer/bovine-growth-hormone.html
7 Townsend, Lee. »Insect Control on Dairy Cattle – 2014«, University of Kentucky College of Agriculture, Food and Environment. http://pest.ca.uky.edu/EXT/Recs/ENT12-Dairy.pdf
8 Townsend, Lee. »Insect Control on Dairy Cattle – 2014«, University of Kentucky College of Agriculture, Food and Environment. http://pest.ca.uky.edu/EXT/Recs/ENT12-Dairy.pdf
9 Aylor, James. »Plant was at root of Lincoln's mom's death«, The Acorn. 25. September 2014. http://www.theacorn.com/news/2014-09-25/Health_%2528and%2529_Wellness/

10 Grossman, Elizabeth. »As Dairy Farms Grow Bigger, New Concerns About Pollution«, Yale Environment 360. Zuletzt geändert am 27. Mai 2014. http://e360.yale.edu/feature/as_dairy_farms_grow_bigger_new_concerns_about_pollution/2768/
»Water: Polluted Run-off«, U.S. Environmental Protection Agency. http://water.epa.gov/polwaste/nps/agriculture.cfm

11 Gudex, Brenda. »Farm News & Views column: June Dairy Month kicks off summer, special events«, fdlreporter.com. 7. Juni 2014. http://www.fdlreporter.com/article/20140608/FON03/306080044/Farm-News-Views-column-June-Dairy-Month-kicks-off-summer-special-events?nclick_check=1
»Celebrate Dairy Month with the real deal and the St. Louis Dairy Council«, KSDK.com. 4. Juni 20114. http://www.ksdk.com/story/entertainment/television/show-me-st-louis/2014/06/04/dairy-council/9959645/

12 Hamilton, Alissa. *Squeezed: What You Don't Know About Orange Juice* (New Haven, CT: Yale University Press, 2009), S. 147.

13 »Food Pyramids and Plates: What Should You Really Eat?« Harvard School of Public Health. http://www.hsph.harvard.edu/nutritionsource/pyramid-full-story/

14 »Celebrate Dairy Month with the real deal and the St. Louis Dairy Council«, KSDK.com. 4. Juni 2014. http://www.ksdk.com/story/entertainment/television/show-me-st-louis/2014/06/04/dairy-council/9959645/

15 »Dietary Guidelines for Americans, 2010«, U.S. Department of Agriculture, Center for Nutrition Policy and Promotion, S. 12. Als Download erhältlich unter http://www.cnpp.usda.gov/DGA s2010-PolicyDocument.htm
»Dietary Guidelines for Americans, 1980«, U.S. Department of Agriculture, Center for Nutrition Policy and Promotion, S. 12. Als Download erhältlich unter http://www.cnpp.usda.gov/Dietary-Guidelines-1980

16 Simon, Michele. »Whitewashed: How Industry and Government Promote Dairy Junk Foods«, Eat Drink Politics, S. 1, 3. Juni 2014, als Download erhältlich unter http://www.eatdrinkpolitics.com/wp-content/uploads/SimonWhitewashedDairyReport.pdf

17 »What Counts as a Cup in the Dairy Group?« U.S. Department of Agriculture, ChooseMyPlate.gov. http://www.choosemyplate.gov/food-groups/dairy-counts.html

Epilog

1 »Maurice Sendak«, Fresh Air on Tumblr. Gepostet am 8. Mai 2012. http://nprfreshair.tumblr.com/post/22652290421/hwentworth-internets-over-people-maurice
»Fresh Air Remembers Author Maurice Sendak«, NPR books. 8. Mai 2012. http://www.npr.org/2012/05/08/152248901/fresh-air-remembers-author-maurice-sendak

Kommentar der Redaktion

1 Aus für »Die Milch macht's«, dpa/t-online business http://www.t-online.de/wirtschaft/jobs/id_47696954/cma-verliert-vor-gericht-aus-fuer-die-milch-macht-s-.html, Stand: 3. Februar 2009
2 »Kulturgeschichte der Milch«, Natalie Muntermann. http://www.planet-wissen.de/alltag_gesundheit/trinken/milch/kulturgeschichte.jsp Stand 25. Mai 2015;
»Milch im Blut«, Milchindustrie-Verband. www.milch-im-blut.de, Stand 25. Mai 2015;
»Bundesgerichtshof zur Zulässigkeit des Werbeslogans ›So wichtig wie das tägliche Glas Milch!‹ für einen Früchtequark«, Der Bundesgerichtshof. http://juris.bundesgerichtshof.de/cgi-bin/rechtsprechung/document.py?Gericht=bgh&Art=pm&pm_nummer=0018/15, Stand 25. Mai 2015;
»Abschied von der Extra-Portion-Milch«, foodwatch. http://www.foodwatch.org/de/informieren/werbeluegen/produkte/kennzeichnungrezeptur-verbessert/ferrero-kinder-riegel/, Stand 25. Mai 2015
3 »Wie gesund ist Milch wirklich«, EAT SMARTER GmbH und Co. KG, Stand 29. Juni 2015
4 »Was esse ich?«, AiD Infodienst, Ernährung, Landwirtschaft, Verbraucherschutz. https://www.aid.de/ernaehrung/ernaehrungspyramide_was_esse_ich.php, Stand 29. Juni 2015
5 »Fakten Schulmilch«, Schulmilch für Alle e.V. http://www.schulmilch-fuer-alle.de/index.php?id=110, Stand: 22. Mai 2015;
»Landliebe Schulmilch. Täglich eine gute Entscheidung«, FrieslandCampina Germany GmbH. http://www.fuer-mich-lieber-milch.de, Stand 23. Mai 2015
6 »DGE Ernährungskreis«, Deutsche Gesellschaft für Ernährung e.V. https://www.dge.de/ernaehrungspraxis/vollwertige-ernaehrung/ernaehrungskreis/, Stand 25. Mai 2015; »Referenzwerte für die Nährstoffzufuhr«, Deutsche Gesellschaft für Ernährung e.V., https://www.dge.de/wissenschaft/referenzwerte/, Stand 25. Mai 2015
7 »Milch ab Hof und Vorzugsmilch – eine Gegenüberstellung«, Niedersächsisches Landesamt für Verbraucherschutz und Lebensmittelsicherheit. http://www.laves.niedersachsen.de/portal/live.php?navigation_id=20111&article_id=73874&_psmand=23, Stand 25.5.2015
8 Vitamin-D-Versorgung im Säuglings-, Kindes- und Jugendalter«, Deutsche Gesellschaft für Kinder- und Jugendmedizin e.V. www.dgkj.de/uploads/media/1107_Stellungnahme_Vitamin_D_01.pdf, Stand Juli 2011
9 *Laktoseintoleranz*, S. Schocke, S. 10, Gräfe und Unzer Verlag, München 2012

Register der Rezepte

Apple Crisp, schneller 253
Azteken-Tabbouleh 223

Brennnessel-Pesto 279
Brokkoli, gedünsteter 249

Carob-Bananen-Muffins 237
Carob-Mandel-Smoothie 265
Cookie-Monster 251

Drei-Schwestern-Chili 240

Eierschalen-Kalzium-Pulver 254

Frittata aus Spinat und Waldpilzen 244
Frühstücksbrei für Champions 221

Gemüsefinger 229
Gomasio 263
Grünkohlsalat, großer 255

Hummus aus weißen Bohnen 226

Knoblauch-Ofenkartoffel 276
Kräuter-Lachs-Amaranth-Bratlinge 231
Kräutervinaigrette 258
Krautsalat, amerikanischer 234

Mandelmilch, selbstgemachte 217
Menü 1 219, 221-236
Menü 2 219, 237-250
Menü 3 220, 251-264
Menü 4 220, 265-281
Miso-Ingwer-Tofu-Pfanne 260
Mole, mexikanische 269

Nachtisch 283ff.

Romesco-Sauce 246

Salbeiblätter, knusprige 275
Salsa, frische 271
Schokoladenpudding 282
Snacks 285f.
Suppe aus Blattkohl und weißen Bohnen 272

Tahin-Zitronen-Dressing 257
Tofu-Mayo 235
Tofu-Schmand 243
Tortillas mit Rübstiel und schwarzen Bohnen 266

Vanillepudding 283

Za'atar 228

Sachregister

a2-Milch 150ff., 156f.
AAP (Amerikanische Akademie für Kinderheilkunde) 71
AHA (Amerikanische Gesellschaft für Kardiologie) 71
Algen (Meeres-) 79
Allergien 20, 26, 37, 143ff., 150, 157
Lebensmittel- 144
Milch- 144, 157, 159
oder Überempfindlichkeit? 145
Alterungsprozess 64
Amaranth 105, 108
Anämie (Eisenmangel) 44
Antibiotika 291
Argumentationskette, falsche 14
Aspartam 207f.

Ballaststofffe 139, 187, 211, 214f.
Basilikum 102f., 138f., 142, 214
Betakarotin 66
BLG (Beta-Lactoglobulin) 147ff.
Body-Mass-Index (BMI) 71f.
Bohnenkraut 186f.
Brokkoli 20, 49, 79, 103, 141

Carob 215, 287
Chia-Samen 109f., 111, 216
Chili 79
Cholesterin 20, 37, 187, 195ff.
ChooseMyPlate 16, 27, 47, 56, 85, 190, 213
Selbstversuch 48-55
CMA (Centrale Marketinggesellschaft der deutschen Agrarwirtschaft) 308
CMPB (Kammer der kalifornischen Milchverarbeiter) 29
Coca Cola 18, 111, 158, 205, 296
CRP (C-reaktives Protein) 134
Curry 79, 188

Dauererhitzung 25
D-Galaktose 20, 64
DGE (Deutsche Gesellschaft für Ernährung) 309
Diabetes 37, 84, 134, 150, 183, 197, 204
DMI (Dairy Management Inc./Milch Management, Firma) 28

Eisen 42, 44, 46, 136, 139, 187
– gehalt der Milch 43
– mangel 41f., 44, 46
Eiweiß (Milch-) 20, 37, 66, 87, 92f., 144ff., 150, 182, 187, 215
Ernährung, abwechslungsreiche/vielfältige 198f.
–, gesunde 193
–, kindgerechte 19
–, schlechte 197, 200
Ernährungsberater 34f.
Ernährungsrichtlinien des USDA 48, 51, 195-199, 202, 210, 297

FAD (Federal Food and Drug Administration/Bundesbehörde zur Überwachung von Nahrungs- und Arzneimitteln) 25
FAO (Welternährungsorganisation der Vereinten Nationen) 171
Fermentation, enterische 290
Fette, gesättigte 20, 37, 42, 75, 84, 182f., 187, 191, 194-197, 208
Fettgehalt in Rezepten reduzieren 287
Fettleibigkeit (Risiko) 73, 190, 197, 204, 207
Fettsäuren, mehrfach ungesättigte 182f.
Fisch 96f.
Folsäure 139
Frischmilch 21

Gemüse, grünes 80, 214
Genmutationen 165f.

Geschichte der Milch 20f.
Getreide, raffiniertes 210
Vollkorn- 210f.
Gewichtsab- und -zunahme 69ff., 73, 183, 205f., 309
Gewürze 80, 142
Glukoseintoleranz 208
Got Milk? 29f.
Grünkohl 20, 56, 103
Gülle 292f.

Haferbrei 287f.
Haltbarkeit von Milch 26
Haut 68
Hefeextrakt 96
Herzkreislauferkrankungen 73, 134, 150, 190, 196f.
Holstein-Rinder 150, 292f.
Homogenisierung 26
HSPH (Fakultät für öffentliche Gesundheit Harvard) 55
HTST s. Kurzzeiterhitzung
Hüftfrakturrisiko (-häufigkeit) 64, 88, 119-124, s.a. Knochenbruchrisiko

Inhaltsstoffe in Lebensmitteln 18
IOF (internationale Osteoporose-Stiftung) 130

Jod 79f.

Kakao 79
Kalium 75, 89ff., 139
Quellen 90f.
Kalorien 42, 76, 202f., 215
 – reduziert 207
Kalzium 63, 77, 88f., 92f., 101ff., 108f., 118, 131, 135, 185, 213, 215, 309
empfohlene Tagesmenge 115ff., 122f., 137f., 312
in Orangensaft 114f.
 – kreislauf 133
 – Paradoxon 88, 120, 122, 129, 133
Quellen 56, 103, 112f., 140f., 186ff., 313
Käse 37, 112, 164f., 298ff., 310f.

Kasein 20, 66, 145, 148, 150f., 213
Knochen (starke) 63, 65, 88, 102, 116, 123, 185
 – bruchrisiko 65, 88, 116, 118-124, 129, 135, s.a. Hüftfrakturrisiko
Kohlenhydrate 75, 300
Kräuter, getrocknete 102, 142
Krebs 20, 66f., 84, 117f., 129, 131, 197, 204
Küchenutensilien 214f.
Kühe 182f., 290-295, 293f.
Hochleistungsmilch- 291
Kuhmilch 161f., 182ff., 203, 213, 309, s.a. Milch
Kürbiskerne 79, 134f.
Kurzzeiterhitzung (HTST) 25

Laktase 161f., 165, 189, 313
 – impersistenz 162, 164, 166f., 173, 183ff., 189
 – persistenz 165f.
Laktose (Milchzucker) 20, 57, 64, 112, 160ff., 165, 189, 313
 – verträglichkeit 183
Laktoseintoleranz 111f., 153, 160ff., 164, 172, 184, 188f., 313
Lebensmittel, angereicherte 53, 112
 –, vollwertige 203
 – pyramiden 202, 309f.
Lobbyarbeit 313

Magnesium 78ff., 93, 102, 134f., 139, 215
Maissirup 205f.
Mangan 102, 138
Mengenangaben 17
Mengenempfehlung für Milch 44
Methan 290
Milch, fettarme bzw. -freie 61, 71ff., 78, 91, 109, 186, 196f., 200, 203, 207, 298, 309, 311
a2- 150ff.
 – allergie 144, 159, 174, 185
 – betriebe 292
Frisch- 21
Inhaltsstoffe 78f.
Kuh- 161f., 182ff., 203, 213, 309

Sachregister

Mager- 311
– marketing 56
– monat 293f.
Mutter- 21, 182
Roh- 312
Schoko-162f., 185, 205
– sorten 109, 199, 206f., 295
Variationen 25f.
Voll- 25f., 73, 82f., 102, 164, 190f., 193, 197, 199f., 207f., 211, 295, 298, 311
Vorzugs- 312
Widersprüchlichkeiten 58
– zucker 37, 112, 165, 213, s.a. Laktose
Milchfett-Paradoxon 74
Milchprodukte 16, 161, 165
–, fettarme bzw. -freie 42, 190, 193f., 197, 199, 202f., 205, 207, 295, 298
– gruppe 53, 193, 299, 309f.
– problem 213
Mustermahlzeiten, -teller 48, 202, 213, 296
Muttermilch 21, 182
Nährstoffe, essenzielle (unverzichtbare) 15, 20, 75, 77, 297

Nahrungsmittelprodukte, stark weiterverarbeitete 209f.
Nahrungsmittelverschwendung 200f.
Nahrungsüberangebot 184
Natrium 75f., 123, 187, s.a. Salz
NDC (National Dairy Council/amerikanischer Nationaler Milchrat) 15, 27
Niacin 75, 77-80, 93
NIH (Nationale Gesundheitsinstitute der USA) 30
Nüsse 87

Obst und Gemüse 48f., 53f., 73, 90, 104, 210
ÖGE (Österreichische Gesellschaft für Ernährung) 309
Omega-3-Fettsäuren 96
Osteoporose 55, 118, 120, 133f., 191
Oxalate 112

Pantothensäure 78ff.
Pasteurisierung 21, 25f., 91, 193f.

Pausensnacks in Schulen 181
PCRM (Ärztliches Komitee für verantwortungsbewusste Medizin) 69
Pflanzen, genmanipulierte 290
Phosphor 75, 92f., 97-100 Quellen 98ff.
Popcorn 288f.
Protein 75, 83-89, 139, 150
–, pflanzliches 86, 122 s.a. Eiweiß
–, qualitativ hochwertiges 86f.
–, tierisches 84, 86, 88, 122
empfohlene Tagesmenge 84

Quinoa 87, 108, 110

Rachitis 126, 128, 131
Referenzwerte für die Nährstoffzufuhr 76, 309
Reiskleie 99
Retinol 65f.
Riboflavin 75, 92f., 95ff.
Quellen 96f.
Rinder-Wachstumshormon, rekombiniertes (rBGH) 67, 291
RNI (Referenzwert für die Nährstoffzufuhr) 121
Rohmilch 312

Salz 34, 79, 89, 123, 211, 287, 290, 299f., s.a. Natrium
Samen 80, 87
Schlaf 60ffff.
Schulmilchprogramme 169f., 172, 174, 176f., 179f., 198, 204, 295, 310f.
Schulmittagessen (-mahlzeiten) 19, 198, 204, 295
Schwangere 45, 115
SEG (Schweizer Gesellschaft für Ernährung) 309
Selbstversuch Joe Satran 48-55
Serotonin 61
Softdrinks 18, 89, 98, 204, 207
Sojamilch, mit Kalzium angereichert 53, 309
Sonnenvitamin s. Vitamin D
Speiseeis 299f.
Sportlernahrung 192
Süßstoffe, nährwertfreie 206, 208
Süßungsmittel 206

Tagesbedarf an Nährstoffen 76f., vom USDA definiert 18
Teller, gesunder 55f.
– größe 214
Thiamin 92
Tierschützer 182
Tipps aus meiner Küche 287f.
Tryptophan 60ff.

Überempfindlichkeit gegenüber Milch 145, 157, s.a. Laktoseintoleranz
Übergewicht 209, s.a. Fettleibigkeit
UHT s. Ultrahocherhitzung
UHT-Milch 93ff.
Ultrahocherhitzung (UHT) 25f.
Unverträglichkeit (Milchzucker-, Laktose-) 37
USDA (United States Department of Agriculture/US-Landwirtschaftsministerium) 15

Veganer 35, 182, 313
Verzehrempfehlung für Milch 16
Vitamin A 20, 75, 82f., 92f., 187
–, vorgeformtes (Retinol) 65f.
Quellen 83
Vorstufe (Betakarotin) 66
Vitamin B_{12} 20, 75, 91-95
Vitamin B_2 95, s.a. Riboflavin
Vitamin B_6 79f.
Vitamin C 92, 125

Vitamin D 20, 43ff., 75, 81f., 88, 92f., 102, 118f., 126ff.
empfohlene Tagesdosis 127-132, 312
Vitamin K 78f., 102, 138
Vollmilch 25f., 73, 82f., 102, 164, 190, 193-197, 199f., 202, 207, 312
Vorzugsmilch 312

Wachstumsfaktor, insulinähnlicher (IGF) 67
Wachstumsmuster Mensch/Rind 182
Wasser 54f., 184, 293, 295f.
Grund- 293, 296
– melonenkerne 98f.
– verschmutzungen 293, 296
Weltkrieg, Zweiter 168ff.
Weltmilchtag 213
Weltschulmilchtag 171, 179f., 213
Werbung 191, 309f
Widersprüchlichkeiten beim Thema Milch 58
Wochenmärkte 105-108

Zimt 79, 287
Zink 93
Zucker 75f., 187, 204ff., 208, 287, 298
Milch- 37, 112, 165, 213
Zusatz von Farb- und Geschmacksstoffen 203ff., 210f.
Zutaten in Rezepten ersetzen 216f.

Personenregister

Bellatti, Andy 34ff.
Bischoff-Ferrari, Heike 130
Bittman, Mark 153, 155
Bleakley, Claire 148
Bogucki, Peter 161, 163
Brewer, Jim 294

Campbell, T. Colin 66, 117ff., 147
Campbell, Thomas M. 66, 117ff.
Clinton, Bill 197
Collins, Catherine 152

Davis, William 146
DeBoer, Mark 71ff.
Dickinson, Michael 37, 41ff., 46
Duncan, Lindsey 109
Dupuis, Melanie 21f.

Elliott, Bob 150

Feskanich, Diane 123f.

Ginde, Adit 128
Golden, Neville 118
Griffin, Michael 179f.
Grossman, Elizabeth 292

Hegsted, David Mark 119, 129f., 133, 137
Hyman, Mark 67

Khullar, Atul 61f.

Lewis, Carl 104
Longo, Valter 85, 88
Ludwig, David S. 15, 19, 56f., 101, 113, 135, 141

Maguire, Jonathan 42-46
McDonald, Bob 58
Morris, Allen 114
Mosby, Ian 168f.

Obama, Barrack 290

Paster, Zorba 173
Perry, Samantha 201
Picciano, Mary Francis 127
Pinhasi, Ron 166
Pollan, Michael 209

Satran, Joe 47-55, 212
Schmid, Ron 20
Sendak, Maurice 301
Shapiro, Nina 59ff.
Shaw, Dave 89
Simon, Michele 298f.
Singh, Tota 167
Spielman, Arthur 60
Spies, Scott 157f.
Switzer, Julie 116

Theobald, Hannah 121, 135, 137
Thomas, Mark 161, 165f.
Tyson, Mike 104

Vierhile, Tom 110

Warensjo, Eva 116f.
Weil, Andrew 129
Wen Jiabao 167, 180f.
Wiggins, Betti 295
Wiley, Andrea 167
Willett, Walter C. 15, 19, 55ff., 74, 101, 130, 141, 205f.

Zemel, Michael B. 69

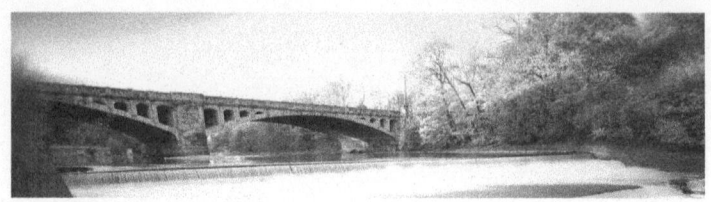

Um die ganze Welt des
GOLDMANN-*Sachbuch*-Programms
kennenzulernen, besuchen Sie uns doch
im Internet unter:

www.goldmann-verlag.de

Dort können Sie
nach weiteren interessanten Büchern *stöbern*,
Näheres über unsere *Autoren* erfahren,
in *Leseproben* blättern, alle *Termine* zu Lesungen und
Events finden und den *Newsletter* mit interessanten
Neuigkeiten, Gewinnspielen etc. abonnieren.

Ein *Gesamtverzeichnis* aller Goldmann Bücher finden
Sie dort ebenfalls.

Sehen Sie sich auch unsere *Videos* auf YouTube an und
werden Sie ein *Facebook*-Fan des Goldmann Verlags!

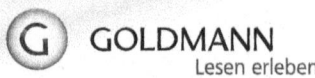

www.goldmann-verlag.de
www.facebook.com/goldmannverlag